A CASE-BASED HANDBOOK TO
CLINICAL PHARMACY

呼吸系统疾病药物治疗
经典病例解析

主　审　蔡映云　吕迁洲
主　编　叶晓芬　金美玲
副主编　叶　伶　杨其莲

复旦大學 出版社

编　委　会

陈　超　湘西土家族苗族自治州人民医院

陈鼎文　温州市人民医院

金美玲　复旦大学附属中山医院

周　密　苏州大学附属儿童医院

郑婷婷　北京积水潭医院

胡莉娟　复旦大学附属中山医院

南　李　杭州市妇产科医院

顾永丽　连云港市第一人民医院

徐　嵘　上海交通大学附属第六人民医院

高宁舟　复旦大学附属华东医院

谢　宁　复旦大学附属中山医院青浦分院

蔡映云　复旦大学附属中山医院

内 容 概 要

　　本书收集了 50 例呼吸系统疾病药物治疗病例，分析探讨病例的用药问题，包括药物相互作用、药物不良反应、特殊人群药物治疗、药物治疗方案执行及其监护、不同剂型或制剂的合理使用 5 个方面。病例的纳入标准是诊断明确、存在药学问题、有临床药师的参与、有随访和治疗结果、有可圈可点之处。每个病例都附有临床药师和临床医师的点评。本病例解析集旨在培养临床药师发挥自身优势参与临床合理用药，并指导药师如何根据病情特点、患者特点和药学特点参与药物治疗方案的设计制订，开展药学监护和用药指导。部分复杂病例的分析还可引导药师如何运用哲学思想指导合理用药。

序　一

本书在著名呼吸病专家、医学教育家蔡映云教授的积极倡导和持续关注之下耗时2年完成，也是蔡教授的得意门生金美玲教授参与主编的一部面向青年内科医师和临床药师的极具实用价值的参考书。全书收集的50个病例均具有以下特点：①呼吸系统疾病诊断明确；②大部分患者伴有严重的其他器官系统的合并症，部分患者为入住ICU的危重症病例；③所有患者都涉及比较复杂的药物治疗问题，或矛盾突出，或表现隐晦；④病例的诊疗多采用类似多学科联合（MDT）的形式由呼吸科医师、临床药师、专科护士等共同参与；⑤都是诊断、治疗、随访完整的成功案例。病例收集期间，编者所在科室收治住院病例总数远超数万例。由此可见，本书所解析的病例无疑是广泛征集、仔细选择的结果。

本书分为5个部分：药物相互作用、药物不良反应、特殊人群的药物治疗、药物治疗方案执行及其监护和不同剂型或制剂的合理使用。每部分由带有药物使用中某个突出的共性问题的若干病例汇集而成，力求透过典型病例相对应的用药问题作出比较深入的解析。病例的解析由题目、病史摘要、主要问题、分析与建议、随访结果、总结与体会、参考文献以及点评8个部分构成。本书有几大亮点：①选题新颖醒目，内容紧扣并高度忠实于主题，足以吸引年轻医师静心读下去，这是当下很多医学参考书应当正视而未必都能够解决的问题；②病史详实，诊疗过程规范，既强调医和药的基础，又注重临床细节，因而能够深入浅出，教学示范价值高；③针对主要问题作出诊疗分析和建议，辨证和逻辑的价值在临床思维过程中得到了充分体现；④结合随访结果分享诊疗体会，并介绍主要参考文献，在提醒读者追寻诊疗科学性的同时，也为年轻医师和临床药师留下拓展空间和深化的余地；⑤药师和临床医师的双点评，不仅凝炼了资深药师和资深医师的临床理念和思维方式，透射出了医药联动、相得益彰的巨大潜力，还为所有病例解析逐一画龙点睛，使其更加值得仔细品读。

在医学院读本科时我曾深受前辈教化,未来一定要做个"讲理"的医师。走上临床后,我也时常向我的学生和年轻同事发问:作为一个临床医师,如果不懂生理、不懂病理、不懂药理,那你还讲不讲理?以此强调读书的重要性。多年来,本人一直从事住院医师规范化培训工作,深知作为年轻住院医师,不仅要精读教科书,还要阅读一定量的中外参考书。在临床实践中,理解持之以恒的不易和学以致用、教学相长的好处,并不断完善知识点、开阔临床视野、增进临床思维、提高临床水平和服务能力。当然,要读好参考书,首先要选好的书来读。好的参考书须兼具科学性、先进性、实用性、差异性和可读性高等特征。其中,差异性和可读性尤为重要。适度的差异性强调的是与普通教科书的不同点,体现的是其拾遗补缺的潜能;可读性高则主要是基于编者对复杂临床问题背后潜藏的本质特征的深入探寻和简洁阐述的能力,并能够站在读者的角度,以关键知识点为基础、以临床思维为工具、以融汇贯通为目标,把问题讲透,简而言之,大抵可以理解为平常所说的深入浅出、读之有趣、便于理解、容易记忆。本书仅30余万字,虽然篇幅不长,却具备了一本优秀参考书的上述特征。尤其值得一提的是,本书中大部分病例资料的收集都是接受规范化培训的药师在带教老师的指导下完成的,故阅读后不仅能帮助内科住院医师和临床药师完善生理学、病理生理学、临床药理以及药剂学的理念和基本知识,还有助于提高他们在临床实践中调查研究、发现问题、分析问题和解决问题的能力。不难看出,在与读者分享治疗经验和教训的同时,编者亦希望能够给读者提供思路和启发,使他们在临床实践中少走弯路,以更小的代价从稚嫩走向成熟,并最终成为"讲理"的好医师和好药师。

本书的编者既有临床经验极其丰富的资深呼吸科专家,亦有极具临床经验和教学经验的资深药师;同时,还有一批接受过规范化培训的临床药师和内科住院医师在老师们的指导下积极参与了编写工作。因此,本书的编撰过程本身也是一个很好的教学过程。注重过程管理、强化胜任力培养是临床医师和临床药师规范化培训的基本要求。深入研读这些病例有助于广大内科基地规范化培训医师和接受培训的临床药师培养抽丝剥茧、发现问题、分析解决问题的能力,掌握归纳总结、延伸拓展的方法,并开展相关临床研究。

每个患者的药物治疗经过都是独一无二的;临床上既要把握疾病的治疗原则,又要有针对性的制订个体化的药物治疗方案。当患者在药物治疗过程中出现病情变化时,更应深入临床、细致调研、综合分析病情,避免临床思维局限。这也是本书给教学培训者和受训者提出的共同要求。由此可见,本书不仅可供临床医师参考研读,也可用作住院医师和临床药师规范化培训的辅助教材。

当代医学实践是以庞大的理论体系、知识体系、技术体系作为支撑,并以人文关怀为核心理念的一项系统工程。如此视之,医务工作者的职业无疑是神圣而值得敬重的。然而,身为医疗从业人员的我们必须清醒地认识到,生命延续的规律会给我们的工程带来一些无法避免的坎坷和遗憾。从年轻医务人员培训的角度来看,失败的教训和成功的经验都十分重要,而前者的警醒作用尤其不可忽视。

浏览本书,受益匪浅,欣然作序。挑剔之下,发现书中病例均为成功案例,并无治疗失败案例,是为美中不足,特此提出,借以显示读者的期望,也供编者修订再版时参考。

孙益红

复旦大学附属中山医院副院长

2021 年 3 月 18 日于上海

序　二

　　经过这几十年的建设，特别是近十多年来，我国临床药学工作取得了长足的进步，学科的内涵不断充实，临床药师的队伍也逐步壮大起来。上海市医学会临床药学专业委员会在 2017 年成立了多个专业学组，呼吸专业学组是其中之一。复旦大学附属中山医院药剂科的叶晓芬副主任药师担任组长，呼吸专业学组在她的带领下，在学术交流、合理用药宣传教育、社区咨询等方面做了大量卓有成效的工作。本书的主编叶晓芬副主任药师和金美玲教授，都是2006 年卫生部临床药师培训基地的第一批带教老师，在呼吸专科临床药师的培养中发挥了重要作用。本书收集的病例都是工作在一线的临床药师在病房、MDT 门诊、药学门诊中监护或者干预过的病例，展示了很多药学问题及其处理，有经验、有教训，很有教学意义。现撰写成集，与大家分享，相信对药师或医师在临床合理用药方面一定会有所裨益。

　　临床药学与临床医学一样，是一门实践性很强的应用型学科，经验很重要，这些经验有成功也有失败，积累下来都是财富，可以在以后的临床实践中作为参考和借鉴。本书在呼吸系统疾病临床用药实践的众多案例中挑选了具有一定代表性的 50 份病例进行详细的解析，供大家参考和学习，故命名为《呼吸系统疾病药物治疗经典病例解析》。我国的临床药学事业还很年轻，大部分临床药师的工作尚处于不断探索和学习的阶段。这些病例可能仍存在一些不足之处，非常欢迎大家提出意见和建议，共同讨论以期进步。

　　本书的主审蔡映云教授在推动我国临床药学发展和临床药师培养工作中作出了卓越的贡献，本书是在蔡教授病后一边对抗病魔、一边倾注心血全程指导下写作而成，不仅融汇了他一直倡导的药物治疗思维理念，也体现了蔡教授对医疗事业和教育事业全心全意忘我奉献的精神！

　　最后，感谢主编、主审和各位编委的辛勤工作。祝贺《呼吸系统疾病药物治疗经典病例解析》新书付梓，以飨同道！

刘皋林

上海市医学会临床药学专业委员会主任委员

2021 年 3 月 16 日于上海

序　三

　　作为一名临床医师,防治疾病的武器主要为药物和手术,而成千上万种药物的使用频率远比手术和其他手段高,可见药物对疾病的防治、保护人类的健康与生命有多重要。然而,我们临床医师在医学院读书、临床见习和实习时,或许对诊断疾病所需的知识与技能尚且可以说是熟练掌握和积极运用,但对药物的了解却不够全面、深入,难免在实际应用中出现偏差。在长期的从医经历中,临床医师对药物的深入了解主要靠上级医师指点、临床经验积累、不断阅读文献更新知识并运用于临床来提高合理用药的水平。经多年锤炼,虽对本专业涉及的药物可应用自如,但在特殊人群、多病多药等情况下的药物合理应用能力却仍有不足,对药物间的相互作用、配伍禁忌了解有限。这些都反映随着医学科学的不断发展,临床医师孤军作战难以百战百胜。医师与药师原是人类战胜疾病同一条战壕里的战友,应积极发挥各自的专业特长,紧密合作、携手努力,共同提高临床精准用药水准,保证药物使用的有效性与安全性,从而使医疗服务达到高质量、高水平。

　　随着改革开放的不断深入,我国的医药卫生领域已开放与世界同行相互交流,应从发达国家临床医师与药师共同注重药物治疗的精准性与安全性的经验中获得启迪,促进国内的医药学术团体日益重视临床医师与临床药师的协同工作。特别是 2003 年我国在抵御 SARS 疫情过程中,经历了艰难的历程挽救了万千生命,但在突然其来、病因一时不明、无任何借鉴经验的状况下,也出现了个别用药安全问题,比如重症患者应用超量肾上腺皮质激素挽救了生命,但造成大关节损伤甚至坏死,给患者的余生带来痛苦。这促使上海临床医学与临床药学专家携手成立了药物治疗专业委员会,聚集了一大批有志提高我国临床合理用药水平的临床医师与临床药师,围绕合理用药主题,采用举行学术报告会、专题培训班、用药案例讨论会、知识竞赛等多种形式,吸引了各级各类医疗机构的广大医师和药师前来参与,深受医药人员欢迎。在此基础上,近 10 年又联合《上海医药》杂志及其网络平台,更大范围地提升临床医师与临床药师的合理用药水平。

复旦大学附属中山医院作为第一批全国性的临床药师培训基地,呼吸科金美玲教授和药剂科叶晓芬副主任药师均已有十多年的临床药师带教经验。在蔡映云教授的指导下,在《上海医药》杂志开设"药师实践"专栏,发表并探讨关于药物治疗的临床案例。医师写的病例相关著作往往以讨论疾病的诊断为主,而本书则是以讨论药物治疗为主,一方面提醒大家重视药物治疗理念,另一方面作为一线临床药师的工作经验分享,很有学习参考价值。

蔡映云教授在这本病例解析集正式出版前,就与我们永别了。作为蔡映云教授的校友、同行同道、多年的好友,深感痛心! 令人欣慰的是,《呼吸系统疾病药物治疗经典病例解析》终于成稿出版,蔡映云教授长期以来倡导的药物治疗临床思维理念和诲人不倦的优秀师德得到了发扬,得到了传承!

张永信

上海市药学会药物治疗专业委员会顾问、《上海医药》主编

2021 年 3 月 16 日

前　　言

"风乍起，吹皱一池春水。"经过多年的努力，药师终于走进临床成为治疗团队的一员。尽管药学界的先行者早已经在临床发挥了积极作用，也开展了培养临床药师的探索，但是，我国真正大规模地培养临床药师、药师普遍地进入临床还只有十几年的时间。从关注"药"到关注"用药"，从提供"药品"到提供"药学服务"，无疑是近年来医院药学一项战略的转变，这种转变对于药师也是一种巨大的挑战，如何适应和熟悉这一新的岗位新的工作，如何夯实基础发挥优势，在治疗团队站稳脚跟并赢得尊重，是摆在我们面前的艰巨任务。2015 年3 月开始，我们在《上海医药》杂志开设"药师实践"专栏，每期发表 1～2 个病例讨论药师参与的药物治疗。在此基础上，我们开始编写本病例解析集，收集一线临床药师直接参与并发挥作用的 50 个呼吸系统疾病病例，这些病例绝大部分来自复旦大学附属中山医院，由培训的学员在带教老师指导下完成，少部分为中山医联体及其他兄弟单位药师提供。本书通过一个个具体病例显示药师是如何参与临床药物治疗工作的，与读者分享我们的经验和教训，提供启发和思路。希望对大家有所帮助。

药师在临床工作中必须发挥其学科优势，其中最主要的是对药学问题的敏感性和药学知识结构的完整性。药师往往会"以药论药"，这是必须的，是我们的优势。本病例解析集显示在临床遇到患者时更需要"以病论药"和"以人论药"。这也是蔡映云教授首先提出的，不但要根据药物的特点，更要根据病情的特点和患者的特点用药。所谓合理用药就是用药既要符合药物的特点，又要符合病情的特点和患者的特点。复杂病例治疗方案的影响因素往往是多元的，决策治疗方案时必须用哲学的思维来引领。一个患者身上存在疾病的多个矛盾，必须找到主要矛盾，抓住主要矛盾，兼顾次要矛盾，例如怎样处理好疗效和不良反应这一对矛盾。合理用药是相对的，对于一个具体的充满用药矛盾、风险和困难的患者，我们只能选择一个相对比较安全、相对比较有效和相对比较经济的药物治疗方案。

临床药师深入临床一线共同管理临床复杂病例是近些年的事，从临床医师角度，也深刻体会到这一举措给临床治疗格局带来的变化。面对病情复杂的、治疗有困难的患者，临床医师与临床药师共同商讨治疗方案，利用临床药师专业的药学知识来协助决策治疗方案、监测药物不良反应及药物相互影响，已取得很好的效益。作为有 14 年带教临床药师经验的临床医师，金美玲教授通过与临床药师的密切联系，深深感受到十多年来临床药师的队伍越来越强大，也欣喜地看到临床药师知识结构更加全面，临床参与度更加深入。

本病例解析集是在药师和医师共同合作下完成的，充分体现了临床工作中医师和药师紧密联系，以更好地处理临床复杂问题，医药相长。

感谢领导、师长和同事对我们的指导和支持，感谢临床医师、护士和药师同行们对我们的支持和帮助，感谢全体编者的辛勤劳动，感谢每一位参与病例点评的医师和药师！特别感谢蔡映云教授长期以来对临床药学工作的支持，和对药师深入临床参与合理用药工作的推动！蔡映云教授身为临床医师，对临床药师的培训工作倾注了大量心血。蔡老师将自己几十年药物治疗临床思维的积累感悟和医学哲学思维都倾囊传授给他的学生们，我们也希望通过临床实践中的一个个病例，把我们的经验和体会毫无保留地传授给学习中的临床医师和临床药师。我们编写本病例解析集，也是希望能将药物治疗临床思维、医学哲学思维更广泛地传播开来，让医药相长的临床模式更好地推广下去。希望读者能对本病例集感兴趣，也希望各位读者把意见反馈给我们，以便重印或再版时更臻完善。

非常痛心，药物治疗临床思维和哲学思维的先行者、倡导者，对本病例解析集付出大量心血的蔡映云教授未能等到本书出版就因病与我们永别了！聊以欣慰的是，我们终于完成了蔡映云老师的一个遗愿——不仅要把药物治疗临床思维和哲学思维运用于临床诊治，还要通过一个个病例的交流、学习，把这一理念传播给更多的医务人员。

谨以《呼吸系统疾病药物治疗经典病例解析》献给蔡映云教授，以表达我们对蔡老师的崇高敬意和深切怀念！

叶晓芬　金美玲

2021 年 3 月 16 日

目　　录

第一章

药物相互作用

药物相互作用(drug interaction，DI)是指两种或两种以上药物在同时或一定时间内先后应用时，在药物代谢酶、药物转运蛋白等的影响下，因彼此间的交互作用而产生的药动学或药效学变化。临床可表现为药效增强和(或)不良反应加重，也可表现为药效减弱和(或)不良反应减轻。药物相互作用可以发生在吸收、分布、代谢、排泄等环节，其后果包括期望的(desirable)、无关紧要的(inconsequential)和有害的(adverse)3种，其中无关紧要的占绝大多数，而临床最需关注的是有害的DI。对于有害药物的相互作用，首先，通过选择合适的药物、给药途径或给药时间，尽量避免；其次，及时发现治疗方案中存在或潜在的药物相互作用问题，加强监护，并准备预案；再次，一旦发生有害的药物相互作用，需要综合评估、权衡利弊，然后适当处理，如停换药物、调整给药时间、给药剂量或剂型等都是可行之举。具体如何处理，还需要根据患者和病情的综合情况，并参考药学的已有研究、循证结果，运用药物治疗临床思维，给予最适宜的措施。

病例 1　每天口服华法林 10 mg，INR 还是不达标，罪魁祸首到底是谁

关键词　华法林，脂溶性维生素，维生素 K_1，相互作用

一、病史摘要

患者，女性，76岁，身高156 cm，体重49 kg。

因"胸闷伴乏力2 d"入院。2 d前，患者无明显诱因下出现胸闷伴乏力，无咳嗽咳痰，无胸痛、咯血、呼吸困难，无晕厥及意识障碍，至我院急诊。查血常规

示白细胞计数（WBC）9.8×10⁹/L，中性粒细胞百分比（N%）82.4%。D-二聚体20.97 mg/L，心肌肌钙蛋白T（cTnT）0.044 ng/mL，氨基末端脑利钠肽前体（NT-proBNP）2799 pg/mL。动脉血气分析（吸氧5 L/min）：pH 7.44，二氧化碳分压（$PaCO_2$）32 mmHg，氧分压（PaO_2）115 mmHg。心电图检查无异常。下肢静脉彩超检查示患者右侧腘静脉及胫后静脉血栓形成。肺动脉血管成像（CTA）检查示两侧肺动脉栓塞。当晚突发一过性意识障碍伴出冷汗、血压下降及氧饱和度下降，即行阿替普酶溶栓治疗，症状有所好转，为进一步治疗而收治入院。

患者有1990年膀胱癌手术史；40余日前右乳腺癌手术史，术后恢复可，未行放化疗。无其他基础疾病。否认青霉素等过敏史；否认抽烟、喝酒等不良嗜好。

体格检查：体温（T）37.0℃，脉搏（P）72次/分，呼吸（R）16次/分，血压（BP）115/70 mmHg。神清，精神尚可，呼吸平稳，查体合作。口唇无发绀，双肺听诊未闻及干湿啰音。心律齐。腹部平软，肝脾未及。双下肢无水肿。

实验室检查：

动脉血气分析（未吸氧）：pH 7.44，$PaCO_2$ 33 mmHg，PaO_2 84 mmHg。

入院诊断：肺栓塞。

入院后主要治疗药物：

（1）达肝素钠5000 U，ih，q12h；

（2）华法林2.5 mg，po，qd；

（3）NS 100 mL + 泮托拉唑40 mg，ivgtt，qd；

（4）NS 100 mL + 氨溴索60 mg，ivgtt，bid；

（5）5% GS 500 mL + 复方维生素2 mL + 水溶性维生素7 mg，ivgtt，qd；

（6）5% GS 500 mL + KCl 1 g，ivgtt，qd。

治疗1 d后，查凝血功能示凝血酶原时间（PT）11.3 s，国际标准化比值（INR）0.98。入院第5日行下腔静脉滤器植入术。至入院第8日复查PT为11.2 s，INR 0.97，未达治疗目标。遂增加华法林剂量为5 mg/d，用药3 d，INR为0.98，仍未达治疗目标。继续增加华法林剂量，7.5 mg/d×4 d，10 mg/d×6 d，同时监测凝血功能，一直未达标。至华法林治疗20 d时查PT为13.9，INR仍为1.19，仍未达到治疗目标。华法林治疗过程及凝血监测见表1-1。期间华法林基因检测：$CYP2C9^{*}I^{*}3$型，$CYP2C9-3\ AC$，$VK1-1639\ AA$敏感型，$VK1-1173\ TT$敏感型。未提示华法林耐药。

表 1-1 患者住院期间华法林用量及 PT、INR 测定值

用药时间	D1	D2	D3	D4	D5	D6	D7	D8	D9	D10
华法林	2.5 mg, po, qd							5 mg, po, qd		
PT/s	/	11.3	11.1	11.1	/	11.0	/	11.2	/	11.4
INR	/	0.98	0.96	0.96	/	0.95	/	0.97	/	0.98
用药时间	D11	D12	D13	D14	D15	D16	D17	D18	D19	D20
华法林	7.5 mg, po, qd				10 mg, po, qd					
PT/s	/	11.8	/	13.2	/	12.8	/	13.8	/	13.9
INR	/	0.98	/	1.13	/	1.10	/	1.18	/	1.19

二、主要问题

（1）口服华法林剂量已增至 10 mg/d，为何 INR 还是不达标？

（2）是否可以再增加华法林剂量？

三、分析与建议

（一）口服华法林剂量已增至 10 mg/d，为何 INR 还是不达标

该患者每日华法林剂量已增加至 10 mg，剂量较高，而且华法林基因检测结果未提示华法林耐药。综合评估该患者其他可能导致华法林治疗效果不佳的原因：第一，该患者合并用药是否与华法林存在相互作用；第二，该患者的饮食中是否有影响华法林疗效的因素，如食物中含有大量维生素 K_1；第三，该患者是否存在影响华法林吸收、代谢的病理生理因素，比如腹泻等。经药师询问患者及家属，患者住院期间食用医院营养餐，饮食均衡，受食物影响的可能性不大。患者在住院期间没有腹泻，二便无殊，华法林的吸收受影响的可能也不大。

临床药师仔细查阅该患者的病史资料及用药医嘱后，发现该患者入院第 2 日开始使用静脉输液 5% GS 500 mL + 水溶性维生素 7 mg + 复方维生素注射液 2 mL，每日 1 次直至入院第 20 天。每 2 mL 复方维生素注射液中含有 2 mg 维生素 K_1，因而推测该患者华法林治疗效果不佳的原因可能为维生素 K_1 与华法林

产生药效学的拮抗作用,建议停用复方维生素观察。停用复方维生素2d后,查PT 18.7,INR 1.56,停用复方维生素3d后,查PT 25.2,INR 2.11,基本可以确定复方维生素中的维生素K_1拮抗了华法林的抗凝作用。

（二）是否可以再增加华法林剂量

针对该患者停用复方维生素之后PT和INR已明显增高的情况,药师建议不可增加华法林剂量,而应先使用小剂量(1.25 mg/d)华法林,隔天复查凝血指标,根据结果再逐步调整华法林剂量。

四、随访与结果

患者11月11日查INR为2.11,当日出院。次日起华法林剂量为1.25 mg,qd,po,1周后复查凝血指标,根据结果调整华法林剂量。1个月后患者华法林剂量调整至2.5 mg,qd,po,INR稳定达标,维持在2.3左右。

五、总结与体会

临床药物治疗中有些药物往往容易被忽视,而有时恰恰是这些容易被忽视的药物才是问题的关键。例如,本例中的复方维生素注射液。维生素类药物往往作为辅助治疗或营养补充,在临床被广泛使用。通常,维生素是安全的,不会引起严重不良反应,因此也容易被忽视。本文所述病例在请临床药师会诊前,主治医师已请过几个临床科室会诊,未注意到复方维生素中含有维生素K_1而导致华法林治疗效果不佳,因而华法林的使用剂量被不断增加。临床药师在会诊之初也未发现问题症结所在,但提出过多种可能存在的问题。后经反复、仔细地阅读患者病史和用药记录,询问患者,排除其他可能后才提出可能是复方维生素的原因,并经过3d停药观察后才予以确认。

因此,药师在参加患者药物治疗时,要详细了解患者病史,仔细、全面地分析用药记录,不仅要关注主要治疗药物,还要注意患者应用的一些辅助治疗药物,这样才能发现一些容易被忽视的原因。

（许　青）

▶▶ **参考文献**

［1］　中华医学会心血管病学分会.华法林抗凝治疗的中国专家共识［J］.中华内科

杂志，2013，52(1):76-82.

[2] Cheng T O. Warfarin interaction with herbal drugs and food [J]. Inter J Cardiolo, 2007，119:107-108.

[3] 王海鹰，荆志成，李崇剑，等.肺栓塞患者华法林抵抗现象一例及文献回顾[J].中华心血管病杂志，2004，32(11):1039.

[4] 郑必龙，刘俊.华法林抗凝血作用及影响因素分析[J].安徽医药，2013，17(11):1975-1977.

点评一 临床药师

首先，药师要善于发现使用复方制剂时容易发生的问题。本例就是因复方维生素中的一个成分维生素 K_1 拮抗了华法林的药效，造成了患者的抗凝治疗不达标。

复方制剂由于含有多种药物成分，可以同时针对疾病的不同症状进行治疗或通过不同机制对同一疾病产生治疗作用，因而在临床被广泛使用。但由于复方制剂中的成分复杂多样，因此，在使用中容易被混淆。医师、药师都应该非常清楚所使用复方制剂中各种成分的用途、剂量及不良反应。这样，才能正确地使用复方制剂。本例即为临床医师不熟悉复方维生素的组成成分，故一时没有找到华法林治疗无效的原因。

其次，临床药师要善于发现复合成分药物导致的药物相互作用，从而造成的难治性疾病。临床上，经常会遇到一些经过规范治疗而无效的患者，称为难治性疾病。它们往往由于疾病晚期、重症或不可逆病变造成，或由于患者妊娠、哺乳、过敏体质、免疫损害及肝肾功能不全等因素造成，也可由于缺乏有效药物或药物安全阈小毒性大等因素造成。这些都是客观因素造成的难治性疾病。临床药师有责任参加临床团队，应用药学知识，出谋划策，与医护人员共同处理好这些真正的难治性疾病。另一方面，临床上，也有些本来并不难治的疾病，但由于医务人员疏忽或处置不当等因素而造成难治。本例应用华法林 $10\,mg/d$，INR一直不达标，表面看来是难治，实质上是未发现联合应用了药效拮抗的维生素 K_1 所致。因此，临床药师也有责任善于发现主观因素造成的难治性疾病，以提高医疗质量，减少差错和不当。

（杨其莲）

点评二 **临床医师**

华法林是治疗血栓栓塞性疾病的常用药物,使用剂量需要通过监测 INR 进行调整,而且华法林会与多种药物及食物产生相互作用,导致 INR 波动。若用药期间出现 INR 不达标,剂量调整困难,需要考虑多方面的原因,逐一排查,不能简单地增加或者减少华法林剂量而忽略外界因素。虽然临床医师已越来越警惕华法林的药物相互作用,但临床药物品种繁多,医师不一定熟悉所有药物,有时候也会兼顾不到,特别是复方制剂,其中组分容易被忽略。临床药师对药学知识更加精通,对药物更加了解,容易从药师的专业角度发现和解决药学问题。在临床疾病诊治过程中,有临床药师的参与,可以避免不必要的药物相互作用导致的疗效不佳或者是治疗药物剂量不当的情况。

目前,新型口服抗凝药物的使用增加,但是缺乏有效的监测指标,和很多其他药物直接的相互作用还不是非常清楚,在使用中也需要非常谨慎和小心,及时与临床药师进行沟通能够避免因专业知识的不足而造成的治疗困难或者药物不良反应。

(胡莉娟)

病例 2 小儿白血病合并肺曲霉病,药师协助解决药物治疗矛盾

关键词 达沙替尼,酪氨酸激酶抑制剂,伏立康唑,药物相互作用

一、病史摘要

患儿,男,10 岁 11 月,身高 152.5 cm,体重 54 kg,体表面积 1.51 m²。

3 个月前,患儿在我院确诊为"急性淋巴细胞白血病(L2 型,Common B,高危组)"。高危因素:BCR/ABL(p190)融合基因阳性;$TCR\gamma$ 基因重排;$IgDH$ 基因重排。2 个多月前给予 VDLD 方案(长春新碱、柔红霉素、左旋门冬酰胺酶及泼尼松)诱导缓解、伊马替尼(500 mg, po, qd)靶向治疗,1 个月前 CAT 方案

（环磷酰胺、阿糖胞苷及巯嘌呤）巩固化疗。化疗后曾出现骨髓抑制，对症治疗1周后，白细胞和血小板计数恢复正常。同时，患儿出现咳嗽、咳痰等症状，行胸部 CT 检查及肺泡灌洗液培养等提示肺曲霉感染。予伏立康唑（300 mg，ivgtt，q12h）治疗 2 周后复查 CT，检查提示肺部感染有所好转，出院序贯口服伏立康唑（300 mg，bid）。此次入院前胸部 CT 检查提示肺部曲霉感染进一步好转。目前，患儿无咳嗽咳痰，无恶心呕吐，无发热，无腹痛腹泻等不适。为行大剂量甲氨蝶呤方案化疗入院。

患儿无其他基础疾病，无食物药物过敏史。

体格检查：T 36.3℃，P 114 次/分，R 24 次/分，BP 119/81 mmHg，神清，反应可，精神软，呼吸平；颈部及腹股沟未触及肿大淋巴；咽无充血，双肺呼吸音清，未闻及啰音；心律齐，各瓣膜听诊未及明显杂音；腹软，肝脾未触及肿大。巴氏征、克氏征及布氏征均阴性。

辅助检查：

血常规（入院前 4 日）：WBC $6.03×10^9$/L，Hb 62g/L，PLT $198×10^9$/L，其他基本正常；

CRP：17.1 mg/L。

胸部 CT 检查：右肺中上肺野散在感染。

诊断：急性淋巴细胞白血病（L2 型，CommonB，高危）；肺曲霉病。

入院后，评估肺曲霉感染有所好转，继续用伏立康唑（300 mg，po，bid）、伊马替尼（500 mg，po，qd）治疗。入院后因患儿白细胞、血小板计数逐渐下降，暂未予化疗。入院第 7 日血常规检查报告：WBC $1.53×10^9$/L，N $0.33×10^9$/L，Hb 73g/L，PLT $30×10^9$/L，给予输血小板、皮下注射重组人粒细胞刺激因子（150 μg，qd）升白细胞等处理。患儿已使用伊马替尼近 3 个月，复查融合基因 *BCR/ABL* 结果仍阳性，考虑伊马替尼耐药，拟更换为二线治疗药物达沙替尼。

二、主要问题

（1）伏立康唑与酪氨酸激酶抑制剂（tyrosine kinase inhibitor，TKI）存在药物相互作用，是否能够同时使用？

（2）联合使用下该患儿达沙替尼的剂量该如何调整？

三、分析与建议

（一）伏立康唑与 TKI 存在药物相互作用，是否能够同时使用

BCR/ABL 融合基因阳性急性淋巴细胞白血病是一种特殊类型的急性白血病，以往化疗缓解率低、易复发、预后差，自引入 TKI（如伊马替尼、达沙替尼等）治疗后，该病预后显著改善。伊马替尼与达沙替尼均为 CYP3A4 的底物，临床使用过程中易与其他治疗药物发生相互作用。除了及时发现可能存在的药物相互作用外，对于两药能不能合用，要不要换药，剂量是否调整等问题的处理是保证治疗顺利、有效及安全的重要环节。

本例中伊马替尼主要经 CYP450 系 CYP3A4 代谢，与 CYP3A4 强抑制剂合用可使伊马替尼最大药物浓度（maximum plasma concentration after multiple dosing，C_{max}）和曲线下面积（avea under curve，AUC）分别增加 26% 和 40%，两者合用需谨慎，但未提供剂量调整方案。该患儿在应用伊马替尼早期耐受性良好，但此次入院时发现患儿在未行化疗的情况下骨髓抑制明显，可能为伊马替尼不良反应。药物相互作用可使伊马替尼暴露量过高，加重其骨髓抑制不良反应。用药 3 个月，患儿融合基因 BCR/ABL 仍未转阴，考虑伊马替尼耐药可能，拟换用二代 TKI 达沙替尼。换药同样面临达沙替尼和伏立康唑相互作用问题。

如何处理其相互作用问题，我们需要考虑以下几个方面：首先，TKI 的治疗目前是该患儿重要的治疗措施，不能停用。其次，该患儿肺曲霉病诊断明确，伏立康唑治疗 1 月余，通过胸部 CT 检查等评估，提示伏立康唑治疗效果佳。且针对侵袭性曲霉病的目标治疗疗程推荐为 6～12 周，具体疗程根据临床严重程度、相关症状和体征恢复速度以及免疫抑制状态改善情况来决定。治疗疗程未完成，尚需继续治疗。第三，是否可以换用其他抗真菌药？由于伊曲康唑、泊沙康唑对 CYP3A4 都有抑制作用，而与 TKI 无明显相互作用的卡泊芬净只有静脉制剂，使用不方便，临床不考虑使用。综上，达沙替尼和伏立康唑可能是目前患儿都不能停用的药物，其相互作用存在，无法避免，怎么调整可以更好地保障治疗的有效和安全？

（二）联合使用下该患儿达沙替尼的剂量该如何调整

达沙替尼的药品说明书明确提到与强效 CYP3A4 抑制剂的药物相互作用，应尽可能避免联合使用，如果无法避免需要调整达沙替尼的剂量。

一篇研究达沙替尼药物相互作用的临床试验文章对 29 例患者进行了药动学研究，比较了达沙替尼单用时和联用酮康唑时的 C_{max} 及 AUC，结果显示联合使用酮康唑可导致达沙替尼暴露量显著增加。近期，另一篇关于 TKI 临床药动学研究进展的综述中提到，达沙替尼联合 CYP3A 抑制剂酮康唑时 AUC 增高 5 倍，C_{max} 增高 4 倍；联合伏立康唑时 AUC 升高 82%，C_{max} 升高 81%。达沙替尼片说明书提供了与强效 CYP3A4 抑制剂合用时的剂量调整推荐：①若原达沙替尼剂量为 40 mg/d 或 60 mg/d，考虑暂停达沙替尼，直到强效 CYP3A4 抑制剂停用，且重新启动达沙替尼前允许有 1 周的洗脱期；②若原剂量为 70 mg/d 或 100 mg/d，则减量至 20 mg/d；③若原剂量为 140 mg/d，则减量至 40 mg/d，并且密切监测患者血常规。该患儿达沙替尼常规推荐剂量为 120 mg/d 或 100 mg/d。因此，该患儿合用强效 CYP3A4 抑制剂伏立康唑时，应调整达沙替尼剂量为 20 mg，po，qd。

四、随访与结果

综合评估及讨论时，考虑到患儿伊马替尼常规剂量治疗下未达到临床缓解，临床认为药师推荐的达沙替尼剂量偏小，故未采纳建议，予以达沙替尼剂量减半至 20 mg，po，tid。治疗后，患儿恶心呕吐明显，胃纳差。治疗 10 d，查肝功能：ALT 171 U/L，AST 255 U/L。未予特别处理。治疗 15 d，血常规检查：WBC 0.82×10^9/L，N 0.21×10^9/L，Hb 73 g/L，PLT 24×10^9/L。考虑骨髓抑制明显，停用达沙替尼（停药指征 N $<0.5 \times 10^9$/L 或/和 PLT $<10 \times 10^9$/L）。

停达沙替尼 4 d 后复查肝功能好转（ALT 76 U/L，AST 124 U/L），血常规三系（WBC 2.75×10^9/L，N 1.47×10^9/L，Hb 81 g/L，PLT 59×10^9/L）逐渐上升，融合基因 *BCR/ABL* 转阴。恢复使用达沙替尼并调整剂量为 20 mg，po，qd。恢复达沙替尼治疗 3 d 后行化疗（甲氨蝶呤、地塞米松、阿糖胞苷及巯嘌呤）。化疗半月后，血常规：WBC 3.32×10^9/L，N 2.05×10^9/L，Hb 68 g/L，PLT 211×10^9/L。患儿一般状况良好。

五、总结与体会

该患儿同时使用达沙替尼与伏立康唑时，达沙替尼起始剂量偏大（20 mg，po，tid），因而发生了胃肠道反应和肝功能损害等不良反应以及骨髓抑制加重，停药或减量后均好转。对于合用 TKI 与 CYP3A4 酶抑制剂时，需根据具体药物的相互作用的制订应对策略，做好不良反应监护，以达到安全、有效的治疗目的。临床药动学和药效学研究进展是临床药师提出药物剂量调整策略的基石，而针对个体患者完整的药学监护是安全有效药物治疗的保障。

（朱正怡）

参考文献

[1] 万玉玲，王迎，刘兵城，等.真实世界中伊马替尼在 BCR‐ABL 阳性急性淋巴细胞白血病中的应用［J］.中华血液学杂志，2016，37(10):886‐891.

[2] Couban S, Savoie L, Mourad Y A, et al. Evidence-based guidelines for the use of tyrosine kinase inhibitors in adults with Philadelphia chromosome-positive or BCR-ABL-positiveacute lymphoblastic leukemia：a Canadian consensus ［J］. Curr Oncol, 2014, 21(2):e265‐e309.

[3] Ravandi F, O'Brien S, Thomas D, et al. First report of phase 2 study of dasatinib with hyper-CVAD for the frontline treatment of patients with Philadelphia chromosome-positive （Ph＋） acute lymphoblastic leukemia ［J］. Blood, 2010, 116(12):2070‐2077.

[4] Zwaan C M, Rizzari C, Mechinaud F, et al. Dasatinib in children andadolescents with relapsed or refractory leukemia：results of the CA180‐018 phase Ⅰ dose-escalation study of the Innovative Therapies for Children with Cancer Consortium ［J］. J Clin Oncol, 2013, 31(19):2460‐2468.

[5] 中国侵袭性真菌感染工作组.血液病/恶性肿瘤患者侵袭性真菌病的诊断标准与治疗原则(第五次修订版)［J］.中华内科杂志，2017，56(6):453‐459.

[6] Johnson F M, Agrawal S, Burris H, et al. Phase 1 pharmacokinetic and drug-interaction study of dasatinib in patients with advanced solid tumors ［J］. Cancer, 2010, 116(6):1582‐1591.

[7] 丁珏芳，钟大放.小分子酪氨酸激酶抑制剂的临床药代动力学研究进展［J］.药学学报，2013，48(7):1080‐1090.

[8] 中国抗癌协会肺癌专业委员会.EGFR-TKI 不良反应管理专家共识［J］.中国肺癌杂志，2019，22(2):57‐81.

点评一 **临床药师**

这是 1 例白血病合并肺曲霉病的病例，因需要同时使用 TKI 类药物和抗真菌药伏立康唑而应在药物相互作用的矛盾中寻找平衡点。

该患者先后使用了两种 TKI 类药物,均主要经 CYP3A4 代谢,当与强效 CYP3A4 抑制剂伏立康唑合用时,不同程度地影响了 TKI 类药物的暴露量。不同的 CYP3A4 抑制剂影响程度不同,不同的底物受影响程度也并不相同。伊马替尼受伏立康唑影响相对较小,但患者在合用 1 个月后出现明显不良反应。而达沙替尼联合伏立康唑时 AUC 升高 82%,C_{max} 升高 81%,需要调整剂量。该患者达沙替尼剂量减半后仍较快出现恶心、呕吐、肝功能损害及血细胞减少等不良反应,停药至不良反应好转后达沙替尼剂量进一步降低至 20 mg/d。

由此可见,在处理药物相互作用的矛盾时,要在共性的基础上根据具体药物的特性来分析,个体化制订治疗方案后,持续监护和再评估。对儿童等特殊人群,药物的临床安全性、有效性的证据尚不充分,及时评估治疗效果和不良反应、调整治疗方案至为重要。

（周　密）

点评二　临床医师

这例患者同时存在 2 种必须治疗的疾病,治疗药物都是必须且不可替代的,强效 CYP3A4 抑制剂影响了 TKI 类药物的暴露量,造成了一系列不良反应。临床医师可能顾虑药物的疗效而不敢过多地减少药物剂量,当然这也可能是对药代动力学的认知局限性导致的。对于此类特殊患者,临床医师与临床药师共同协商制订个体化治疗方案,并且密切随访和监测相关指标。对于儿童和高龄老年人,药物安全性有效性的研究相对比较少,临床上需要步步为营,随时调整治疗方案。

（胡莉娟）

病例3　一向稳定的 INR 突然升高了,原因究竟是什么

关键词　莫西沙星,华法林,相互作用

一、病史摘要

患者,男性,85 岁。

患者 1 周前无明显诱因出现发热,体温最高达 38.8 ℃,伴有咳嗽、咳黄白痰,遂于当地医院门诊就诊。查胸部 CT 示:双肺炎症。心电图检查示:心房颤动伴 RR 长间歇。予以莫西沙星 0.4 g, ivgtt, qd 抗感染;氨溴索 30 mg, ivgtt, bid 化痰,二羟丙茶碱 0.5 g, ivgtt, qd 平喘治疗 2 d,患者体温逐渐恢复正常,咳嗽咳痰稍有缓解。患者为求进一步诊治,收治入我院。

患者既往高血压病史 10 余年,规律口服厄贝沙坦血压控制尚可。房颤病史 5 年,长期口服华法林 2.5 mg/d, INR 控制在 1.7~2.8。

体格检查:T 36.7 ℃, P 88 次/分, R 20 次/分, BP 132/78 mmHg。神清,气平,口唇无发绀。双肺听诊呼吸音清,未闻及干湿啰音。心律不齐,第一心音强弱不等。腹软,无压痛,双下肢无水肿。

实验室检查:

血常规:WBC 6.77×10^9/L, N 74.3%; CRP 23.8 mg/L;

血肝肾功能、电解质无明显异常;

凝血功能:APTT 44.9 s, PT 39.4 s, INR 3.61, D -二聚体 0.19 mg/L。

入院诊断:肺部感染;高血压;房颤。

入院后继续给予莫西沙星 0.4 g, ivgtt, qd 抗感染,盐酸氨溴索 30 mg, ivgtt, tid 化痰,并给予吸氧等对症支持治疗。治疗期间患者无发热,咳嗽、咳痰症状较前改善。入院第 8 d 随访凝血功能:APTT 52.2 s, PT 61.1 s, INR 5.95。停用华法林,并给予维生素 K_1 5 mg, ivgtt, st。经讨论后认为莫西沙星可能是导致 INR 升高的原因,考虑到患者目前感染基本控制,给予停用莫西沙星。入院第 9 日复查凝血功能:APTT 34.7 s, PT 22.2 s, INR 1.98。第 10 d 凝血功能:APTT 35.8 s, PT 18.5 s, INR 1.59。重新给予华法林 2.5 mg, po, qd。患者入院期间以及出院后用药及 INR 值波动情况见图 3 - 1。

二、主要问题

(1) 应从什么角度考虑可能导致该患者入院期间 INR 异常升高的原因?

(2) 所用药物中哪种药最可能影响华法林的抗凝作用?

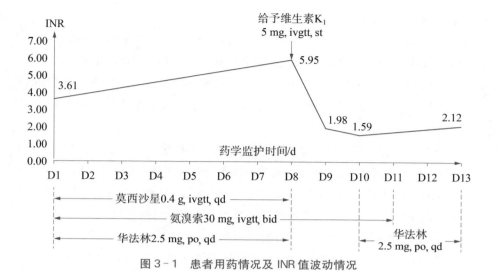

图 3-1　患者用药情况及 INR 值波动情况

三、分析与建议

（一）应从什么角度考虑可能导致该患者治疗期间 INR 异常升高的原因

本例患者长期口服华法林预防血栓，INR 控制较好，而本次入院时查 INR 为 3.61，入院第 8 日为 5.95。分析 INR 异常升高可能与疾病、饮食、药物等因素相关。

1. **疾病因素**　有研究表明用华法林的患者在发热状态时，导致 INR 升高及凝血时间延长。可能是由于发热时维生素 K 依赖性凝血因子的清除增加、维生素 K 拮抗剂的代谢减少、维生素 K 摄入减少等机制增强了华法林的作用。该患者住院期间体温一直稳定在 36.2～37.1℃。因此，INR 的异常升高与发热无关。同时，由于华法林主要经肝脏代谢，肝功能不全的患者，对华法林的敏感性增高，但该患者入院期间（D1、D10）肝功能均正常。因此，疾病因素并不是导致 INR 升高的主要原因。

2. **饮食因素**　绿茶、绿叶蔬菜等富含维生素 K，可以导致华法林的药效降低；而另外多种食物可以增强华法林的抗凝效果，如波尔多叶、葫芦巴、鱼油、蜂王浆、大蒜等。同时，有些水果如葡萄柚、芒果及木瓜等可以导致服药期间 INR 值升高。通过询问患者得知其治疗期间并未发生明显的饮食习惯的改变。近期，也没有食用会影响华法林代谢的水果及果汁。因此，我们基本排除饮食因素导致的 INR 异常升高。

3. 药物因素 华法林在肝内主要经 CYP3A4、CYP2C9、CYP2C19 及 CYP1A2 代谢。因此，能够抑制上述 CYP450 酶系的药物，如胺碘酮、别嘌醇、伏立康唑等均可影响华法林的代谢，导致半衰期延长，从而抗凝作用增强；相反，能够诱导上述酶系的药物如苯巴比妥、卡马西平及利福平等，则可降低华法林的抗凝效果。

该患者因房颤口服华法林长达 5 年，INR 一向稳定。本次起病于外院合用莫西沙星、氨溴索及二羟丙茶碱，入院后合用药物为莫西沙星和氨溴索。二羟丙茶碱在院外仅用 2 d 即停药，对照 INR 的监测指标，因此该药引起本次 INR 异常升高的可能性较小。可能影响的药物为氨溴索和莫西沙星。

（二）所用药物中，哪种药最可能影响华法林的抗凝作用

氨溴索主要通过 CYP3A4 代谢，但并不是该酶的诱导剂或抑制剂。从理论上来说与华法林合用，可能会竞争 CYP3A4 酶，从而导致华法林的代谢速度减慢，但笔者检索国内外文献并未发现两药相互作用的个案报道。一项体外试验显示，氨溴索对华法林代谢有微弱的抑制作用。但由于体外代谢试验不能完全反映体内过程，需要开展更多的体内研究及临床病例收集等进一步探讨。结合本病例，我们认为氨溴索引起 INR 升高的可能性并不大。

莫西沙星不经 CYP450 代谢，给药后大约 52% 通过葡萄糖醛酸苷和硫酸盐结合代谢，另外，约 45% 作为原型从尿液（20%）及粪便（25%）中排出。莫西沙星药物说明书中提及体外研究显示其不会抑制或诱导 CYP3A4、CYP2D6、CYP2C9、CYP2C19 或 CYP1A2，推测莫西沙星可能不会影响经这些 CYP450 同工酶代谢的药物的药代动力学。但是莫西沙星是否会影响华法林的血药浓度呢？查阅 MICROMEDEX 网站，提示莫西沙星和华法林合用可能会增加出血风险，相互作用程度为"Major"，可能作用机制为阻断维生素 K 合成。同时，食品药物监督管理局（FDA）药物说明书中关于莫西沙星与华法林相互作用的描述中指出，莫西沙星与华法林及其衍生物合用时可增强其抗凝作用，延长凝血时间并增加出血风险，需密切监测凝血酶原时间、INR 或进行其他适宜的抗凝试验。

关于莫西沙星和华法林相互作用机制尚不明确，可能为：①消耗了产生维生素 K 的肠道菌群；②竞争结合华法林蛋白结合位点引起游离的华法林短暂升高，从而增强华法林的抗凝作用。目前，国外已较多报道了莫西沙星联合华法林治疗过程中 INR 升高及发生出血等不良事件。Yildiz 等报告 1 例口服华法林的患者合并使用莫西沙星后出现 INR 升高,在停用华法林并给予了新鲜冰冻血浆(FFP)后 INR 降至 2.8,恢复华法林治疗 3d 后 INR 再次升至 13,不得不再次中断华法林给予 FFP,最终在停用莫西沙星后 INR 值稳定在 2.5~3.5。Ji 等报告了 1 例口服华法林的患者仅使用了 1 剂莫西沙星即导致了 INR 的升高。Elbe 等报告了 5 例华法林与莫西沙星合用后导致的 INR 值升高的事件,其中 1 例患者在莫西沙星治疗 5d 后出现了呕血,INR 值由 2.2 上升至 9.0。可见,临床实际工作中由于莫西沙星与华法林相互作用导致 INR 升高的情况并不少见。

喹诺酮类药物是临床常用的抗菌药物,其是否会增强华法林的抗凝作用目前还没有定论。除莫西沙星外,左氧氟沙星和环丙沙星与华法林相互作用的报道也较多,一项研究氟喹诺酮类药物对人肝药酶活性的影响结果显示,环丙沙星、左氧氟沙星、培氟沙星和氧氟沙星对 NADPH-CytoC 还原酶、EDM、ADM、BPH 及 PSCH 酶 5 种肝药酶活性均有不同程度的抑制作用。体外实验中关于氟喹诺酮类药物对人肝微粒体 CYP-450 药物代谢酶活性抑制的选择性显示,环丙沙星、培氟沙星、氧氟沙星和左氧氟沙星 4 种药物对 CYP-450 药物代谢酶抑制性的强弱顺序是培氟沙星＞环丙沙星＞氧氟沙星＞左氧氟沙星。然而,喹诺酮类药物与华法林相互作用不仅受肝药酶代谢活性的影响,同时还可能包括其竞争结合血浆蛋白导致游离华法林浓度升高以及抑制了肠道产维生素 K 菌群的数量等因素的共同结果。由于缺少前瞻性随机对照研究,尚难以比较不同喹诺酮类药物对华法林血药浓度的影响程度。因此,喹诺酮类药物与华法林合用期间应加强患者凝血功能水平监测。

四、随访与结果

出院医嘱服用华法林 2.5mg, qd。3d 后门诊复查凝血功能 APTT 36.4s,PT 23.8s,INR 2.12。

五、总结与体会

患者既往房颤病史,规律使用华法林,INR 控制平稳。此次肺部感染入院治疗期间出现了 INR 的异常升高,需要从几个方面综合考虑可能的原因,包括疾病导致患者病理生理发生改变可能的影响、患者治疗期间饮食调整的影响、华法林用药依从性有无发生改变以及治疗期间新增或停用既往药物的影响。在确定了最可能的药物因素后,需要从时间关联性、可能的影响作用机制逐一分析并结合文献寻求答案,通过调整治疗方案的结果来验证。

（陈泳伍）

参考文献

[1] Elbe D H T, Chang S W. Moxifloxacin — Warfarin interaction a series of five case reports [J]. Ann Pharmacother, 2005, 39(2):361 - 364.

[2] Yildiz F, Kurtaran B, Çayli M, et al. A significant interaction between moxifloxacin and warfarin in a patient with a mitral bioprosthetic valve [J]. Heart Vessels, 2008, 23(4):286 - 288.

[3] Yew K L, MRCP, Lee W C, et al. Moxifloxacin-warfarin interaction [J]. Med J Malaysia, 2012, 67(4):420 - 421.

[4] Richards R K. Influence of fever upon the action of 3, 3-methylene bis-(4-hydroxoycoumarin) [J]. Science, 1943, 97:313 - 316.

[5] Self T H, Oliphant C S, Reaves A B, et al. Fever as a risk factor for increased response to Vitamin K antagonists: a review of the evidence and potential mechanisms [J]. Thrombosis Research, 2015, 135:5 - 8.

[6] Cheng T O. Warfarin interaction with herbal drugs and food [J]. International Journal of Cardiology, 2007(119):107 - 108.

[7] Norwood D A, Parke C K, Rappa Leonard R. A Comprehensive review of potential warfarin-fruit interactions [J]. Journal of pharmacy practice, 2015, 28(6):561 - 571.

[8] 金巧莹.华法林的体外代谢及药物相互作用研究 [D].苏州:苏州大学, 2009.

[9] 周义文,钱元恕.氟喹诺酮类药对人肝药酶活性的影响[J].中国新药与临床杂志, 2003(9):523 - 528.

点评一　临床药师

本病例中华法林与莫西沙星联用导致的 INR 异常升高有几个药学问题。第一,探讨 INR 升高的原因是什么？是患者生理、病理因素？饮食因素？还是药物因素？临床药师不可仅仅从自身专业出发片面认为一定与药物有关,需要综合考虑各种可能的影响因素。经过逐一排除,最后锁定最可能为药物相互作用导致。第二,如何鉴别联合用药中哪一种或哪几种药物是导致 INR 升高的重要原因?FDA 药品说明书中明确指出,莫西沙星可能会导致华法林使用期间凝血功能的异常,需密切监测患者 INR 水平。国外较多案例也说明了莫西沙星与华法林联用,可使患者发生 INR 升高及相关出血事件。因此,莫西沙星可能是导致该患者 INR 升高的重要原因。此外,从用药时间上,患者在停用莫西沙星后,继续使用氨溴索并未导致 INR 的再次升高,因此可以认为本病例中莫西沙星是导致患者 INR 升高的最主要原因。第三,莫西沙星不影响 CYP450 酶系,影响华法林药效的机制不是很明确,比较容易引起医师的忽视,可能使其以为不存在相互作用。然而,抗菌药物增强华法林抗凝作用的可能机制除了对 CYP450 酶系的影响外,还包括与华法林竞争结合血浆蛋白,导致游离华法林浓度升高;影响肠道菌群维生素 K 的合成等。可见,除了机制明确的相互作用,我们还需要警惕机制不明的相互作用,及时发现及处理。

(史文秀)

点评二 临床医师

莫西沙星是临床上常用的呼吸系统喹诺酮类抗生素。临床医师往往关注的是抗生素的抗菌谱、用法用量以及主要不良反应,对于不同药物间的相互作用往往易于忽视。这个病例中就是莫西沙星影响了华法林的代谢,从而导致 INR 水平显著升高。幸好临床药师及时发现了问题所在,否则势必影响后续患者的抗凝治疗。在临床诊治过程中,医师需要关注的不仅是药物,还有很多方面。因此,临床药师在用药时应发挥药学特长,特别是在同时使用多种药物而出现药物不良反应时。有鉴于此,作为医师应该加强与临床药师的合作。具体到该病例,对于长期服用华法林的患者,即使剂量已调整至 INR 值稳定,在接受新的药物治疗时,还应关注药物间的相互作用,尤其是在联合用药品种较多或使用可能影响华法林作用的药物时,更应密切监测患者凝血功能。

(叶　伶)

病例4 结核性胸膜炎合并肺栓塞，抗凝方案有讲究

关键词 利福平，利伐沙班，华法林，相互作用

一、病史摘要

患者，女性，59岁，身高155cm，体重50kg。

因"评估肺栓塞抗凝方案"就诊于呼吸药学门诊。7月余前，患者无明显诱因出现右侧胸痛，深吸气及右侧卧位时明显。外院胸部CT检查提示右侧胸腔积液。为进一步诊治当时收入我院。住院期间两次送检胸腔积液提示渗出液，以淋巴细胞为主，ADA明显升高。临床诊断为结核性胸膜炎。由于患者存在肝功能不全（ALT 86 U/L，AST 82 U/L），考虑与院外使用镇痛药相关，予利福平胶囊（0.45g，po，qd）、异烟肼片（0.3g，po，qd）、乙胺丁醇片（0.75g，po，qd）三联抗结核治疗的基础上加用双环醇片（50mg，po，tid）、多烯磷脂酰胆碱胶囊（456mg，po，tid）保肝治疗。住院期间鉴于患者 D-二聚体升高，予以肺动脉CTA检查提示肺动脉多发血栓形成，诊断为肺动脉栓塞。予低分子肝素＋华法林抗凝治疗，INR达标后停用低分子肝素，华法林3.75mg，po，qd治疗。期间检测华法林基因：$CYP2C9^*3(AC)$，$VKORC1-1639AA$。出院后1个月查肝功能恢复正常并未再出现异常。随访INR波动在1.5～2.15，华法林剂量做相应调整（3.75mg/d～5mg/d）。口服5mg/d 2周时曾出现牙龈出血，口服3.75mg/d则INR波动于1.5～1.7。三联抗结核治疗4个月后改为异烟肼＋利福平二联抗结核治疗。抗凝4个月后考虑华法林剂量调整较困难，改为利伐沙班（20mg，po，qd）抗凝治疗。

此次门诊就诊前1月余，随访血常规、肝肾功能基本正常，D-二聚体0.85mg/L。肺动脉CTA检查提示：未见明显异常。

患者30余年前有胆囊手术病史，无其他不良反应史和食物、药物过敏史。

二、主要问题

（1）对于该肺栓塞患者，是否需要继续抗凝治疗？

（2）若需要继续抗凝治疗，如何确定抗凝药物剂量？

三、分析与建议

（一）对于该肺栓塞患者，是否需要继续抗凝治疗

《肺血栓栓塞症诊治与预防指南》（2018 年版）推荐，抗凝治疗的标准疗程为至少 3 个月。部分患者在 3 个月的抗凝治疗后，血栓危险因素持续存在，为降低其复发率，需要继续进行抗凝治疗，通常将 3 个月以后的抗凝治疗称为延展期抗凝治疗。该患者是否需要继续抗凝治疗，需要评估血栓危险因素以及出血风险，考虑延长抗凝疗程的获益/风险比。

该患者 7 月余前诊断肺动脉栓塞，临床考虑结核性胸膜炎是其诱发因素。同时抗凝和抗结核治疗 7 月余。从影像学等指标综合考虑其结核性胸膜炎未痊愈，需继续抗结核治疗。一项纳入 27 659 947 名患者的大数据研究表明，活动性结核患者深静脉血栓（deep venous thrombosis，VTE）发生率为 2.07%，活动性结核为 VTE 的相关危险因素，其发生风险接近于肿瘤。因此，在血栓栓塞风险评估中，应同急性和严重感染一样，将慢性感染活动性结核列为 VTE 的相关危险因素。目前，关于活动性结核患者易形成 VTE 的机制尚不完全清楚，但有研究报道，这可能是由于：①活动性结核患者凝血因子Ⅷ、血浆纤维蛋白原水平升高以及血小板聚集增多，血液呈高凝状态；②大量胸腔积液引起局部静脉血流淤滞；③由于结核分枝杆菌的迟发型变态反应或使用抗结核药利福平，引起血管内皮损伤。

根据非手术患者 VTE 风险评估表（Pauda 评分表），该患者有 VTE 史，合并结核性胸膜炎（未痊愈），共得 4 分，为 VTE 高危患者。同时，患者自身因素、合并症或并发症以及治疗相关因素中，无出血高危因素。综合评估后，认为应予继续抗凝治疗。

（二）若需要继续抗凝治疗，如何确定抗凝药物剂量

分析该患者既往抗凝过程，使用华法林抗凝治疗期间，INR 波动较大，药物剂量调整困难。抗凝治疗第 4 个月停用华法林，换用利伐沙班片（20mg，po，qd）抗凝至今。根据患者华法林基因检测结果，参照美国 FDA 相关标准，华法林应用初始剂量 0.5～2mg/d，患者实际华法林用量为 3.75～5mg/d，考虑 INR 仍未达标，且波动较大，可能与华法林和抗结核药物利福平/异烟肼相互作用相关。而利伐沙班也主要通过 CYP 代谢，尤其是经 CYP3A4、CYP3A5 及 CYP2J2 代谢。此外，利伐沙班是 P-糖蛋白（P-gp）的底物。因此，能够抑制或

诱导上述 CYP450 酶系和 P-gp 的药物均可影响利伐沙班的代谢,导致利伐沙班暴露量增加或降低,抗凝作用相应地增强或减弱。目前,患者抗结核药物为利福平和异烟肼,两药均可影响 CYP450 酶系,对利伐沙班的影响到底是怎样的呢?

异烟肼属肝药酶抑制剂,为 CYP3A4 弱抑制剂,与临床很多常见药物同服可能会增加后者暴露量,增加不良反应。从理论上来说,异烟肼与利伐沙班合用,可能会通过抑制 CYP3A4 导致利伐沙班代谢减慢。但检索 Micromedex 数据平台以及国内外文献并未发现两药相互作用的报道。因此,结合本病例,我们认为异烟肼对利伐沙班代谢影响较小。

利福平主要经 CYP450 酶代谢,对 CYP3A4、2B6、2C9、2C19 均存在诱导作用,其中对 3A4 诱导作用最强;同时,对 P-gp 也有诱导作用。查阅 Micromedex 数据库,提示利福平和利伐沙班合用会使利伐沙班抗凝效果减弱,相互作用程度为严重,可能作用机制为利福平诱导利伐沙班经 CYP3A4 和 P-gp 的代谢,从而使利伐沙班血药浓度降低。同时,利伐沙班 FDA 说明书中关于利福平与利伐沙班相互作用的描述指出,利福平与利伐沙班合用时可减少利伐沙班暴露,增加血栓栓塞事件的发生风险。药物相互作用研究发现,同时使用利福平每日 600 mg 和利伐沙班 20 mg(单剂量,与食物同服),利伐沙班的平均 AUC 降低约 50%,平均 C_{max} 降低 22%。同时,药效也平行降低。利伐沙班用于肺栓塞抗凝治疗,推荐剂量为:第 1~21 日,予 15 mg,po,bid;第 22 日以后,予 20 mg,po,qd。用于预防静脉血栓形成,推荐剂量为:10 mg,po,qd。患者华法林抗凝 4 月余换为利伐沙班 20 mg/d,合并使用利福平,理论上药效会减弱,但是已继续治疗 3 个月,且肺动脉 CTA 检查提示:未见明显异常。D-二聚体未明显升高。药师认为,不应增加利伐沙班剂量。同时,考虑到相互作用使得药效降低,也不可降低剂量。建议继续使用利伐沙班 20 mg,po,qd,同时嘱患者密切注意有无出血情况(如皮肤淤斑、牙龈出血及黑便等),并定期监测凝血指标。此外,利伐沙班 20 mg 需注意与食物同服。

四、随访与结果

1 个月后,复查血常规、肝肾功能基本正常,D-二聚体 0.8 mg/L,继续利伐沙班(20 mg,po,qd)抗凝治疗,继续异烟肼 + 利福平二联抗结核治疗。

五、总结与体会

对于评估肺栓塞患者是否需要继续抗凝治疗,应明确抗凝治疗的必要性与潜在风险,充分评估血栓再发风险以及出血风险。同时,在评估药物治疗方案的过程中,临床药师应充分考虑整体治疗方案中药物之间的影响,关注药物相互作用,尤其是在联合用药品种较多或存在可能影响利伐沙班抗凝效果的药物时,应综合评估药物相互作用的影响程度以及患者后续治疗的必要性,避免盲目调整利伐沙班的剂量。

（郑婷婷）

参考文献

[1] 中华医学会呼吸病学分会肺栓塞与肺血管病学组.肺血栓栓塞症诊治与预防指南 [J] .中华医学杂志, 2018, 98(14):1060 - 1087.

[2] Dentan C, Epaulard O, Seynaeve D, et al. Active tuberculosis and venous thromboembolism: association according to international classification of diseases, ninth revision hospital discharge diagnosis codes [J] . Clin Infect Dis, 2014, 58(4):495 - 501.

[3] Ambrosetti M, Ferrarese M, Codecasa LR, et al. Incidence of venous thromboembolism in tuberculosis patients [J] . Respiration, 2006, 73(3):396.

[4] Park H, Cha SI, Lim JK, et al. Clinical characteristics of coexisting pulmonary thromboembolism in patients with respiratory tuberculosis [J] . Am J Med Sci, 2017, 353(2):166 - 171.

[5] Skowronski M, Elikowski W, Halicka A, et al. Pulmonary embolism in a young male with tuberculosis and factor V Leiden [J] . Pneumonol Alergol Pol, 2014, 82(3):264 - 270.

[6] Kvasnicka T, Malikova I, Zenahlikova Z, et al. Rivaroxaban-Metabolism, Pharmacologic properties and drug interactions [J] . Curr Drug Metab, 2017, 18(7):636 - 642.

[7] Hu YQ, Zhang S, Zhao F, et al. Isoniazid derivatives and their anti-tubercular activity [J] . Eur J Med Chem, 2017, 133:255 - 267.

点评一　临床药师

这是一个在治疗方案选择上存在困难的病例。患者结核性胸膜炎同时合并肺栓塞,两种疾病在治疗和治疗用药上存在相互影响,利伐沙班是否继续抗凝受到结核性胸膜炎恢复程度的影响,后续抗凝使用多少剂量又受到抗结核药物利福平的影响。

从病情特点来看,患者结核性胸膜炎未痊愈,即诱发 VTE 的危险因素仍在,按照 VTE 风险以及出血风险评估,应继续抗凝。从患者特点来看,既往曾使用华法林抗凝,INR 不达标且波动较大,剂量调整较困难,后续抗凝不适合使用华法林。从药物特点来看,利福平与利伐沙班一起合用,会使利伐沙班药效降低,应增加抗凝剂量,但患者已使用利伐沙班 20 mg/d 抗凝 3 月余。目前,病情稳定,则既不增加也不降低剂量,继续使用利伐沙班 20 mg, po, qd。

由此可见,在制订药物治疗方案时,临床药师应充分考虑合并疾病以及联合用药的可能影响,综合评估权衡利弊,选择合适的药物剂量。

(卢克鹏)

点评二 临床医师

任何可以导致静脉血流淤滞、血管内皮损伤和血液高凝状态的因素(Virchow 三要素)均为 VTE 的危险因素。活动性结核通过上述三要素使患者易形成 VTE。鉴于该患者目前血栓危险因素持续存在,且改用利伐沙班后未再有牙龈出血,随访血常规、肝肾功能无殊。因此,该患者继续抗凝获益率更高。患者前期使用华法林控制不佳应与抗结核药相互作用有关。对于临床医师而言,药物间的相互作用往往易于忽视。这就需要临床药师的参与。尽管患者目前使用的利福平可降低利伐沙班的血药浓度,影响抗凝疗效,但患者随访肺动脉 CTA 未见异常,D-二聚体处于正常范围内,因此不需要调整利伐沙班的用药剂量。在后续的抗凝过程中既要评估疗效,也要注意出血风险性。

(叶　伶)

病例 5 淋巴管平滑肌瘤病合并癫痫，如何调整用药

关键词 淋巴管平滑肌瘤病，癫痫，西罗莫司，卡马西平，丙戊酸钠

一、病史摘要

患者，女性，49 岁，身高 166 cm，体重 55 kg。

因"西罗莫司血药浓度过低"就诊于呼吸药学门诊。一个半月前，患者受凉后出现胸闷、咳嗽、咳嗽时伴有胸痛，无咽痛、周身酸痛，无气急、心慌。于我院门诊就诊。查体：面部口鼻三角区可见皮脂腺瘤，指甲可见甲床下纤维瘤。肺功能：FEV_1/FVC 56.97%，FEV_1 1.67 L，占预计值 59.78%。胸部 CT 检查提示两肺弥漫薄壁囊泡样低密度影。腹部 CT 检查发现双肾血管平滑肌脂肪瘤(angiomyolipoma，AML)，左侧腹腔及后腹膜较大含脂为主伴发结节状软组织密度占位灶。临床诊断"结节硬化-淋巴管肌瘤病(TSC-LAM)"。给予西罗莫司 1 mg，po，qd 治疗至今。查西罗莫司血药谷浓度示 2.1 ng/mL，较理想浓度值偏低，遂就诊呼吸药学门诊。

患者既往诊断结节性硬化症(TSC)多年。癫痫病史 40 年，长期服用卡马西平片 0.2 g，po，bid，偶尔晚上有癫痫发作，总体病情控制尚可。

诊断：①淋巴管平滑肌瘤病；②结节性硬化症；③癫痫。

二、主要问题

(1) 西罗莫司血浓度偏低的原因？

(2) 如何调整药物？

三、分析与建议

(一) 西罗莫司血浓度偏低的原因

2008 年，Bissler 等首先对西罗莫司治疗淋巴管肌瘤病(lymphangioleiomyomatosis，LAM)和结节性硬化症(tuberous sclerosis，TSC)的有效性做了研究，结果显示西罗莫司可以使 AML 体积缩小 50%，部分 LAM 患者肺功能明显改善。2011 年，McCormack 等研究结果证实西罗莫司可有效延缓肺功能的下降。

2014 和 2015 年,日本和美国先后批准了西罗莫司治疗 LAM 的适应证。目前,西罗莫司治疗 LAM 已被《国际临床指南》推荐。根据《西罗莫司治疗淋巴管肌瘤病专家共识》推荐,西罗莫司的成人常用剂量为 1~2 mg,1 次/日,需要通过监测西罗莫司的全血药物谷浓度、治疗效果和不良反应调整用药剂量,目标全血药物谷浓度推荐为 5~10 ng/mL。

该患者已服用西罗莫司 1 个多月,监测西罗莫司血药浓度偏低。致使其血药浓度偏低的原因可从以下 3 个方面进行分析:①病情因素:患者目前病情平稳,无其他不适,无腹泻便秘等情况,可基本排除疾病因素的影响。②饮食因素:服用西罗莫司片剂后,西罗莫司的生物利用度可因进食而受到影响。高脂肪餐可使西罗莫司的 AUC 从 23% 增加至 35%。西柚汁可减缓由 CYP3A4 介导的西罗莫司代谢和潜在加强由 P-gp 介导的西罗莫司从小肠上皮细胞向肠腔的逆转运。该患者于每日下午 2:30 左右服用西罗莫司(1 mg,qd),期间未食用葡萄柚、西柚汁及果汁等相关饮食,可排除饮食因素的影响。③药物因素:西罗莫司主要在肝脏代谢,是 CYP3A4 和 P-gp 的作用底物。CYP3A4 和 P-gp 的诱导剂可降低西罗莫司的浓度,而 CYP3A4 和 P-gp 抑制剂可增加西罗莫司的血药浓度。患者癫痫用药卡马西平也主要经肝脏 CYP3A4 代谢,同时卡马西平是 CYP3A4 的强诱导剂,当西罗莫司与卡马西平合用时,可使西罗莫司的代谢增加,从而使西罗莫司的血药浓度下降。

(二)如何调整药物

该患者癫痫病史 40 年,发作时以短暂意识缺失伴有神经痛为主要表现,平素服用卡马西平片(0.2 g,bid)治疗,偶尔晚上有癫痫发作,总体病情控制尚可。由于患者合并 LAM,西罗莫司是其重要治疗药物,首先需要决定是增加西罗莫司剂量还是更换抗癫痫药物? 药师对此作了进一步分析。西罗莫司被《国际临床指南》推荐作为治疗 LAM 的首选药物。目前,尚无可替代药物,且根据西罗莫司的说明书,频繁调整西罗莫司剂量有可能导致用药过量或用药不足。因为西罗莫司的半衰期较长,一旦西罗莫司的维持剂量被调整,患者至少应在新的维持剂量下坚持服用 7~14 d,然后再在血药浓度检测下进一步的调整剂量。另外,西罗莫司的说明书也明确提出不推荐西罗莫司与 CYP3A4 的强诱导剂合用。卡马西平作为 CYP3A4 的强诱导剂,降低了 LAM 治疗药物西罗莫司的血药浓度。而针对该病例的癫痫类型还有其他替代药物可供选择。于是决定将卡马西平更换为其他对西罗莫司影响较小的广谱抗癫痫药。

抗癫痫药物的选择应根据药物特点、癫痫发作情况和患者因素综合考虑，因人而异：①药物因素：药物的有效性、潜在不良反应与其他药物的相互作用、药品费用；②疾病因素：癫痫发作的类型、合并其他的疾病；③患者因素：年龄、性别、生活方式及患者意愿。表5-1显示常用广谱抗癫痫药物的药动学特点。

表5-1 常用广谱抗癫痫药物的药动学比较

药品名称	代谢与清除	代谢酶	蛋白结合率/%
拉莫三嗪	>90%通过UGT-葡萄糖醛酸化和其他非CYP转化代谢为无活性代谢物，中度至重度肾脏或肝脏损伤需要调整剂量	可通过UGT-葡萄糖醛酸化诱导其自身代谢（次要）	55
左乙拉西坦	>65%以原形经肾脏排出；24%通过非CYP转化（包括酰胺酶水解）代谢为无活性代谢物。肾功能损害需要调整剂量	无	<10
托吡酯	>65%以原形经肾脏排泄；通过非CYP转化为无活性代谢物代谢<30%；中度和重度肾或肝损伤需要调整剂量	抑制CYP2C19（次要）诱导CYP3A4（次要）	9～17
丙戊酸钠	CYP2C9，CYP2C19，CYP2A6，UGT-葡萄糖醛酸化和其他非CYP转化。肝功能损害需要调整剂量	CYP2A6，CYP2B6，CYP2C9，CYP2C19，CYP2E1和UGT-葡萄糖醛酸化酶抑制剂	80～95

由表5-1可见，不经CYP3A4酶代谢的广谱抗癫痫药有丙戊酸、拉莫三嗪及左乙拉西坦。然后临床药师对于这3种抗癫痫药物进行分析和比较，选出最适合该患者的一种抗癫痫药物。

《2018AAN/AES指南》中指出，左乙拉西坦（1 000 mg/d）和卡马西平（400～1 200 mg/d）的疗效和耐受性相近。研究发现，当与免疫抑制剂合用时，卡马西平可能会降低免疫抑制剂的血药浓度从而降低药效，而左乙拉西坦由于其药动学特点，口服和静脉给药时无药物相互作用，被认为是有效的替代药物。同时,指南认为拉莫三嗪(500 mg/d)和卡马西平(400~2 000 mg/d)用于局灶性癫痫时,两者的癫痫复发率相近(拉莫三嗪52%,卡马西平57%)。拉莫三嗪可作为单药治疗全身性/局灶性癫痫发作,也可作为联合用药治疗难治性癫痫发作,其具有良好的安全性和耐受性,也可用于孕妇和育龄期女性抗癫痫治疗药物的选择。但对于全身性癫痫发作,其有效性低于丙戊酸,而不良反应则无明显差异。丙戊酸可用于各种类型的癫痫发作和癫痫综合征,也可在其他抗癫痫药治疗无效或疗效欠佳时使用,且可以与任何其他一种抗癫痫药联合应用。其抗癫痫谱广、疗效好、生物利用度高及不良反应较少。AAN、NICE、SIGN指南均推荐丙戊酸是治疗全身强直阵挛性发作的首选药物。研究发现,丙戊酸用于全身强直阵挛性发作的有效率明显高于拉莫三嗪和左乙拉西坦,与拉莫三嗪、左乙拉西坦相比,丙戊酸表现出更好的优势。但是,由于丙戊酸可增加胎儿的致畸风险,不推荐用于育龄期女性癫痫患者。

综上,尽管左乙拉西坦、拉莫三嗪或丙戊酸都可以作为该患者所用的卡马西平的替代药物,但综合评估后,认为丙戊酸是首选的。当然必须引起注意的是在使用丙戊酸进行替代治疗时,通常需在丙戊酸剂量增加至治疗水平后再逐渐减少卡马西平的剂量,以防止在换药期间出现突然癫痫发作或癫痫持续状态。

四、随访与结果

2019年1月15日,患者在继续服用卡马西平片(0.2 g,bid)的基础上,开始服用丙戊酸钠片(前5日按照0.5 g,qd用药,5 d后调整为0.5 g,bid),按照上述方案服用10 d后测丙戊酸血药浓度36.69 μg/mL。在继续服用丙戊酸钠片(0.5 g,bid)的基础上开始递减卡马西平片的剂量(按照每10 d逐步递减100 mg卡马西平,期间出现一次睡眠时癫痫小发作,后改为每20 d减100 mg)。2019年3月31日完全停用卡马西平片,目前抗癫痫方案为丙戊酸钠片0.5 g,bid。后续继续随访该患者癫痫治疗方案及西罗莫司的血药浓度。

五、总结与体会

该患者由于TSC颅内结节导致幼时即出现癫痫,需要长期使用抗癫痫治疗。同时,TSC-LAM需要使用西罗莫司治疗,两种疾病的治疗药物之间存在相互作用。面对这样的治疗矛盾,应该调整药物剂量,还是更换药物品种,需从疾病、药物、患者三方面综合考虑。西罗莫司作为 TSC 及 LAM 国际临床指南推荐的首选治疗药物,目前尚无其他药物可替代。通过评估决定更换对西罗莫司药动学参数影响较小的抗癫痫药物。而在选择抗癫痫的替代药物时,需结合该患者的癫痫类型选择有效的且与西罗莫司相互作用最小的抗癫痫药物。同时,在更换药物过程中,应密切监护,并逐步进行,以免癫痫病情反跳。

(卢克鹏)

参考文献

[1] Bissler J J, Mccormack F X, Young L R, et al. Sirolimus for angiomyolipoma in tuberous sclerosis complex or lymphangioleiomyomatosis [J]. N Engl J Med, 2008, 358(2):140 - 151.

[2] Mccormack F X, Inoue Y, Moss J, et al. Efficacy and safety of sirolimus in lymphangioleiomyomatosis [J]. N EngI J Med, 2011, 364(17):1595 - 1606.

[3] 中华医学会呼吸病学分会间质性肺疾病学组.西罗莫司治疗淋巴管肌瘤病专家共识(2018) [J].中华结核和呼吸杂志, 2019, 42(2):92 - 97.

[4] Duane Bates, Kelly W Burak, Carla S Coffin, et al. Phenytoin-induced reduction in sirolimus levels [J]. Can J Hosp Pharm, 2011, 64(4):271 - 274.

[5] Kanner A M, Ashman E, Gloss D, et al. Practice guideline update summary: efficacy and tolerability of the new antiepileptic drugs I: treatment of new-onset epilepsy: report of the American Epilepsy Society and the guideline development, dissemination, and implementation subcommittee of the American Academy of Neurology [J]. Epilepsy Curr, 2018, 18(4):1 - 8.

[6] Shih J J, Whitlock J B, Chimato N, et al. Epilepsy treatment in adults and adolescents: expert opinion, 2016 [J]. Epilepsy & Behavior, 2017, 69(4): 186 - 222.

[7] Werhahn K J, Trinka E, Dobesberger J, et al. A randomized, double-blind comparison of antiepileptic drug treatment in the elderly with new-onset focal epilepsy [J]. Epilepsia, 2015, 56(3):450 - 459.

[8] Rosenow F, Schade-Brittinger C, Burchardi N, et al. The LaLiMo Trial: lamotrigine compared with levetiracetam in the initial 26 weeks of monotherapy for focal and generalised epilepsy — an open-label, prospective, randomised controlled multicenter study [J]. J Neurol Neurosurg Psychiatry, 2012, 83 (11):1093 - 1098.

[9] Marson A G, Al-Kharusi A M, Alwaidh M, et al. The SANAD study of effectiveness of valproate, lamotrigine, or topiramate for general_x0002_ised and unclassifiable epilepsy: an unblinded randomised con_x0002_trolled trial [J]. Lancet, 2007, 369(9566):1016 - 1026.

[10] Coppola G, Piccorossi A, Operto F F, et al. Anticonvulsant drugs for generalized tonic-clonic epilepsy [J]. Expert Opin Pharmacother, 2017, 18 (9):925 - 936.

点评一 　临床药师

患者口服西罗莫司45d后出现血药浓度偏低,原因何在? 下一步的治疗方案应如何调整? 这是一个关于如何发现药物治疗矛盾并如何解决该矛盾的案例,具有重要的教学意义。

首先,西罗莫司浓度偏低的原因是什么? 从患者的疾病状态、饮食、治疗药物三方面分析,结合西罗莫司和卡马西平药动学特点,考虑药物浓度偏低的原因为两药存在相互作用。西罗莫司由肝药酶CYP3A4代谢,卡马西平为CYP3A4的强诱导剂,当两药合用时,西罗莫司的代谢增加,血药浓度明显下降。

其次,如何解决因药物相互作用导致的治疗矛盾。西罗莫司作为《LAM国际临床指南》推荐的首选治疗药物。目前,尚无其他药物可替代,且价格较贵,若增加剂量患者经济负担较重;同时由于存在相互作用,可能出现血药浓度不稳定的情况。综合评估该患者的癫痫类型和药物特点后,考虑更换有效且与西罗莫司相互作用较小的抗癫痫药物(如丙戊酸钠)。同时,在更换药物过程中,应密切监护,并缓慢进行,以免癫痫复发。

（郑婷婷）

点评二 　临床医师

LAM是罕见病,可以散发或与遗传病结节性硬化症(TSC)有关。结合该患者病史,属于TSC-LAM。西罗莫司是目前唯一被《国际临床指南》推荐用于治疗TSC及LAM的药物。国内也已发表《西罗莫司治疗淋巴管肌瘤病专家共识》。因此，西罗莫司是不可被替代的。由于是卡马西平增加了西罗莫司的代谢，使之血药浓度明显下降，因此解决的方案有2项：①增加西罗莫司的用药剂量；②更换抗癫痫药物。西罗莫司最早是用于肾移植术后的免疫抑制剂，价格相对昂贵。通过增加西罗莫司剂量维持 $5\sim10$ mg/mL 的有效血药浓度，患者的经济成本将明显增加。此外，即使增加西罗莫司的用药剂量，由于与卡马西平的相互作用，仍可能出现血药浓度不稳定的情况。因此，更换抗癫痫药物是首选方案。医师与临床药师在用药上各有优势。通过协作，寻找出既对西罗莫司药代动力学影响较小又能有效控制患者癫痫的药物。

（叶　伶）

病例6　肺癌合并肺曲霉病，TKI 和抗真菌药如何和谐相处

关键词　酪氨酸激酶抑制剂，吉非替尼，抗真菌药，伏立康唑，相互作用

一、病史摘要

患者，男性，70岁，身高 162 cm，体重 57 kg。

因"腰痛3个月余，声嘶20余日，发现肺占位1日"入院。患者3个月前无明显诱因出现腰痛，外院腰椎 CT 检查提示腰椎退行性变。20余日前患者受凉后出现声嘶，无咳嗽，晨起有痰，无咯血。3 d 前，喉镜检查示：左侧杓区充血肿胀，右侧环后、梨状窝黏膜充血。腰椎 CT 检查示：腰1椎体略扁平，腰2～4椎体不稳，腰椎侧弯，腰椎退行性改变。胸 X 线片检查示：右上肺门区肿块影，建议做进一步 CT 检查。门诊就诊，考虑肺癌骨转移可能。为进一步诊治，收住入院。

患者既往有高血压病史30余年，服用卡托普利、美托洛尔缓释片，血压控制尚可。否认吸烟、喝酒等不良嗜好。

体格检查：T 36.9℃，P 99次/分，R 22次/分，BP 185/88 mmHg。神清，精神可，呼吸平稳。口唇无发绀，全身浅表淋巴结无肿大。双肺听诊呼吸音清。心率99次/分，律齐。腹部平软，肠鸣音3次/分。双下肢无水肿。

入院诊断：①右肺占位性病变；②高血压病。

入院后，完善相关检查。PET-CT 检查示：右肺上叶前段 MT 伴右肺门、纵隔淋巴结及右锁骨上淋巴结转移，全身多处骨骼转移，两肺多发转移可能；左侧锁骨区炎性淋巴结可能，转移不除外。进而行纤支镜检查，病理学检查报告：ALK（－），ALK-N（－），EGFR-E746（－），EGFR-L858（＋），Her-2（－），Met（90%＋＋＋），NapsinA（＋），p63（－），PD-L1{28－8}（肿瘤－，间质－），PD-L1{SP142}（肿瘤－，间质－），TTF-1（＋）。免疫组织化学检查提示为肺腺癌；伴真菌感染可能；*EGFR* 基因第 20 外显子存在点突变（S768I）；*EGFR* 基因第 21 外显子存在点突变（L858R）。遂开始吉非替尼片（250mg，po，qd）靶向治疗。考虑病理学检查提示真菌感染可能，在完善其他真菌相关检查同时，给予伏立康唑（第 1 日负荷剂量 300mg，ivgtt，q12h；维持剂量 200mg，ivgtt，q12h）抗真菌治疗。

二、主要问题

（1）吉非替尼和伏立康唑可以合并使用吗？两药是否会相互影响？

（2）联合使用是否需要调整吉非替尼或伏立康唑的剂量？

（3）其他 TKI 与唑类抗真菌药之间是否会相互影响？是否需要调整药物剂量？

三、分析与建议

（一）吉非替尼和伏立康唑可以合并使用吗？两药是否会相互影响

酪氨酸激酶抑制剂（tyrosine kinase inhibitor，TKI）正在越来越多地用于肿瘤的靶向治疗。与此同时，处理其相关的不良反应和药物相互作用也是临床治疗中常需面对的挑战。有研究表明，TKI 最常见的药物相互作用主要分为两类。一类是依赖于影响 pH（如质子泵抑制剂、H_2 受体拮抗剂等）来影响药物的吸收；一类是作用于药物代谢酶来影响药物的代谢，从而使 TKI 的药物浓度发生改变。其中，TKI 主要经 CYP450 代谢，包括 CYP3A4、CYP3A5、CYP2D6、CYP2C19 等。因此，能够抑制或诱导上述 CYP450 酶系的药物可能会影响 TKI 的代谢，导致 TKI 暴露量增加或降低，治疗效果相应地增强或减弱。目前，患者正在使用的抗真菌药伏立康唑可影响 CYP450 酶系，对吉非替尼的影响到底是怎样的呢？

从药代动力学角度分析,伏立康唑属肝药酶抑制剂,为 CYP3A4 强抑制剂,是 CYP2C9、2C19 中效抑制剂,与临床很多常见药物同服可能会增加后者暴露量,增加不良反应。而吉非替尼主要经 CYP450 酶 CYP3A4、CYP2D6 代谢。在吉非替尼说明书中描述,CYP3A4 强抑制剂与吉非替尼合用时会使吉非替尼的代谢减少,血药浓度增加。吉非替尼 I 期临床研究($n = 48$,与 CYP3A4 强抑制剂伊曲康唑联合使用)结果显示吉非替尼(250 mg, po, qd)和吉非替尼(500 mg, po, qd)两组的 C_{max} 分别增加了 51% 和 32%,平均 AUC 分别增加了78% 和 61%。可见,与 CYP3A4 抑制剂同时使用可增加吉非替尼的暴露。

(二)联合使用是否需要调整吉非替尼或伏立康唑的剂量

吉非替尼与伏立康唑合用,会明显增加吉非替尼的暴露,但是否需要调整剂量,还取决于吉非替尼的耐受性及不良反应发生情况。在增加吉非替尼剂量的安全性/耐受性临床研究中,吉非替尼每日口服剂量从 150 mg/d 增加到1000 mg/d,共 7 个剂量水平。其中,吉非替尼常见的 1、2 级不良反应主要为腹泻、痤疮样皮疹和无力,无须调整剂量;当每日剂量≥800 mg/d 时,45% 的患者因出现≥3 级的腹泻和皮疹,需要减少剂量。研究发现,吉非替尼具有良好的耐受性和安全性,通常其可耐受剂量为≤600 mg/d,最大耐受剂量为 800 mg/d。因此,在吉非替尼 FDA 药物说明书以及 Micromedex 数据平台中均推荐:当吉非替尼与 CYP3A4 强抑制剂合用时,由于吉非替尼具有良好的耐受性,不建议减少吉非替尼的剂量。所以,当吉非替尼与 CYP3A4 强抑制剂如伏立康唑一起合用时,无须调整两药剂量,但需要注意密切监测吉非替尼的常见不良反应,如肝功能异常、严重或持续性腹泻、皮疹及间质性肺炎等。其中,由于伏立康唑使用过程中也常引起肝功能异常,需对患者肝功能进行重点监测。在监测过程中,若患者出现严重不良反应,可考虑将伏立康唑调整为卡泊芬净或两性霉素 B。

(三)其他 TKI 与唑类抗真菌药之间是否会相互影响?是否需要调整药物剂量

研究文献和说明书后发现,除阿法替尼以外,目前用于肺癌的几乎所有TKI 都主要经过 CYP3A4 代谢,而唑类抗真菌药为 CYP3A4 的中强效抑制剂(氟康唑为中效抑制剂,伊曲康唑、伏立康唑和泊沙康唑为强效抑制剂),那么,也就是说几乎所有的 TKI 都会与唑类抗真菌药发生相互作用。表 6 - 1 汇总了TKI 与唑类抗真菌药之间的相互作用以及剂量调整建议。

表 6-1　TKI 与唑类抗真菌药之间的相互作用及用药调整建议

TKI	唑类代表药物	TKI 的药代动力学变化	用药调整建议
吉非替尼	伊曲康唑	↑51% C_{max}，↑78% AUC	与 3A4 强抑制剂合用，需监测吉非替尼不良反应
厄洛替尼	酮康唑	↑67% AUC	与 3A4 强抑制剂合用，需监测厄洛替尼不良反应
埃克替尼	无	未进行相关研究	无
阿法替尼	酮康唑	经 CYP450 酶代谢很少	无须调整
奥希替尼	伊曲康唑	↑奥希替尼血浆浓度	避免与 3A4 强抑制剂合用；若不得不合用，监测奥西替尼不良反应
阿来替尼	泊沙康唑	未观察到变化	无须调整
布格替尼	伊曲康唑	↑21% C_{max}，↑101% AUC	避免与 3A4 强抑制剂合用；若不得不合用，将布格替尼用量减少 50%
色瑞替尼	酮康唑	↑22% C_{max}，↑3.2× AUC	避免与 3A4 强抑制剂合用；若不得不合用，将色瑞替尼用量减至 1/3
克唑替尼	酮康唑	↑1.4×C_{max}，↑3.2× AUC	避免与 3A4 强抑制剂合用
安罗替尼	伊曲康唑	↑安罗替尼血浆浓度	避免与 3A4 强抑制剂合用
卡博替尼	酮康唑	↑38% AUC	避免与 3A4 强抑制剂合用；若不得不合用，将卡博替尼剂量由 60mg/d 减少至 40mg/d
凡德他尼	伊曲康唑	↑9% AUC	无须调整

注：表中所列唑类代表药物，为开展药物相互作用研究所用药物。

四、随访与结果

抗真菌治疗 3d 后，临床团队经讨论和综合评估后，考虑患者真菌感染证据不足，且相互作用明确，可能增加用药风险，暂时可不予抗真菌治疗，遂停用伏立康唑。后续相关检查也未提示真菌感染,给予出院,吉非替尼(250 mg,po,qd)靶向治疗。

五、总结与体会

肿瘤可能会合并各种其他问题,如治疗期间可能出现免疫功能低下,合并结核、真菌等感染,抗肿瘤的同时需要积极处理并发症。特别是口服靶向治疗的患者,若合并肺曲霉感染,可能需要同时使用 TKI 和唑类抗真菌药(如伏立康唑等),两者存在相互作用。但不一定有相互作用就需要调整用药或者剂量,还需要看被影响药物浓度的变化是否会影响疗效和不良反应。

（郑婷婷）

参考文献

[1] Teo Y L, Ho H K, Chan A. Metabolism-related pharmacokinetic drug-drug interactions with tyrosine kinase inhibitors: current understanding, challenges and recommendations [J]. Br J Clin Pharmacol, 2015, 79(2):241 – 253.

[2] van Leeuwen R W, van Gelder T, Mathijssen R H, et al. Drug-drug interactions with tyrosine-kinase inhibitors: a clinical perspective [J]. Lancet Oncol, 2014, 15(8):e315 – e326.

[3] Gay C, Toulet D, Le Corre P. Pharmacokinetic drug-drug interactions of tyrosine kinase inhibitors: a focus on cytochrome P450, transporters, and acid suppression therapy [J]. Hematol Oncol, 2017, 35(3):259 – 280.

[4] Voriconazole Injection [EB/OL]. [2019 – 11 – 08]. https://www. accessdata. fda. gov/drugsatfda_ docs/label/2019/021630s034, 021266s045, 021267s055lbl. pdf.

[5] Gefitinib Tablets [EB/OL]. [2019 – 11 – 08]. https://www. accessdata. fda. gov/drugsatfda_docs/label/2018/206995s003lbl. pdf.

[6] Swaisland H C, Ranson M, Smith R P, et al. Pharmacokinetic drug interactions of gefitinib with rifampicin, itraconazole and metoprolol [J]. Clin Pharmacokinet, 2005, 44(10):1067 – 1081.

[7] Herbst R S, Maddox A M, Rothenberg M L, et al. Selective oral epidermal growth factor receptor tyrosine kinase inhibitor ZD1839 is generally well-tolerated and has activity in non-small-cell lung cancer and other solid tumors: results of a phase I trial [J]. J Clin Oncol, 2002, 20(18):3815 – 3825.

［8］Keller K L，Franquiz M J，Duffy A P，et al. Drug-drug interactions in patients receiving tyrosine kinase inhibitors［J］. J Oncol Pharm Pract，2018，24(2)：110‑115.

［9］Bellmann R，Smuszkiewicz P. Pharmacokinetics of antifungal drugs：practical implications for optimized treatment of patients［J］. Infection，2017，45(6)：737‑779.

点评一 临床药师

这是一个在治疗方案上存在矛盾的病例。患者既有肺腺癌，又怀疑真菌感染。联合使用的 TKI 类药物吉非替尼和抗真菌药伏立康唑之间存在相互作用，两药是否可以一起使用以及如何一起使用是解决该矛盾的关键。

对于这样的矛盾，从两药之间的相互影响分析，由于伏立康唑是 CYP3A4 的强抑制剂，吉非替尼经 CYP3A4 代谢，两药合用，伏立康唑会影响吉非替尼在体内的药物浓度，但吉非替尼并不会影响伏立康唑在人体内的药物浓度。从两药之间的影响程度分析，与 CYP3A4 强抑制剂合用，吉非替尼(250 mg，po，qd)的平均 AUC 增加了 78%，影响程度较大。从药物的具体特点分析，与 CYP3A4 强抑制剂合用，吉非替尼的 AUC 虽然增加程度较大，但吉非替尼具有良好的耐受性，加强不良反应监测即可，无须调整剂量。

由此可见，在处理药物治疗矛盾过程中，要结合药物具体特点，进行具体分析，既抓住矛盾的普遍性，也抓住矛盾的特殊性，有的放矢地解决具体矛盾。

（陈　超）

点评二 临床医师

目前，临床上有许多患者存在多种并发症，需要同时用药，因而常常面临药物相互作用的分析，包括血药浓度、代谢产物及药物不良反应等。有时候作用是单向的，有时候作用是相互的，对于药物的选择、药物剂量的调整，取决于多方面的因素(药物的疗效、药物的不良反应、不良反应的耐受性和可逆性等)。在这种情况下，需要对每一个患者的情况进行分析，临床医师应听取临床药师的分析和判断，综合考虑后，制订出最有利于患者的治疗方案，达到治疗目的，同时尽可能减少不良反应。

（胡莉娟）

病例7 质子泵抑制剂与抗真菌药一起用，用药有讲究

关键词 变应性支气管肺曲霉病；三唑类抗真菌药；质子泵抑制剂（PPI）

一、病史摘要

患者，男性，55岁，身高171 cm，体重76 kg。15年前患者出现反复胸闷气喘，当时未引起重视。5年前症状加重，活动后气促明显，伴有咳嗽、咳黄白色黏稠痰。每年因症状加重于外院住院治疗1~2次（具体不详）。1年前在外院行肺功能检查提示重度混合型通气功能障碍，舒张试验阳性。1个月前患者因"胸闷气促加重"于当地医院住院治疗。查动脉血气（不吸氧）：pH 7.32，PaO_2 58.2 mmHg，$PaCO_2$ 58.5 mmHg；痰涂片见真菌孢子；胸部CT检查示两侧局部支气管扩张。予以哌拉西林他唑巴坦4.5 g，ivgtt，q8 h + 氟康唑0.4 g，ivgtt，qd抗感染，甲泼尼龙40 mg，qd抗炎解痉等治疗2周好转出院。出院后予以布地奈德福莫特罗（320/9 μg，bid）+ 噻托溴铵（18 μg，qd）吸入，但患者诉并未规律用药。1周前患者再次出现活动后明显气促，夜间睡眠时加重，伴咳嗽、咳痰。于当地医院对症支持治疗后症状无明显好转，遂转入我院呼吸科进一步治疗。

既往有过敏性鼻炎30年。有高血压病史。否认吸烟史。患者儿子有过敏性鼻炎。

体格检查：T 36.4℃，P 88次/分，R 32次/分，BP 143/114 mmHg。精神不佳，呼吸急促，双肺可闻及以呼气相为主的哮鸣音，伴少许湿啰音。

入院后辅助检查：

血常规：WBC 12.55×10^9/L，N 11.6×10^9/L；

肝肾功能：基本无异常；

糖化血红蛋白:7.2%;

C反应蛋白(CRP):5.0 mg/L。

动脉血气分析(鼻导管 2 L/min):pH 7.37,$PaCO_2$ 56.0 mmHg,PaO_2 37.0 mmHg,SaO_2 69.0%。

IgE 1297 U/mL;

特异性IgE:真菌混合 0.69 KUA/L,烟曲霉 1.92 KUA/L。

胸部CT检查示两肺少许支扩伴痰栓可能,两肺慢性炎症。

诊断:①支气管哮喘急性发作期;②变应性支气管肺曲霉病;③过敏性鼻炎;④高血压病。

入院后治疗方案:

左氧氟沙星 0.5 g, ivgtt, qd;

甲泼尼龙 40 mg, ivgtt, q12 h;

伊曲康唑胶囊 0.2 g, po, bid;

艾司奥美拉唑 20 mg, po, qd;

布地奈德 1 mg + 复方异丙托溴铵 2.5 mL 射流雾化吸入 tid。

二、主要问题

(1)伊曲康唑胶囊与艾司奥美拉唑镁肠溶片能否合用?

(2)质子泵抑制剂(proton pump inhibitor,PPI)与唑类抗真菌药合用时是否需要调整给药方案?

三、分析与建议

(一)伊曲康唑胶囊与艾司奥美拉唑镁肠溶片能否合用

患者有哮喘病史,胸部CT检查示两肺少许支扩伴痰栓可能,IgE>1000 U/mL,烟曲霉特异性IgE阳性。结合患者病史及检验检查结果,考虑存在变应性支气管肺曲霉病。根据《变应性支气管肺曲霉病诊治专家共识》(2017年),口服激素是治疗变应性支气管肺曲霉病(allergic bronchopulmonary aspergillosis,ABPA)的基础治疗,其不仅抑制过度免疫反应,同时可减轻曲霉引起的炎症损伤;伊曲康唑可减轻症状,减少口服激素用量,同时还可降低血清IgE水平、减少痰嗜酸性粒细胞数目,是ABPA重要的辅助治疗药物。结合该患者病情,在使用甲泼尼龙 40 mg, ivgtt, q12 h 的基础上,予以伊曲康唑胶囊

0.2g，po，bid 抗真菌治疗。该患者老年男性，入院后结合患者病情予以甲泼尼龙 40mg，ivgtt，q12h 抗炎治疗。根据《质子泵抑制剂预防性应用专家共识》（2018 年），该患者存在应激性溃疡的高危因素，遂预防性予以艾司奥美拉唑 20mg，po，qd，预防急性胃黏膜病变。艾司奥美拉唑抑制胃酸分泌可使胃内 pH 值发生改变，从而会影响弱酸性或弱碱性药物的吸收。伊曲康唑解离后的弱碱常数 $pKa>3.0$，属于弱碱性药物，在 pH$>$4 时几乎不溶，它的吸收主要依赖于胃酸的分泌，酸性环境有利于其吸收。与艾司奥美拉唑合用时，艾司奥美拉唑通过高效快速抑制胃酸分泌导致伊曲康唑的吸收减少，进而引起其 AUC 下降影响治疗效果。鉴于艾司奥美拉唑给药后作用维持约 18h，当两药药合用时建议先口服伊曲康唑，2h 后再用艾司奥美拉唑。另外，伊曲康唑胶囊和艾司奥美拉唑镁肠溶片在体内均经过 CYP2C19 和 CYP3A4 代谢，且艾司奥美拉唑是 CYP2C19 和 CYP3A4 的抑制剂，当与伊曲康唑合用时，可使伊曲康唑的血药浓度下降，但该影响无统计学意义。而伊曲康唑胶囊是 CYP3A4 酶的强抑制剂，FDA 药物说明书指出：同时使用艾司奥美拉唑和 CYP2C19/CYP3A4 的抑制剂，可能导致艾司奥美拉唑暴露增加 2 倍以上，通常不需要调整艾司奥美拉唑剂量，但是对于卓-艾综合征（Zollinger-Ellisons syndrome）患者，需要较高剂量的艾司奥美拉唑治疗，联合伊曲康唑会引起较高血药浓度。此时，需要考虑降低艾司奥美拉唑的给药剂量。

结合患者病情，经过权衡变应性肺曲霉病抗真菌治疗及预防急性胃黏膜损伤使用 PPI 的必要性，评估伊曲康唑胶囊和艾司奥美拉唑镁肠溶片在吸收和代谢上的相互作用，结合艾司奥美拉唑的作用特点，临床药师建议将伊曲康唑胶囊与艾司奥美拉唑肠溶片分开服用，建议先口服伊曲康唑，2h 后再用艾司奥美拉唑，同时不调整伊曲康唑胶囊与艾司奥美拉唑肠溶片的给药剂量。

（二）PPI 与唑类抗真菌药合用时是否需要调整给药方案

PPI 特异性作用于胃壁细胞的质子泵，使质子泵失去活性，阻断胃酸分泌的最后步骤，从而发挥抑制胃酸分泌的作用。与抗酸药和 H_2 受体拮抗剂如西咪替丁、雷尼替丁相比，PPI 是目前抑酸作用最强的药物，抗酸作用维持时间也很长。

临床常用的 PPI 在药动学方面存在一定的共性和特性（详见表 7-1）。常用的 5 种 PPI 半衰期在 1～2h，达峰时间为 2～4h，蛋白结合率在 95% 以上。奥美拉唑、艾司奥美拉唑、兰索拉唑、泮托拉唑都经过 CYP2C19 和 CYP3A4 代谢,雷贝拉唑主要经过 CYP3A4 酶代谢,可与其他经 CYP2C19 和 CYP3A4 代谢的药物发生竞争性抑制,但每一种 PPI 竞争性抑制 CYP2C19 和 CYP3A4 的程度各不相同。研究显示,PPI 对 CYP2C19 酶的抑制作用强弱依次为兰索拉唑＞奥美拉唑＞埃索美拉唑＞泮托拉唑＞雷贝拉唑,PPI 对 CYP3A4 酶的抑制作用强弱依次为泮托拉唑＞奥美拉唑＞埃索美拉唑＞雷贝拉唑＞兰索拉唑。

表 7-1　PPI 的药动学特点

药动学参数	奥美拉唑	艾司奥美拉唑	兰索拉唑	泮托拉唑	雷贝拉唑
血浆半衰期/h	0.5～1.0	1.3	1.3～1.7	1.0	1～2
达峰时间/h	0.3～3.5	1～2	1.7	2.4	3.1
蛋白结合率/%	95	97	97	98	96
主要代谢途径	CYP2C19	CYP2C19	CYP2C19	CYP2C19	CYP3A4
次要代谢途径	CYP3A4	CYP3A4	CYP3A4	CYP3A4	非酶
肾清除率/%	72～80	80	13～14	80	90

三唑类抗真菌药在药动学方面也存在一些共性和特性:①吸收方面,伊曲康唑胶囊/片剂的吸收受食物和胃 pH 值改变的影响,而伊曲康唑口服液、伏立康唑、氟康唑的吸收不受食物或胃 pH 值改变的影响。②代谢方面,三唑类抗真菌药均经过肝脏 CYP450 酶代谢且均为肝脏 CYP450 酶的抑制剂,但主要代谢酶及对代谢酶的抑制作用强弱存在差别(详见表 7-2)。

表 7-2　三唑类抗真菌药的药动学特点

药动学参数	伊曲康唑	伏立康唑	氟康唑
生物利用度	口服胶囊和片剂:约 55%(受食物和胃 pH 值改变的影响);口服液:约 75%(不受食物和胃 pH 值改变的影响)	＞90%(片剂和口服混悬液),与食物同服时,其吸收率下降 30%;不受胃液 pH 值改变的影响;	＞90%,不受食物或胃 pH 值改变的影响;
蛋白结合率	99%	58%	11%～12%

续 表

药动学参数	伊曲康唑	伏立康唑	氟康唑
代谢	经肝脏 CYP3A4 代谢	经肝脏 CYP2C19、CYP3A4、CYP2C9 代谢	11% 在肝脏代谢，80% 以上经肾脏以原形自尿排出
酶抑制作用	CYP3A4 强抑制剂	CYP2C19 强效抑制剂、CYP2C9 中效抑制剂、CYP3A4 弱抑制剂	CYP2C19 强抑制剂、CYP2C9 强抑制剂、CYP3A4 中效抑制剂

可见，在吸收方面，伊曲康唑胶囊/片剂在体内的吸收受到 PPI 的影响，而伊曲康唑口服液、氟康唑及伏立康唑的吸收不受 PPI 的影响。有研究显示，奥美拉唑可以使伊曲康唑胶囊/片剂 AUC 下降 64% 左右，艾司奥美拉唑、兰索拉唑、泮托拉唑及雷贝拉唑也可以使伊曲康唑胶囊/片剂 AUC 下降。另外，在体内代谢方面，PPI 对三唑类抗真菌药有什么样的影响？伏立康唑经肝脏 CYP450 酶代谢，5 种常用 PPI 可以通过竞争代谢酶作用使伏立康唑的 AUC 增加，但研究结果显示，临床意义较小，一般不需要调整伏立康唑的给药剂量。目前，关于 PPI 对氟康唑影响的相关研究较少，仅有关于奥美拉唑与氟康唑相互作用的相关报道，结果显示奥美拉唑对氟康唑的影响也非常小。

伊曲康唑是 CYP3A4 的强抑制剂，伏立康唑和氟康唑均是 CYP2C19 的强抑制剂、CYP3A4 的弱效和中效抑制剂，它们对经过 CYP2C19 和 CYP3A4 代谢的 PPI 又会产生什么样的影响？伏立康唑药品说明书指出，伏立康唑可使奥美拉唑的 C_{max} 升高 116%，AUC 升高约 280%，当伏立康唑与奥美拉唑合用时，若奥美拉唑剂量为≥40 mg/d，建议将奥美拉唑的给药剂量减半。研究显示伏立康唑也可使艾司奥美拉唑、兰索拉唑、泮托拉唑、雷贝拉唑的 AUC 增加，为了保证药效避免不良反应的发生，当伏立康唑与其他 PPI 合用时应密切关注药物的不良反应，必要时需减少 PPI 的给药剂量。研究发现氟康唑、伊曲康唑可使常用的 5 种 PPI 的 AUC 有不同程度增加，但也提出伊曲康唑、氟康唑在与 PPI 合用时，一般不需要调整 PPI 给药剂量。但对于卓-艾综合征的患者，由于 PPI 给药剂量较大，需要考虑减少 PPI 的给药剂量。

四、总结与体会

该患者入院诊断哮喘急性发作，予以抗炎解痉、PPI 预防急性胃黏膜损伤等治疗。完善相关检验检查,结合其临床症状、体征,进一步考虑变应性支气管肺曲霉病,遂予以伊曲康唑胶囊抗真菌治疗。而伊曲康唑胶囊的吸收受胃pH值改变的影响,PPI可抑制胃酸的分泌从而影响伊曲康唑胶囊在体内的吸收。面对这样的治疗矛盾,是否需要调整给药方案,需结合患者病情、PPI与伊曲康唑胶囊的药学特点综合考虑。经过综合评估后,建议先口服伊曲康唑,2 h后再用艾司奥美拉唑,同时不调整伊曲康唑胶囊与艾司奥美拉唑肠溶片的给药剂量。

(卢克鹏)

参考文献

[1] 中华医学会呼吸病学分会哮喘学组.变应性支气管肺曲霉病诊治专家共识[J].中华医学杂志, 2017, 97(34):2650-2656.

[2] 质子泵抑制剂预防性应用专家共识写作组.质子泵抑制剂预防性应用专家共识[J].中国医师杂志, 2018, 20(12):1775-1781.

[3] Johnson M D, Hamilton C D, Drew R H, et al. A randomized comparative study to determine the effect of omeprazole on the peak serum concentration of itraconazole oral solution [J]. J Antimicrob Chemother, 2003, 51(2):453-457.

[4] Dodds-Ashley E. Management of drug and food interactions with azole antifungal agents in transplant recipients [J]. Pharmacotherapy, 2010, 30:842.

[5] Obeng O A, Egelund E F, Alsultan A, et al. CYP2C19 polymorphisms and therapeutic monitoring of voriconazole: Are we ready for clinical implementation of pharmacogenomics [J]. Pharmacotherapy, 2014, 34:703.

[6] Ashbee H R, Barnes R A, Johnson E M, et al. Therapeutic drug monitoring (TDM) of antifungal agents: Guidelines from the British Society for Medical Mycology [J]. J Antimicrob Chemother, 2014, 69:1162.

[7] Johnson M D, Hamilton C D, Drew R H, et al. A randomized comparative study to determine the effect of omeprazole on the peak serum concentration of itraconazole oral solution [J]. J Antimicrob Hemother, 2003, 51(2):453-457.

[8] Ogawa R, Echizen H. Drug-drug interaction profiles of proton pump inhibitors [J]. Clin Pharmacokinet, 2010, 49(8):509-533.

[9] Kang B C, Yang C Q, Cho H K, et al. Influence of fluconazole on the pharmacokinetics of omeprazole in healthy volunteers [J]. Biopharm Drug

Dispos Mar, 2002, 23(2):77-81.

[10] Lopez J L. Voriconazole-induced hepatitis via simvastatin-and lansoprazole-mediated drug interactions: a case report and review of the literature [J]. Drug Metab Dispos Jan, 2016, 44(1):124-126.

点评一　临床药师

  PPI与抗真菌药在吸收、代谢方面存在相互作用,当两者合用时是否需要调整给药方案是本病例的重点。

  伊曲康唑作为弱碱性药物,其吸收依赖于胃酸分泌,而艾司奥美拉唑可抑制胃酸分泌和释放致使胃酸量显著下降,可使伊曲康唑在体内的吸收减少,导致其体内的血药浓度下降而影响疗效。当两者合用时无须调整给药方案,最佳可先口服伊曲康唑,2h后再用艾司奥美拉唑,这样伊曲康唑口服液和其他的抗真菌药在吸收方面就不受PPI的影响。但是两者作为CYP450酶的作用底物和抑制剂,在代谢方面存在一定的相互作用。当两者合用时,是否需要调整给药方案,需根据两者对CYP450酶的抑制程度来决定。

（陈　超）

点评二　临床医师

  作为临床一线医师,我们可能知道更多的是每一种药物单独的作用和适应证,而面对药物联合使用时,对其可能出现的相互影响并不熟悉或者并不重视。

  对于本文中的情况,医师基本不会向患者特别交代服用PPI和伊曲康唑胶囊需要注意间隔一定时间。造成的后果可能就是之后的随访发现肺部的感染病灶治疗效果不佳,临床医师想到的是更换药物,殊不知是PPI使伊曲康唑胶囊在体内的吸收减少,从而影响了治疗效果。这时候就凸显出临床药师的重要性,从他们的专业角度分析问题并解决问题,为患者制订更好的治疗方案,可以达到更好的治疗效果。

（胡莉娟）

病例8 肺栓塞合并肺曲霉病，抗凝、抗曲霉如何抉择

关键词 华法林；INR；相互作用；临床药师

一、病例介绍

患者，男，64岁，身高170 cm，体重70 kg。10 d前无明显诱因下出现咳嗽、咳痰，为白色黏液样痰，伴有发热，体温最高39℃左右，伴胸闷、气急，活动后加重，休息后可稍有缓解。外院胸部CT检查示两肺感染性病变。外院予头孢哌酮、阿奇霉素抗感染，甲强龙抗炎等治疗后症状无改善，复查胸部CT检查示两肺病灶进展。患者遂至我院急诊就诊。动脉血气分析（不吸氧）：pH 7.43，$PaCO_2$ 33.70 mmHg，PaO_2 54.10 mmHg，SaO_2 91.3%。胸部CT平扫示两肺炎症（两下肺为著），左侧少量胸腔积液。鉴于患者D-二聚体9.62 mg/L，进一步行肺动脉CTA检查示两肺动脉栓塞。急诊予以美罗培南、左氧氟沙星抗感染，低分子肝素抗凝等治疗，患者仍有咳嗽、咳痰、气急等不适。遂为进一步诊治而被收入呼吸科病房。

既往高血压病史10余年，规律口服"硝苯地平、复方利血平"，血压控制尚可；有糖尿病史，不规律口服二甲双胍，血糖控制不佳。

体格检查：T 36.8℃，P 92次/分，R 18次/分，BP 92/73 mmHg。神清，精神尚可。双下肺可闻及少许湿啰音。心律齐，未闻及杂音。腹软，无压痛，双下肢无水肿。

诊断：肺动脉栓塞；呼吸衰竭；肺部感染；2型糖尿病；高血压。

入院后予以美罗培南1 g，ivgtt，q8 h联合莫西沙星0.4 g，ivgtt，qd抗感染，甲泼尼龙40 mg，iv，qd抗炎，那屈肝素钙7175 U，ih，q12 h抗凝，兰索拉唑30 mg，ivgtt，qd抑酸以及其他对症支持治疗。入院行痰培养示黄曲霉1＋，随访胸部CT检查示两肺多发感染性病变，较前进展。临床诊断肺曲霉病，遂加用伏立康唑0.2 g，ivgtt，q12 h抗真菌治疗。同时，加用华法林2.5 mg，po，qd，桥接那屈肝素钙抗凝治疗。华法林治疗第7日，测INR值为3.17。

二、主要问题

（1）患者目前 INR 值偏高的原因可能是什么？

（2）下一步治疗方案应如何调整？

三、分析与建议

（一）患者目前 INR 值偏高的原因可能是什么

INR 是华法林抗凝强度的评价指标，当 INR 值在 2.0～3.0 时出血与血栓栓塞的危险均最低。该患者目前 INR 值 3.17，出血风险增加。那么，该患者 INR 值升高的原因是什么？根据《华法林抗凝治疗的中国专家共识》，各种疾病状态、饮食、药物均可影响华法林的 INR。①疾病因素：低蛋白血症、营养不良、肝肾功能异常、发热、呕吐/腹泻、甲亢、化疗、心力衰竭等都可能影响华法林的抗凝作用。患者入院时肝酶升高，予以还原型谷胱甘肽保肝治疗后，肝酶恢复正常。同时，患者住院期间体温一直稳定在 36.2～37.0℃，期间无呕吐、腹泻等症状，肌酐正常，故可排除肝肾功能异常、发热、呕吐/腹泻等对华法林的影响。患者入院第 1～20 日，白蛋白偏低（20～30g/L）。低蛋白血症时，药物与血浆蛋白结合率下降，致使血中游离药物浓度增加。因此，当应用蛋白结合率高的药物时，由于游离型药物浓度增加，易发生不良反应。华法林的蛋白结合率达 98%～99%，理论上，低蛋白血症时华法林的血药浓度增加，致使抗凝作用增强。Tincani 研究证实低蛋白血症时，华法林蛋白结合率降低，游离华法林浓度增加，可增加出血风险。2015 年，《英国华法林治疗指南》中指出，对于低蛋白血症、营养不良、心力衰竭的患者，华法林的剂量应适当降低。②饮食因素：除了常见的富含维生素 K 的绿茶、绿叶蔬菜等可以导致华法林的药效降低，有些水果如葡萄柚、芒果、木瓜等可以导致服药期间 INR 值升高。患者在治疗期间并未发生明显的饮食习惯的改变。近期也没有食用可以影响华法林代谢的水果及果汁。因此，我们基本排除饮食因素导致的 INR 值异常升高。③药物因素：首先，伏立康唑主要经 CYP2C19、CYP2C9、CYP3A4 代谢，且伏立康唑是 CYP2C19 强抑制剂、CYP3A4 弱抑制剂、CYP2C9 中效抑制剂，药物说明书中明确指出伏立康唑与华法林合用时，可使凝血酶原时间显著延长，当两者合用时需密切监测凝血功能，必要时调整抗凝药物的剂量。目前，也有临床研究证实，当伏立康唑与华法林合用时，可使 INR 值升高并增加出血风险。

如果必须要合用,需密切监测凝血指标,并调整华法林的剂量。另外,兰索拉唑主要经CYP3A4、CYP2C19代谢,且是CYP2C19的强抑制剂。研究发现,兰索拉唑与华法林之间的相互作用是导致华法林INR值升高的一个独立影响因素,应尽量避免两者联合使用,若联用时需要监测INR,而雷贝拉唑则可以安全地与华法林合用。然而,一项临床试验表明,兰索拉唑和泮托拉唑在健康志愿者中不影响华法林的药动学和药效学。近期一些大样本、随访期较长的回顾性研究认为,质子泵抑制剂并不增加华法林的抗凝作用、INR值和出血风险,不需要监测和调整华法林剂量。总之,各研究对兰索拉唑、奥美拉唑、埃索美拉唑与华法林的相互作用是否具有临床意义仍存在争议,但华法林与泮托拉唑、雷贝拉唑联用相对较安全,但基于安全性考虑,将兰索拉唑改为对华法林影响较小的雷贝拉唑。

综上,低蛋白血症、注射用兰索拉唑、注射用伏立康唑均可增强华法林的抗凝强度,该患者INR异常升高可能与它们有关。

（二）下一步治疗方案应如何调整

该患者的低蛋白血症可随着病情缓解和补充白蛋白而逐渐纠正。兰索拉唑可更换为与华法林相互作用较小的雷贝拉唑,而对华法林药效影响较大的伏立康唑是否能用其他的抗真菌药替代？如果不能替代,下一步应如何调整抗凝方案？药师对此作了进一步分析。对于肺曲霉病,《热病》推荐伏立康唑为首选的治疗方案,其替代药物有两性霉素B、泊沙康唑、艾沙康唑及伊曲康唑,但伏立康唑的有效性和安全性均优于其他替代药物,只有对于因严重反应而无法耐受伏立康唑的患者,可选择两性霉素B脂类制剂、艾沙康唑等作为替代治疗方案。棘白菌素类通常不作为单药初始治疗,而是在联用另一种抗真菌药的情况下,作为补救性治疗,不应将棘白菌素类用于侵袭性曲霉病的初始单药治疗。基于有效性和安全性分析,建议该患者继续使用伏立康唑抗真菌治疗。

那么,是否需要将华法林更换为其他抗凝药物呢？研究显示,新型口服抗凝药在减少深静脉血栓(deep venous thrombosis,VTE)复发方面与华法林相当,治疗VTE的疗效不劣于甚至优于标准的肝素桥接华法林方案,且出血风险低于华法林。美国《静脉血栓栓塞指南》指出,对于非肿瘤相关的DVT或肺部出血栓塞(PTE)患者,推荐应用新型口服抗凝药,如达比加群、利伐沙班、阿哌沙班及依度沙班,优于维生素K拮抗剂;若不使用新型口服抗凝药物则建议应用维生素 K 拮抗剂（如华法林）。但作为新型口服抗凝药，利伐沙班、阿哌沙班是 CYP3A4 和 P-gp 抑制剂，可影响经 CYP3A4 代谢的药物，其说明书中不推荐与伏立康唑合用；达比加群有 85% 经肾脏排泄，是 P-gp 的底物，不经 CYP450 酶代谢，与伏立康唑之间无相互作用，但达比加群的价格相比华法林较贵，且给药剂量不可根据实验室指标进一步调整。基于安全性和经济性考虑，达比加群可作为华法林的替代药物。该患者暂时继续予以华法林抗凝治疗，根据 INR 调整给药剂量。而该患者的华法林给药剂量应如何调整？《华法林抗凝治疗中国专家共识》中指出，需根据 INR 值升高的程度和患者出血风险来调整华法林的给药方案。当 INR>3.0～4.5，且无出血并发症时，可适当降低华法林的剂量（5%～20%），1～2d 后复查 INR。该患者目前 INR 值为 3.17 且无出血并发症，综合患者病情，将华法林由 1.875 mg 减量至 1.25 mg。入院第 23日，INR 降至 2.93，后期 INR 一直稳定在 2～3。

四、随访与结果

该患者华法林钠片剂量调整为 1.25 mg，po，qd，INR 值一直稳定在 2～3。出院后复查出凝血功能示 INR 维持在正常范围内，具体出凝血功能如表 8-1 所示。

表 8-1 患者出院后出凝血功能水平

随访日期	INR	PT/s	APTT/s
2019-04-18	1.84	21.60	49.00
2019-04-22	1.78	20.80	38.60
2019-04-29	2.27	26.80	52.20
2019-05-04	2.48	29.30	59.90
2019-05-09	2.48	29.30	45.50

2019 年 5 月 15 日再次入院时，凝血功能示 PT 21.2 s，INR 1.96，APTT 35.4 s；血常规、血生化、尿常规、粪常规检查指标均未见异常；胸部 CT 检查示两肺感染伴部分间质性改变，总体较 2019 年 4 月 11 日好转，纵隔多发肿大淋巴结，左侧有微量胸腔积液。

五、总结与体会

华法林治疗期间,疾病、饮食、药物均可能影响其抗凝强度,抗凝过度则会出血,抗凝不足则形成血栓。当华法林治疗过程中出现 INR 值异常升高应如何处理,需从疾病、饮食及药物全方位分析其 INR 值异常升高的原因。当抗凝与抗真菌药物之间存在治疗矛盾时,应结合患者自身情况,从药物的有效性、安全性和经济性综合评估分析后,为临床医师提供有针对性的药学建议。

（卢克鹏）

参考文献

[1] 中华医学会心血管病学分会.华法林抗凝治疗的中国专家共识 [J] . 中华内科杂志, 2013, 52(1):76 - 82.

[2] Tincani E, Mazzali F, Morini L. Hypoalbuminemia as a risk factor for overanticoagulation [J] . The Am J Med, 2002, 112:247 - 248.

[3] Hiroki Y, Yasushi H, Ikuko Y, et al. Comparison of the effects of azole antifungal agents on the anticoagulant activity of warfarin [J] . Biol Pharm Bull, 2014, 37(12):1990 - 1993.

[4] Moffett B S, Ung M, Bomgaars L. Risk factors for elevated INR values during warfarin therapy in hospitalized pediatric patients [J] . Pediatr Blood Cancer, 2012, 58(6):941 - 944.

[5] Braeckman R A, Winters E P, Cohen A. et al. Lack of effect of lansoprazole on warfarin pharmacokinetics and anticoagulation effect in healthy subjects [J] . Pharmacol Res, 1991, 8(Suppl 10):S295.

[6] Shirayama T, Shiraishi H, Kuroyanagi A, et al. Interaction between warfarin and proton pump inhibitors [J] . Int J Clin Med, 2014, 5(14):836 - 843.

[7] Nagata N, Niikura R, Aoki T, et al. Effect of proton pump inhibitors on the risk of lower gastrointestinal bleeding associated with NSAIDs, aspirin, clopidogrel, and warfarin [J] . J Gastroenterol, 2015:1 - 8.

[8] Castellucci L A, Cameron C, Le Gal G, et al. Efficacy and safety outcomes of oral anticoagulants and antiplatelet drugs in the secondary prevention of venous thromboembolism: systematic review and network meta-analysis [J] . BMJ, 2013, 347:f 5133.

[9] Sobieraj D M, Coleman C I, Pasupuleti V, et al. Comparative efficacy and safety of anticoagulants and aspirin for extended treatment of venous

thromboembolism: a network meta-analysis [J]. Thromb Res, 2015, 135(5): 888-896.

[10] Kearon C, Akl E A, Ornelas J, et al. Antithrombotic therapy for VTE disease: CHEST guideline and expert panel report [J]. Chest, 2016, 149(2):315-352.

点评一　临床药师

华法林作为钢丝上的舞者,治疗窗窄、个体差异大,过量应用可能出血,少量应用可能发生血栓,且在治疗过程中影响其疗效因素很多。那么,在治疗过程中一旦出现 INR 值升高,我们应该如何全方位地去寻找 INR 值异常的原因,当面对药物治疗矛盾时,应该如何合理地解决该矛盾则是本病例重点。

INR 值异常升高,谁之过? 临床药师分别从患者的疾病状态、饮食、药物三方面分析可能导致该患者 INR 值升高的原因,经过综合评估,最终认为引起该患者华法林抗凝强度增加的因素有低蛋白血症、伏立康唑及兰索拉唑。低蛋白血症可随着病情缓解和补充白蛋白而逐渐纠正,兰索拉唑可更换为相互作用较小的雷贝拉唑,而对华法林药效影响较大的伏立康唑能否用其他的抗真菌药物替代? 如果不能替代,应如何调整抗凝方案?

当抗真菌药与抗凝药之间存在治疗矛盾时应该怎么办? 伏立康唑作为肺曲霉病的首选药物,其有效性和安全性均优于其他替代药物。新型口服抗凝药治疗 VTE 的疗效优于华法林,且出血风险较低,可作为非肿瘤 VTE 患者的首选药物,但其与伏立康唑联用时安全性不能保证,且价格相比华法林较贵,给药剂量不能根据实验室指标进行动态调整。基于有效性、安全性、经济性进行综合分析评估,最后建议华法林剂量由 2.5 mg, qd 调整为 1.25 mg, qd,密切监测 INR。

(郑婷婷)

点评二　临床医师

在重症感染的患者中,合并肺栓塞的情况非常常见,需要使用抗凝药物。华法林是常用的口服抗凝药物,价格便宜,但影响因素众多,需要动态随访

INR,对剂量随时进行微调。其他新型的口服抗凝药物,价格昂贵,没有具体实验室指标可以作为药物剂量调整的依据。对于合并用药较多的患者,在药物选择方面需要进行综合分析各种因素。本患者在抗感染方面优选伏立康唑,所以选择抗凝药物的时候选择与伏立康唑相互作用小的、有监测指标的、剂量可以灵活调整的药物。当临床医师遇到类似的病例,需要进行药物的选择时,可以积极向临床药师寻求帮助,选择最有利的药物。

（胡莉娟）

病例9　POEMS 综合征遭遇肺结核、肺隐球菌感染,该如何治疗

关键词　氟康唑,利福平,相互作用,不良反应

一、病史摘要

患者,男,68 岁,身高 175 cm,体重 74 kg。

患者 1 周前无明显诱因出现发热,体温最高 39℃,伴咳嗽咳痰,痰为白色、量少,同时伴头晕乏力肌肉酸痛,稍有胸闷,无咽痛、流涕、鼻塞等,至当地医院门诊就诊。胸部 CT 检查提示"右肺炎症"。临床考虑肺部感染,先后给予左氧氟沙星、头孢他啶治疗,疗效不佳。遂于 2018 年 9 月 22 日以"肺部感染"被收治入院。

既往史:患者行走不稳,并双足踝关节不能控制性下垂 2 年,确诊周围神经病(POEMS 综合征)5 个月,规律口服泼尼松(强的松)(40 mg, qd)治疗。高血压病史 20 年,规律口服非洛地平缓释片(5 mg, qd),血压控制尚可,最高血压 140/100 mmHg。否认既往药物不良反应史和过敏史。

体格检查:T 36.8℃,P 99 次/分,R 20 次/分,BP 110/78 mmHg。神清,精神一般,气平。口唇无发绀,伸舌居中,气管居中。双侧胸廓对称,右下肺可闻及湿啰音。腹平软,无压痛、反跳痛,肝脾肋下未及,双下肢轻度凹陷性水肿。

实验室检查:

血常规:Hb 143 g/L,WBC 11.72×10⁹/L,N%67.8%,PLT 169×10⁹/L;

CRP:34.84 mg/L;

降钙素原:0.07 ng/mL;

凝血功能:D-二聚体:1.37 mg/L;

肺炎支原体血清试验、甲型流感病毒抗原、血细菌及真菌培养、结核感染 T 细胞斑点试验(T-spot. TB)均阴性;

痰细菌、真菌培养(-);

痰找抗酸杆菌(-)。

心电图检查:窦性心律,T 波改变。

胸部 CT 检查:两肺散在炎性渗出及实变影,纵隔部分淋巴结肿大,两侧胸膜稍有增厚。

入院后,先后给予阿莫西林/克拉维酸钾、左氧氟沙星、比阿培南、头孢吡肟、头孢哌酮/舒巴坦等抗感染治疗,效果不佳。结合患者反复发热,胸部 CT 检查显示类似结核表现,考虑不能除外结核,予以诊断性抗结核治疗,方案为利福平(600 mg,po,qd)、异烟肼(300 mg,po,qd)、乙胺丁醇(750 mg,po,qd)及吡嗪酰胺(500 mg,po,tid)。查隐球菌荚膜抗原定性检测阳性、乳胶凝集试验滴度 1∶80,提示存在肺隐球菌感染。遂修正诊断为:肺结核? 肺隐球菌病;周围神经病(POEMS 综合征)。并增加氟康唑(400 mg,po,qd)抗隐球菌治疗,治疗 1 周后患者症状改善,予以出院。出院后继续上述药物治疗:利福平(600 mg,po,qd)、异烟肼(300 mg,po,qd)、乙胺丁醇(750 mg,po,qd)、吡嗪酰胺(500 mg,po,tid)、氟康唑(400 mg,po,qd)、泼尼松(强的松)(40 mg,po,qd)。

二、主要问题

(1) 抗结核药合并抗真菌药可能有什么相互作用? 如何处理?

(2) 该患者出院带药的用药监护有哪些注意事项?

三、分析与建议

(一)抗结核药合并抗真菌药可能有什么相互作用,如何处理

抗结核药、抗真菌药之间的相互作用比较复杂。在此主要考虑利福霉素衍生物和唑类抗真菌药之间的相互作用,两者之间对血药浓度的影响较为显著,导致疗效改变和不良反应增加。

唑类广谱抗真菌药通过抑制真菌细胞 P450 酶来降低麦角固醇的合成,造成真菌细胞膜的缺损,通透性增加,从而抑制真菌的繁殖和生长。氟康唑是 CYP2C19 和 2C9 的强效抑制剂,是 CYP3A4 的中效抑制剂。利福平经自身诱导微粒体氧化酶的作用而迅速去乙酰化成为具有抗菌活性的代谢物去乙酰利福平,水解后形成无活性的代谢物由尿排出。可见,其代谢并不受氟康唑影响,故利福平的剂量不需要调整。

利福平可诱导 CYP2C19、2C9、CYP3A4 等,其中对 CYP3A4 诱导作用最强。三唑类抗真菌药物中伊曲康唑、伏立康唑等主要以 CYP450 酶系代谢(如 CYP3A4、CYP2C19 等),利福平可显著降低其血药浓度。而氟康唑主要经肾排泄(91%左右),因此利福平对氟康唑血药浓度影响较小,但也有可能会影响治疗效果,可监测氟康唑血药浓度。综合上述分析及患者病情,在本例患者无法进行氟康唑血药浓度的情况下,药师建议两药分开服用,间隔 12 h。

(二)该患者出院带药的用药监护有哪些注意事项

患者同时服用多种药物出院后的随访和用药监护十分重要。用药监护的重点除了疗效,还需要关注药物相互作用、不良反应。

1. **长期服用激素的用药监护** 患者泼尼松(强的松)的用量逐步递减,2018 年 11 月 6 日出院后继续应用泼尼松(强的松)40 mg, po, qd,并门诊随访,逐渐降低泼尼松(强的松)剂量,2 个月后将降至 5 mg/d。药师指导用药注意点:泼尼松(强的松)服用时间建议为上午 9 点一次顿服口服,如此以减少对肾上腺皮质抑制的不良反应;为预防激素引起的消化道溃疡,应清晨顿服质子泵抑制剂兰索拉唑;为避免激素引起的缺钙、骨质疏松,应晚饭后碳酸钙 D₃ 片;使用激素期间,每日监测血压,定期监测血糖、血电解质,及时发现使用激素可能引起的不良反应,如高血压、高血糖及低钾血症等。

2. **抗结核药的用药监护** 抗结核治疗需较长程的联合化疗,应遵循"早期、联合、适量、规律和全程"的原则。用药监护的关键点是提高患者的依从性,同时关注药物可能发生的不良反应,定期随访监测相关指标。保证患者在治疗过程中坚持规律用药、完成规定疗程是肺结核治疗能否成功的关键。本例患者使用一线抗结核方案(强化期 4 药联合:异烟肼、利福平、乙胺丁醇、吡嗪酰胺),用药过程应关注患者用药依从性,同时关注这些药物可能发生的不良反应,如:利福平引起的皮疹、恶心;异烟肼引起的周围神经症状;乙胺丁醇引起的视神经炎;利福平、异烟肼、吡嗪酰胺都可能引起肝功能异常。同时吡嗪酰胺还可引起的血尿酸升高,应定期监测患者的肝肾功能,一旦出现肝功能异常或血尿酸升高,及时就诊调整治疗方案;检查视力和共济运动能力变化,如发生视力变化及中枢、周围神经症状,应及时就诊,可补充维生素 B₆。

3. 抗真菌药的用药监护　氟康唑不良反应主要有 QT 间期延长、高胆固醇血症、高三酰甘油血症、低钾血症、肾功能异常、转移酶升高、肝炎、胆汁淤积、皮疹及荨麻疹等。用药过程要定期监测肝肾功能、血脂及电解质等指标。同时氟康唑是 CYP2C19 和 2C9 的强效抑制剂,是 CYP3A4 的中效抑制剂,会使许多通过 CYP 代谢的其他药物的血药浓度和毒性增加,包括 HIV 蛋白酶抑制剂、钙通道阻滞剂等。患者因高血压长期服用钙离子通道阻滞剂非洛地平缓释片,需要密切监测血压,必要时调整剂量。

四、随访与结果

抗结核治疗是一个长期的过程,需要患者理解并配合治疗。患者抗结核治疗过程中出现不能耐受的不良反应时,需要医师及时调整方案,药师跟进用药指导。该患者抗结核治疗过程中出现较多不良反应,如尿酸升高、视力下降等,用药期间调整方案如下。

1. 停吡嗪酰胺　2018 年 12 月 5 日患者尿酸 987μmol/L(参考值 142～416μmol/L),分析原因:吡嗪酰胺的代谢产物吡嗪酸可促进肾小管对尿酸的重吸收,抑制尿酸排泄而致高尿酸血症。考虑患者尿酸升高与吡嗪酰胺有关,停用该药。停药后尿酸逐渐降低,2018 年 12 月 19 日随访尿酸 617μmol/L,后下降至正常。

2. 停乙胺丁醇　2018 年 12 月 4 日患者单侧视力下降,双眼干涩异物感 1个月,偶有眼灼热感,眼分泌物少。分析原因:乙胺丁醇视神经病变是接受乙胺丁醇治疗患者的主要眼部不良事件。乙胺丁醇常见视神经损害,如球后视神经炎、视神经中心纤维损害。其发生率与剂量、疗程有关。表现为视物模糊、眼痛、红绿色盲或视力减退、视野缩小。上述反应早期发现并及时停药,则可于数周或数月内自行消失,永久性视觉功能丧失极少发生。患者停用乙胺丁醇后不良反应症状好转。

患者隐球菌治疗和抗结核治疗达到半年以后,胸部显示 CT 片病变吸收良好,停止抗结核、抗真菌治疗。血压控制良好,继续服用非洛地平缓释片。患者周围神经病(POEMS 综合征)继续用泼尼松(强的松)维持治疗。目前病情稳定,神经内科随访治疗。

五、总结与体会

免疫力低下患者合并感染,患者处于特殊状态,且药物服用种类多,相互作用和不良反应难以避免。临床药师通过用药指导,提高患者的依从性,帮助患者更好的执行治疗方案,如:抗结核药分次改为顿服;氟康唑与利福平相隔12 h用药;血尿酸高停用吡嗪酰胺;视力障碍停乙胺丁醇等。患者用药多,疗程长,药师在治疗过程中发挥着积极作用。

（杨其莲）

参考文献

[1] 赵波,张庆,康静,等.1例结核合并隐球菌性肺炎患者的药学监护 [J].中国医院用药评价与分析, 2013, 13(9):860 - 862.

[2] 杨立红,王虎军.抗真菌药物应用中需注意的问题 [J].中国社区医师, 2007 (4):17 - 18.

[3] 中华医学会结核病学分会.肺结核诊断和治疗指南 [J].中华结核和呼吸杂志,2001(2):5 - 9.

[4] 胡钟,张华,朱文莉,等.氟康唑致不良反应文献分析 [J].中国药业, 2018, 27(7):79 - 82.

[5] 郑兰,汪洁,钟辉,等.吡嗪酰胺抗结核治疗前后血尿酸水平变化的相关性研究 [J].临床合理用药杂志, 2012, 5(8):1 - 3.

[6] Fraunfelder FW, Sadun AA, Wood T. Update on ethambutol optic neuropathy [J]. Expert Opinion on Drug Safety, 2006, 5(5):615 - 618.

[7] 刘其会,张文宏.抗结核药物药动学/药效学研究进展 [J].中国感染与化疗杂志, 2016, 16(5):662 - 666.

点评一 **临床药师**

临床药师对于复杂病情的患者个体化给药指导很重要,可以体现药师的价值。在患者用药前,要警惕可能发生的药物相互作用和不良反应,使药学监护做到有的放矢。时辰药理学也是临床药师需要掌握的一门学问。它依据生物学上的时间特性,研究药物作用的时间函数规律(包括药理效应,药物代谢动力学和机体敏感度等依时间不同而发生变化的规律）来选择合适的用药时机，以达到最小剂量、最佳疗效、最小毒性，提高患者的用药效果。比如泼尼松（强的松）上午9点口服，可以减少对下丘脑-垂体-肾上腺皮质系统的反馈抑制而导致肾上腺皮质功能下降。有条件者可以进一步开展异烟肼的基因检测、氟康唑的血药浓度监测，做到更加精准的个体化给药方案制订。

（许　青）

点评二　临床医师

患者因多系统疾病就诊多个科室：神经内科治疗 POEMS 综合征；呼吸内科治疗结核、隐球菌感染；心内科治疗高血压。患者服用药物来自多位不同专科医师的处方，专科医师更多关注于本专业领域疾病的治疗效果和不良反应，而临床药师可以记录并分析患者所有使用药品，分析其是否存在药物相互作用而影响药物的疗效，思考可以采取哪些方法来避免和减少这些相互作用（调整用药时间、更换治疗方案、重整医嘱及用药指导等）。此时，临床药师可以发挥积极的作用协助医师的用药，通过用药指导，减少药物相互作用、不良反应，增加患者的依从性，提高疗效。

（叶　伶）

病例 10　肿瘤合并结核，应重视 TKI 与利福平的相互作用

关键词　酪氨酸激酶抑制剂，利福平，相互作用，潜伏性结核

一、病史摘要

（一）病例 1

患儿，男，10岁，体重 22.5 kg。

因"急性淋巴细胞白血病移植后8个月余,血尿一天"入院。患儿于2014年确诊为急性淋巴细胞白血病(ALL)。曾予 VDLP 方案(长春新碱＋柔红霉素＋左旋门冬酰胺酶＋泼尼松)、VDMP 方案(长春新碱＋柔红霉素＋米托蒽醌＋泼尼松)、口服伊马替尼、达沙替尼等治疗。8个月前,行造血干细胞移植(hematopoietic stem cell transplantation,HSCT)。因患者移植前融合基因检查 BCR-ABL 阳性,因此移植后给予达沙替尼 50 mg,qd 维持治疗,已8个月余。骨髓增殖正常,一般情况可。1 d 前患儿出现茶色尿,含血凝块,无尿频、尿急、尿痛,无发热、畏寒,无咳嗽、咳痰、流涕,无呕吐、腹泻,遂至我院就诊。以"①急性淋巴细胞白血病移植后;②出血性膀胱炎"收入院。

体格检查:T 36.5 ℃,P 110 次/分,R 20 次/分,BP 110/50 mmHg,Wt 22.5 kg。神志清,精神可,营养欠佳,全身皮肤无出血点。双肺未闻及干湿啰音,心音有力,律齐,未闻及杂音。腹软,肝脾肋下未及,未触及异常包块,四肢活动自如。

患儿入院后出现体温波动,热型不规则。自述正常饮食,未再出现血尿。相关检查示结核感染 γ－干扰素释放试验(interferon-gamma release assays,IGRAs)阳性,肺泡灌洗液二代测序(NGS)检出 BK 病毒、巨细胞病毒(CMV)和细环病毒。外周血 CMV-DNA 定量为 $5.0×10^2$/mL。感染专科及血液专科讨论认为:患儿 IGRAs 阳性,胸部 CT 片未见明显病灶,活动性结核依据不足,潜伏性结核(latent tuberculosis infection,LTBI)可能,结合本病为急性淋巴细胞白血病移植后8个月余,予综合预防即可。建议:异烟肼片,1 次/日,每次0.2 g;利福平胶囊 1 次/日,每次 0.3 g;每周复查肝肾功能及血常规。酪氨酸激酶抑制剂尽可能坚持服用至 HSCT 后 1 年。诊断考虑:急性淋巴细胞白血病HSCT 后;LTBI? 移植物抗宿主病。

（二）病例 2

患者,男性,56 岁,身高 170 cm,体重 70 kg。

因"确诊左上肺腺癌 3 年余,拟再次化疗"于 2019 年 4 月入院。3 年前患者因左上肺腺癌行"左上肺叶切除＋左下肺楔形切除＋淋巴结清扫术",术前行 2次 PP 方案新辅助化疗。术后病理学检查提示浸润性腺癌,表皮生长因子受体(epidermal growth factor receptor,EGFR)基因第 19 外显子存在缺失突变。术后行 3 次 PP 方案化疗,随后口服盐酸埃克替尼片近 2 年,后因病情进展改为奥希替尼片(80 mg,po,qd)治疗。奥希替尼治疗 6 个月余,外院复查胸部 CT 片示：左肺术后，左下肺感染，两肺上叶多发结节灶。查结核感染 T 细胞斑点试验（T-spot. TB）示：A 抗原 38，B 抗原 42。结合患者既往有肺结核病史，当地医院考虑 LTBI。给予异烟肼（0.3 g，po，qd）联合利福平（0.45 g，po，qd）治疗至今已 5 月余。同时，患者行外周超声支气管镜检查。经支气管镜肺活检（transbronchial lung biopsy，TBLB）病理学检查示小细胞恶性肿瘤，结合酶标考虑小细胞神经内分泌癌，仍见 *EGFR* 基因第 19 外显子存在缺失突变。于 2018 年 12 月开始行 EC 方案（依托泊苷，0.17 g，d1－3＋卡铂 390 mg，ivgtt，d1）化疗，同时继续口服奥希替尼。

患者 40 年前有肺结核病史，治疗不详。高血压病史 4 年，口服厄贝沙坦（75 mg，qd）＋酒石酸美托洛尔片（47.5 mg，qd），血压控制可。脂肪肝 2 年余。吸烟史：800 支/年，已戒烟 3 年。

体格检查：T 36.5℃，P 98 次/分，R 20 次/分，BP 130/83 mmHg。神清，气平，双肺听诊呼吸音清，未闻及干湿啰音。心律齐，腹软，无压痛，双下肢无水肿。

入院诊断：①原发性支气管肺癌［左下肺复合性小细胞肺癌，rT4N3M1c（对侧肺、左胸膜、心包膜、膈肌、骨），ⅣB 期，EGFR 19del，PS 0 分］；②肺恶性肿瘤术后（综合治疗后）；③高血压病。

入院后完善相关检查，血常规、尿常规、粪常规检查正常，肝功能、肾功能无明显异常。肿瘤标志物示：proGRP 2 697.0 pg/mL，AFP 1.9 ng/mL，CEA 33.6 ng/mL，CA199 52.1 U/mL，NSE 83.4 ng/mL，CYFRA211 2.3 ng/mL，SCC 1.0 ng/mL。胸部 CT 片示：左上肺 MT 术后改变，左侧胸膜、心包、两肺转移灶较前相仿；左下肺慢性炎症较前稍好转；左肺门、纵隔淋巴结稍肿大。头颅 MRI 片示脑内未见转移灶。核素骨扫描示全身多处骨转移。排除相关禁忌，拟行第 4 周期 EC 方案化疗。

二、主要问题

肿瘤合并 LTBI，抗结核治疗有何不同？

三、分析与建议

达沙替尼和奥希替尼都属于酪氨酸激酶抑制剂（tyrosine kinase inhibitor，TKI）。达沙替尼主要用于治疗对甲磺酸伊马替尼耐药，或不耐受的费城染色体阳性(Ph＋)慢性髓细胞白血病慢性期、加速期和急变期(急粒变和急淋变)成年患者。奥希替尼主要适用于既往经表皮生长因子受体-酪氨酸激酶抑制剂(EGFR-TKI)治疗时或治疗后出现疾病进展,并且经检测确认存在 EGFR T790M 突变阳性的局部晚期或转移性非小细胞性肺癌(non-small cell lung cancer,NSCLC)成人患者的治疗。

达沙替尼和奥希替尼在体内主要经肝药酶 CYP3A4 代谢,奥希替尼同时也是 P-糖蛋白的底物,CYP3A4 和 P-糖蛋白的抑制剂或诱导剂可升高或降低两者的血药浓度。抗结核药利福平主要经肝脏代谢,并且对肝药酶 CYP3A4、2B6、2C9、2C19 及 P-糖蛋白存在诱导作用,其中对 3A4 诱导作用最强,为 CYP3A4 的强诱导剂。当利福平与达沙替尼或奥希替尼联用时,利福平会加快达沙替尼或奥希替尼的代谢,降低两药的血药浓度,从而降低达沙替尼或奥希替尼的疗效。在服用达沙替尼期间,每晚给予 600 mg 的利福平 8 d 后,达沙替尼的 C_{max} 和 AUC 分别降低了 81% 和 82%,因此不推荐 CYP3A4 强诱导剂与达沙替尼同时使用,若必须同时使用两药,则需增加达沙替尼的给药剂量。但目前并未有明确的剂量建议。同样,奥希替尼的药动学研究发现,合并服用利福平(600 mg,po,qd,共 21 d)会使奥希替尼稳态后 C_{max} 和 AUC 分别下降约 73%、78%,当利福平停药 3 周后,CYP3A4 的诱导作用减弱,停药 4 周后,奥希替尼的 C_{max} 和 AUC 可恢复到利福平给药前的相近水平。因此,临床使用过程中,应尽量避免奥希替尼与 CYP3A 的强诱导剂如利福平、卡马西平等合用。若因治疗所需难以避免时,可以在患者身体耐受的情况下增加奥希替尼的剂量至每日 160 mg,并密切监测药物的不良反应,停止服用 CYP3A4 的强诱导剂后 3 周,奥希替尼的剂量可恢复至每日 80 mg。

病例 1 为复发急性淋巴细胞白血病后行造血干细胞移植的患儿,移植后呈现感染表现而入院。患儿 *BCR-ABL* 融合基因阳性。根据现有资料对于该类患者建议移植后使用 TKI 1 年,可减少复发的风险。本例患儿使用伊马替尼后复发,移植后改为达沙替尼。从分子机制看达沙替尼有更强的 ABL 活性抑制作用,并且对 Src 等酪氨酸激酶也有广泛的抑制作用,对部分伊马替尼抵抗的突变 *ABL*1 仍然有抑制作用。根据 CCLG 协作组的方案要求及文献报道对于这样的复发风险高的患者应严格控制达沙替尼使用至移植后 1 年,外院会诊建议也是基于此。患者移植后已使用达沙替尼 8 个月,尚不满 1 年,有继续使用的指征。病例 2 患者入院诊断为左下肺复合性小细胞肺癌,*EGFR* 基因第 19

外显子存在缺失突变。2018年2月外院胸部CT片示病情进展,开始服用奥希替尼至今。目前,患者基因检测*EGFR*阳性,奥希替尼存在继续使用的指征。

LTBI是机体对结核分枝杆菌抗原刺激产生的持久性的免疫反应,临床上没有任何活动性结核的征象。目前,尚无合适的工具进行LTBI感染的测量。对于LTBI患者,如果使用糖皮质激素、免疫抑制剂、生物制剂和接受放化疗等造成免疫功能低下的治疗手段,则可能会导致LTBI的再活动,且在此条件下感染常进展迅速,后果严重。因此,在免疫抑制人群尽早诊断LTBI感染十分重要。目前,临床上用于结核感染的实验常用的有传统的结核菌素皮肤试验、γ-干扰素释放分析试验(IGRA)、TB DNA定量。目前,有条件开展TB DNA定量检查的机构很有限,结核菌素皮肤试验对于免疫缺陷人群应用存在一定的局限性,不作为优先选择。IGRA是目前较常用于LTBI的诊断。对于血液系统疾病或恶性肿瘤化疗患者,包括造血干细胞移植者或实体器官移植的患者,若为高危患者则考虑IGRA连续检测,任何阳性结果应该被认为是LTBI的证据。

病例1患儿在移植前曾行IGRA检查,结果为阴性,本次移植后考虑有LTBI可能,复查IGRA为阳性,不排除LTBI。为进一步明确诊断行Gene Xpert TB DNA定量和结核感染T细胞斑点试验(T-spot. TB)检查,结果均为阴性,提示患儿目前活动性结核证据不充分。但考虑LTBI诊断本身较困难。根据文献报道,任何一次的IGRA阳性均应当作为LTBI的证据。平衡感染与临床获益的风险,临床考虑拟诊LTBI,并给予药物预防。

病例2患者为复合性小细胞肺癌,目前给予化疗及靶向治疗,存在免疫功能低下。有研究认为,肺癌患者存在结核感染或导致LTBI的再激活风险。此外,区域肿瘤肽、肿瘤抗原肽或放射治疗也会引起结核分枝杆菌的增殖,两种疾病存在因果关系。该患者既往有肺结核病史,结核感染T细胞斑点试验(T-spot. TB)阳性,为避免发展为活动性肺结核,建议继续抗结核治疗。

目前,WHO等指南均建议对于LTBI的药物预防可以选择:①6个月异烟肼;②9个月异烟肼;③3个月异烟肼加利福喷丁;④3~4个月异烟肼加利福平;⑤3~4个月单用利福平几种方案。目前,尚无显示上述方案哪种更优。异烟肼对结核菌具有高度抗菌作用,对繁殖期和静止期均有强大的杀灭作用,且对于细胞内外结核菌都能杀灭。因此,异烟肼被广泛用于LTBI的预防。利福平对于细胞内外繁殖期和偶尔繁殖的结核分枝杆菌均具有杀菌作用。

对病例 1 本院感染科和外院给出了单药异烟肼和异烟肼联合利福平两种不同的方案。患儿目前活动性结核证据不足，根据前次 IGRA 阳性结果临床拟诊 LTBI，并计划给予预防性抗结核 3 个月和随访。考虑达沙替尼与利福平存在明显的相互作用，且目前未开展达沙替尼的血药浓度监测工作，若两药合用无法通过有效的监测手段来维持安全合理的给药剂量，临床药师建议使用异烟肼单药的预防方案，并给予维生素 B₆ 预防异烟肼可能引起的神经症状，临床予以采纳。

病例 2 患者抗结核治疗虽已 167 d，但考虑到患者可能存在免疫功能低下，为避免发展为活动性肺结核，根据指南推荐，选用异烟肼单药进行替代预防治疗。

病例 1 最后的用药方案为：达沙替尼 50 mg，po，qd；异烟肼片 0.2 g，po，qd。

病例 2 最后的用药方案为：奥希替尼 80 mg，po，tid；异烟肼片 0.3 g，po，qd。

四、随访和结果

病例 1 继续口服达沙替尼和异烟肼等药物，其他维持治疗同前。病情平稳后出院，门诊随访。

病例 2 出院后继续口服靶向药物，继续 EC 方案化疗至 6 周期。异烟肼继续口服 3 个月后停用。

五、总结和体会

感染的发生是宿主、环境、病原三方面共同作用的结果，对于肿瘤和移植等免疫缺陷患者而言，感染是非常常见且重要的并发症。病原种类多样，临床诊断和治疗的难度很大。且由于这些患者往往需要使用多种免疫抑制药物、支持治疗药物等，增加了药物之间相互作用的发生概率和临床用药的风险。对于这样的患者，临床药师需要更多地参与其中，加强药学监护工作。

本案例为 2 例确诊为肿瘤并接受靶向治疗的患者。病例 1 由于药师在拟诊 LTBI 阶段即参与给药方案的制订，提前规避了可能发生的利福平与达沙替尼的相互作用。病例 2 患者利福平和奥希替尼联合使用数月，实际上存在奥希替尼剂量的不足。而由于没有药师的早期参与，未及时发现并加以处理，故存在用药的不合理性。评估发现疾病进展,与利福平造成奥希替尼代谢过快可能有关。

对于 LTBI 患者进行药物预防以避免结核再激活。但 LTBI 药物预防周期较长,药物不良反应的风险较高。目前,预防 LTBI 策略种类多样,且对各方案有效性的优劣尚未进行严格评价,临床上更多是根据患者特点加以选择。本案例中,2 例患者均存在利福平和靶向制剂相互作用的问题,最终都因为该问题而避免了利福平的使用。这主要是因为患者结核激活的风险小于肿瘤进展的风险,基于患者获益和风险的权衡而选择了异烟肼单药的预防策略。

（陈　超、周　密）

参考文献

[1] 边赛男,刘晓清. γ -干扰素释放试验在免疫功能抑制人群中诊断结核分枝杆菌感染的应用 [J/CD]. 中华实验和临床感染病杂志(电子版), 2017, 11(2)：117 - 120.

[2] World Health Organization. Latent tuberculosis infection：updated and consolidated guidelines for programmatic management (2018) [EB/OL]. [2021 - 05 - 07]. https：//www. who. int/tb/publications/2018/latent-tuberculosis-infection/en/

[3] Ly J Q, Messick K, Qin A, et al. Utility of CYP3A4 and PXR-CAR-CYP3A4/3A7 transgenic mouse models to assess the magnitude of CYP3A4 mediated drug-drug interactions [J]. Mol Pharm, 2017, 14(5)：1754 - 1759.

[4] Keating G M. Dasatinib：A review in chronic myeloid leukaemia and Ph + acute lymphoblastic leukaemia [J]. Drugs, 2017, 77(1)：85 - 96.

[5] Foa R, Vitale A, Vignetti M, et al. Dasatinib as first-line treatment for adult patients with Philadelphia chromosome-positive acute lymphoblastic leukemia [J]. Blood, 2011, 118(25)：6521 - 6528.

[6] 刘宇红. 浅读世界卫生组织《潜伏结核感染管理指南》 [J]. 临床肺科杂志, 2015, 20(10)：1915 - 1916.

[7] Vishwanathan K, Dickinson P A, S K, et al. The effect of itraconazole and rifampicin on the pharmacokinetics of osimertinib [J]. British Journal of Clinical Pharmacology, 2018, 84(6)：1156 - 1169.

[8] Hussaarts K G, Veerman G D, Jansman F G, et al. Clinically relevant drug

interactions with multikinase inhibitors：a review ［J］. Ther Adv Med Oncol, 2019, 11:1 - 34.

［9］ Venkatesh P R，Michael W，Pradeep S， et al. Development, verification, and prediction of osimertinib drug-drug interactions using PBPK modeling approach to inform drug label ［J］. CPT Pharmacometrics Syst Pharmacol, 2018.7(5)： 321 - 330.

［10］ Christopoulos A，Saif W M，Sarris E G， et al. Epidemiology of active tuberculosis in lung cancer patients：a systematic review ［J］. The Clinical Respiratory Journal, 2014, 8(4):375 - 381.

点评一　临床药师

在临床诊疗过程中,患者往往罹患多种疾病,需要多种药物治疗,而治疗药物之间可能会存在相互作用。当存在相互作用时,应该调整药物剂量,还是更换药物品种,需从疾病、药物、患者三方面综合考虑。这是 2 例确诊为肿瘤并接受 TKI 靶向治疗又合并 LTBI 的患者。从疾病方面考虑,这两位患者是否需要继续靶向治疗和抗结核治疗,从药物方面考虑,达沙替尼和奥希替尼与利福平存在相互作用,两者合用,利福平会使达沙替尼和奥希替尼的 AUC 分别下降82%和78%。从患者方面考虑,患者既需要靶向治疗,又需要抗结核治疗,若达沙替尼/奥希替尼与利福平联合使用,则需增加达沙替尼/奥希替尼的给药剂量,不良反应风险就会相应增加,患者身体能否耐受也未可知,同时治疗费用也显著增加。这两个病例综合评估后,都选择不用利福平,选择异烟肼单药预防治疗,同时继续 TKI 靶向治疗。这样可以在治疗两种疾病的同时,避免药物的相互作用。

（朱正怡）

点评二　临床医师

肿瘤和移植的患者存在免疫功能不全,是感染的高危人群。该类人群的感染病原种类多样,有真菌、细菌、病毒、非典型病原体、结核和非结核分枝杆菌、寄生虫等。对于临床而言,病原学证据的寻找和鉴别有很大的挑战性。同时,有很多患者会合并其他多种并发症,如累及不同脏器的移植物抗宿主病、营养不良、膀胱炎、皮疹、肝肾功能不全、周围神经病变、心功能异常及血管内皮损伤导致的血栓性疾病等等。这些并发症和感染之间可能存在一些重叠,造成感染的鉴别诊断和临床处理更加困难。有些患者由于免疫功能低下和免疫抑制药物的使用存在既往感染病原的再活动、再活化,如 LTBI、乙型肝炎病毒、丙型肝炎病毒、巨细胞病毒及 EB 病毒等。这些病原的再活化、再活动增加了患者并发症发生和致死的风险,需要临床上予以重视。对于免疫缺陷人群,如考虑再活化的风险目前指南建议在使用免疫抑制剂期间或者高危人群可以考虑药物预防,但具体药物的选择应结合临床实际情况加以考量,而临床药师的参与可以发挥积极有效的作用,帮助减少临床用药风险,增加患者的获益。

（胡莉娟）

病例 11　中药注射剂,合理使用有讲究

关键词　银杏内酯、溶媒、相互作用

一、病史摘要

患者,女性,73 岁,身高 159 cm,体重 65 kg。

患者因脑梗死恢复期在门诊补液室使用银杏内酯 10 mg + NS250 mL, ivgtt qd,治疗 3 d,期间受凉后出现咳嗽咳痰症状,咳嗽呈阵发性,不剧烈,痰为黄脓痰,量多,黏稠能咳出,未引起重视。昨起咳嗽咳痰加重,收治入院。

患者既往有高血压病史 10 年,服用厄贝沙坦片,血压控制满意。3 年前脑梗死,长期服用阿司匹林肠溶片,门诊给予活血化瘀辅助治疗,恢复顺利。有反流性食管炎史 1 年,服用兰索拉唑片,得以控制。患者对海鲜过敏。

体格检查:T 36.9℃,P 90 次/分,R 20 次/分,BP 138/95 mmHg,SpO_2（未吸氧）:98%。神清,精神可。口唇无发绀,胸廓外形正常双侧呼吸运动对称,双下肺可闻及细湿啰音。心腹查体无殊。

血常规:RBC $523×10^{12}$/L, Hb 135 g/L, WBC $12.56×10^9$/L, N 87.5%,

PLT $225 \times 10^9/L$。

肝功能检查：TBIL 5.5 $\mu mol/L$，DBIL 3.1 $\mu mol/L$，ALB 34.2 g/L，ALT 15 U/L，AST 21 U/L，ALP 69 U/L，γ-GT 47 U/L。

肾功能：BUN 4.5 mmol/L，Scr 90 $\mu mol/L$，UA 197 $\mu mol/L$。

CRP：27 mg/L。

PCT：0.31 ng/mL。

胸部 CT 片：两肺炎症。右肺上叶钙化灶。主动脉及冠状动脉管壁钙化。

入院诊断：①社区获得性肺炎；②脑梗死后遗症；③高血压病；④反流性食管炎。

患者入院后,给予银杏内酯注射液(10 mg,ivgtt,qd)通经活络,注射用兰索拉唑(30 mg,ivgtt,bid)抑制胃酸,注射用盐酸氨溴索(30 mg,ivgtt,bid)化痰,盐酸莫西沙星氯化钠注射液(0.4 g,ivgtt,qd)经验性抗感染治疗,同时给予厄贝沙坦片(80 mg,po,qd)控制血压。抗菌药物使用前进行痰培养,3 d 后痰培养结果为肺炎克雷伯菌,对头孢哌酮、美罗培南、阿米卡星敏感,调整抗感染用药方案为注射用美罗培南(0.5 g,ivgtt,q8 h)。临床药师建议银杏内酯注射液溶媒由氯化钠溶液调整为 5% 葡萄糖溶液,并提醒银杏内酯注射液与头孢哌酮之间的潜在相互作用以及酸碱性药物必须间隔使用。患者经治疗后咳嗽、咳痰症状明显减轻,未发生药物不良反应,病情明显好转。于入院第 9 日出院。

二、主要问题

(1) 中药注射剂的溶媒选择有何讲究？

(2) 中药注射剂与其他药物的联合使用要注意什么？

三、分析与建议

(一)中药注射剂的溶媒选择有何讲究

根据《关于进一步加强中药注射剂生产和临床使用管理的通知》(卫医政发〔2008〕71 号)附件"中药注射剂临床使用基本原则"规定,中药注射剂使用时要按照药品说明书推荐调配要求给药。银杏内酯注射液说明书推荐的溶媒种类为 0.9% 氯化钠注射液(生理盐水)或 5% 葡萄糖注射液,用量为 10 mL 药物溶解于 250 mL 溶媒稀释。

该患者患有高血压病,根据《食品药品监督管理总局办公厅关于修订生理氯化钠溶液说明书的通知》(食药监办药化管〔2014〕99 号)建议,对于患有限制钠摄入的疾病如高血压等,要谨慎使用生理盐水。其次,银杏内酯注射液质量标准标注其 pH 值为 3.2～3.8,而葡萄糖注射液和生理盐水注射液 pH 值分别为 3.2～6.5 和 4.5～7.0。由于中药注射剂发生配伍禁忌出现混浊、沉淀等现象的主要原因为混合后 pH 值发生改变,使有效成分溶解度降低而析出,由此可能引起不良反应的增加,故宜选择 pH 值相近的葡萄糖注射液作为溶媒。再次,关于溶媒用量,由于银杏内酯注射液辅料含乙醇,按说明书规定的溶媒用量稀释后乙醇浓度不会超过 4%,但若为了避免患者补液过多而减少溶媒用量,会导致乙醇浓度升高,当乙醇浓度超过 10% 时可能会有溶血作用和疼痛感。因此,要根据说明书要求的溶媒用量溶解药品,同时在使用过程中控制滴速,并密切观察患者用药反应。综上,该患者在入院后,银杏内酯注射液溶媒调整为 5% 葡萄糖注射液,溶媒选择结合了药品说明书及质量标准以及患者具体生理病理情况而制定。

(二)中药注射剂与其他药物的联合使用要注意什么

根据《关于进一步加强中药注射剂生产和临床使用管理的通知》(卫医政发〔2008〕71 号)附件"中药注射剂临床使用基本原则"规定,中药注射剂应单独使用,禁忌与其他药品混合配伍使用。谨慎联合用药,如确需联合使用其他药品时,应谨慎考虑与中药注射剂的间隔时间以及药物相互作用等问题。《关于印发中成药临床应用指导原则的通知》(国中医药医政发〔2010〕30 号)中指出,中、西药注射剂联用时,应谨慎考虑两种注射剂的使用间隔时间。《中药注射剂临床合理使用技术规范(征求意见稿)》建议中药注射剂使用前后若使用了其他药物,应更换输液器或冲管。

该患者药敏试验结果显示敏感药物包括头孢哌酮,而该药含甲硫四氮唑侧链,用药期间静脉注射含乙醇药物,将抑制乙醛脱氢酶的活性,使得血中乙醛积聚,出现"双硫仑样反应"。由于银杏内酯注射液辅料含乙醇,虽然折算出按规定溶媒稀释后的乙醇含量不超过 4%,但鉴于老年患者代谢减慢可能导致的乙醇蓄积,在有多种抗菌药物可以选择的情况下,尽量避免使用存在潜在相互作用的药物,所以应排除头孢哌酮。其次,鉴于银杏内酯注射液偏酸性,临床药师建议避免与碱性药物兰索拉唑连续使用,以免输液管中药物发生酸碱中和反应出现浑浊、沉淀及变色等现象,必要时进行冲管。再次,由于中药注射剂说明书关于相互作用、药代动力学等的说明不详,除了配伍禁忌以外,体内药效学相互作用也值得关注,要避免联合使用相似功能主治的中成药。综上,该患者在使用中药注射剂的过程中,要从辅料、pH 值等方面规避药物相互作用的风险。

四、随访与结果

患者在住院期间未出现药物反应不良事件,病情明显好转,于入院 10 d 后出院。

五、总结与体会

近年来,中药注射剂的不良事件屡有报道,医疗机构无论从管理还是业务层面都加大了对中药注射剂的监管力度。国家近期也出台了《关于印发第一批国家重点监控合理用药药品目录(化药及生物制品)的通知》(国卫办医函〔2019〕558 号),要求非中医类别医师需经过系统学习考核合格后,方可以开具中成药处方。可见,合理使用中药注射剂,是发挥中医学特色、实现中药现代化、保障疗效和使用安全的关键。

在该患者使用中药注射剂的过程中,在溶媒选择、酸碱性药物的间隔使用方面临床药师发挥了作用,并提醒医师应用辅料的潜在风险。总结经验如下:①对于需要重点监管的药品,严禁超说明书使用是应用药物的基本原则;②由于目前中药注射剂说明书关于药物代谢、相互作用、注意事项等多不明确或不够详尽,配伍稳定性等也无相对全面的说明。因此,依据患者具体情况谨慎使用至关重要;③由于中药注射剂系药材经提取、纯化后所制成的,成分复杂且难溶物质较多,辅料的类型、含量以及潜在的相互作用不容忽视。

(张蓉蓉)

参考文献

[1] YBZ00702011,国家食品药品监督管理局标准[S].

[2] 国家药典委员会.中华人民共和国药典二部(2015 年版)[M].北京:中国医药科技出版社,2015.

[3] 杨明.中药药剂学[M].北京:中国中医药出版社,2017.

[4] 方亮.药剂学[M].8 版.北京:人民卫生出版社,2019.

［5］ 谢雁鸣，黎明全，张允岭，等.中药注射剂临床合理使用技术规范（征求意见稿）［J］.中国中药杂志，2013，38（18）：2930－2932.

［6］ 国家药典委员会.中华人民共和国药典·临床用药须知·化学药和生物制品卷（2015年版）［M］.北京：中国医药科技出版社，2015.

［7］ 吴永佩，蒋学华，蔡卫民，等.临床药物治疗学总论［M］.北京：人民卫生出版社，2018.

点评一 临床药师

这是一个临床药师利用药学知识、协助医师合理使用中药注射剂的案例。对于需要重点监管的药物类别或品种，如何既符合临床实际用药需求，又不违反相关管理规定，需要临床药师在用药细节上给予医师有效建议并说明缘由，从而规范用药，体现临床药师的价值。

（陈鼎文）

点评二 临床医师

该病例有两个关注点值得重视。一个是溶媒的选择。在使用注射制剂时临床医师常常不关注溶媒的选择，一般多选用0.9%氯化钠注射液。但有些药物，根据药品说明书只能使用或推荐使用葡萄糖注射液。此外，对于患有限制钠摄入的疾病如高血压、心功能不全等，要谨慎使用0.9%氯化钠注射液，尽量做到"无盐化补液"。另一个是"双硫仑样反应"。含有甲硫四氮唑基团或甲硫三嗪侧链的药物与乙醇同用会引起双硫仑样反应，其中以头孢哌酮最具代表性。该患者的药敏试验虽然提示对头孢哌酮敏感，但患者已在使用的银杏内酯注射液的辅料中含有乙醇。鉴于患者高龄，代谢减慢可能导致体内乙醇蓄积。因此，在有多种抗菌药物可供选择的情况下应尽量避免使用存在潜在相互作用的药物。在临床医师用药过程中，临床药师的参与能够为其提供更多有关药理知识的建议，从而保障患者的用药安全。

（叶　伶）

病例 12 警惕停掉的药，可能还有药物相互作用 ——利奈唑胺与度洛西汀相互作用导致 5-羟色胺综合征

关键词 利奈唑胺,度洛西汀,药物相互作用,5-羟色胺综合征

一、病史摘要

患者,女性,61岁,身高 160 cm,体重 47 kg。

因"咳嗽伴胸闷 10 余日,嗜睡 1 d"入住呼吸科。患者 10 d 前出现咳嗽咳痰,痰为白色黏痰,不易咳出,伴喉头痰鸣音、胸闷气促。先后予左氧氟沙星、青霉素钠抗感染及其他对症支持治疗,症状未见好转。1 d 前患者出现嗜睡,查动脉血气分析(吸氧 2～3 L/min)示:pH 7.29, PaO$_2$ 121 mmHg, PaCO$_2$ 92 mmHg,SaO$_2$ 100%。为求进一步诊治,收住呼吸科诊治。

患者有运动神经元病变史 2 年,服用利鲁唑片(50 mg, po, qd)、异丁司特缓释片(10 mg, po, bid)。7 个月前因"吞咽困难"行胃造瘘术。5 个月前因"抑郁倾向",管饲阿米替林片(早 12.5 mg、中 12.5 mg、晚 25 mg)。

体格检查:T 37.2℃,P 106 次/分,R 21 次/分,BP 132/83 mmHg。神志清,精神可,呼吸平稳,口唇无发绀,两肺呼吸音清,两肺未及干、湿啰音。心律齐,各瓣膜听诊区未闻及病理性杂音。

实验室检查:

血常规:WBC 13×10^9/L, N% 95.9%。CRP<0.5 mg/L。PCT 0.20 ng/mL。动脉血气分析(吸氧 1 mL/min):pH 7.39, PaO$_2$ 56 mmHg, PaCO$_2$ 67 mmHg,SaO$_2$ 89%。胸部 CT 示:左肺下叶感染灶、纤维灶。

诊断:①呼吸衰竭(高碳酸血症型);②院内获得性肺炎;③运动神经元病。

入科后予经鼻气管插管辅助通气,先后予比阿培南 0.6 g, ivgtt, q12 h 抗感染 6 d,莫西沙星 0.4 g, ivgtt, qd,联合头孢哌酮舒巴坦 2 g, ivgtt, q6 h,5 d,病情控制不佳,仍有反复发热伴咳嗽咳痰。入院后第 11 日及第 12 日,2 次双侧肺泡灌洗液细菌培养结果示耐甲氧西林金黄色葡萄球菌 2 +。加用利奈唑胺 0.6 g, ivgtt, q12 h 抗感染。因患者夜间烦躁不安、焦虑,医师考虑躯体化障碍

引起,当天予度洛西汀肠溶胶囊 60 mg, qd,管饲,阿普唑仑片 0.4 mg, qn,管饲治疗。查房时,临床药师认为:①利奈唑胺为单胺氧化酶抑制剂,度洛西汀为 5-羟色胺和去甲肾上腺素再摄取抑制剂,两药合用容易导致 5-羟色胺综合征,建议应避免同时使用;②度洛西汀为肠溶制剂,管饲给药易造成药物在胃酸环境中活性被破坏,降低生物利用度。建议医师停用度洛西汀肠溶胶囊,医师采纳,当日停用度洛西汀肠溶胶囊。

利奈唑胺使用 7 d,患者呼吸道症状好转,体温正常,炎症指标下降,予停用利奈唑胺针。当日下午患者焦虑症状有所加重,医师考虑已停用利奈唑胺针,于当天下午 6 时,重新给予度洛西汀肠溶胶囊 60 mg, qd 管饲。第 2 日凌晨 2 点开始患者出现多汗症状,四肢不自主抖动,流涎较前增多,夜眠欠安,伴有血压升高,最高 168/102 mmHg,心率 120～146 次/分。心电图检查示:①窦性心动过速;②ST-T 段改变。当即管饲给予氯沙坦钾片 100 mg,阿替洛尔片 25 mg,艾司唑仑片 1 mg。临床药师会诊考虑该患者可能为 5-羟色胺综合征表现,再次建议临床医师停用度洛西汀肠溶胶囊,医师采纳,当日停用度洛西汀肠溶胶囊。

停用度洛西汀肠溶胶囊第 2 日,患者口水仍多,但较前减轻,出汗症状减少。心率 100～115 次/分。阿替洛尔片减量至 12.5 mg, bid 管饲。继续观察 1 d,患者焦虑不安、夜眠欠安症状继续改善,无出汗症状。心率 80～90 次/分,血压 123～135/72～80 mmHg。其余检查无殊,继续在呼吸科治疗。

二、主要问题

(1) 为何停用利奈唑胺后使用度洛西汀,还是发生了 5-羟色胺综合征?

(2) 哪些药物与利奈唑胺的相互作用可以引起 5-羟色胺综合征?

(3) 如何避免与利奈唑胺相互作用引起的 5-羟色胺综合征?

三、分析与建议

(一) 为何停用利奈唑胺后使用度洛西汀,还是发生了 5-羟色胺综合征

5-羟色胺综合征(serotonin syndrome, SS)是一种由于药物或药物之间相互作用导致中枢和外周神经系统的细胞突触间隙中 5-羟色胺过多所致的药物不良反应综合征,临床主要表现为精神异常、自主神经功能异常和神经肌肉功能异常。度洛西汀与利奈唑胺的相互作用导致 5-羟色胺综合征的机制可能为:利奈唑胺为可逆的单胺氧化酶抑制剂,能够抑制单胺氧化酶 A 的活性,从

而抑制体内 5-羟色胺的分解。度洛西汀为 5-羟色胺能精神类药物。两者联用可使体内 5-羟色胺堆积导致毒性。

本例当利奈唑胺停用后,重新给予度洛西汀治疗患者的焦虑症状,用药后约 8 h,患者出现多汗、流涎、烦躁及震颤症状,予停用后患者症状逐渐好转,采用药品不良反应因果关系评定方法判定,很可能为上述两种药物相互作用导致的 5-羟色胺综合征。由于单胺氧化酶被抑制后通常需 2 周左右恢复活性,故即使在停用单胺氧化酶抑制剂利奈唑胺后 2 周内使用度洛西汀也很有可能出现 5-羟色胺综合征。因此,度洛西汀说明书明确指出,一种单胺氧化酶抑制剂停用 14 d 内不可使用度洛西汀。

（二）哪些药物与利奈唑胺的相互作用可以引起 5-羟色胺综合征

针对本病例,药师考虑利奈唑胺是临床常用抗感染药物,作为单胺氧化酶抑制剂,其神经系统方面的潜在不良反应容易被忽略。继续查阅文献,总结与利奈唑胺合用后容易导致 5-羟色胺综合征的药物。目前,已有报道的与利奈唑胺联用可致 5-羟色胺综合征的药物主要有 5-羟色胺能精神药物,包括选择性 5-羟色胺再摄取抑制剂、5-羟色胺和去甲肾上腺素再摄取抑制剂;未见报道,联用可能存在风险的药物包括三环类抗抑郁药、单胺氧化酶抑制剂、其他精神类药物、非精神类药物等,具体见表 12-1。

表 12-1　与利奈唑胺联用已有报道致 5-HT 综合征或存在风险可能的药物

已有不良反应报告	联用可能存在风险
选择性 5-羟色胺再摄取抑制剂(SSRIs) 帕罗西汀、氟伏沙明、氟西汀、舍曲林、西酞普兰、艾司西酞普兰	**三环类抗抑郁药** 阿米替林、美利曲辛、地昔帕明、氯米帕明、丙米嗪、去甲替林、普罗替林、多塞平、曲米帕明
5-羟色胺和去甲肾上腺素再摄取抑制剂(SNRIs) 文拉法辛、度洛西汀	**单胺氧化酶抑制剂** 司来吉兰、异卡波肼、苯乙肼
	其他精神类药 曲唑酮、丁螺环酮、米氮平、安非他酮、奈法唑酮、阿莫沙平、马普替林、卡马西平、维拉唑酮
	非精神类药物 哌替啶、芬太尼、右美沙芬

(三) 如何避免与利奈唑胺相互作用引起的 5-羟色胺综合征

基于以上文献资料,在应用利奈唑胺时,需考虑以下方面:首先,要详细询问患者用药史,尤其是合并精神疾病(如抑郁症、焦虑症及强迫症等)的患者。其次,对于正在服用 5-羟色胺能精神类药物的患者不宜使用利奈唑胺。但若出现危及生命的严重感染时,应考虑有无替代治疗,充分权衡利奈唑胺治疗的收益与 5-羟色胺能精神类药物毒性的潜在风险。若确需应用,在开始利奈唑胺前应停用 5-羟色胺能精神类药物。由于大部分 5-羟色胺能精神类药物及其活性代谢产物半衰期较长(表 12-2),停用后在体内仍会保持一定的浓度,还有可能与利奈唑胺发生相互作用。因此,须在停药后对患者进行严密监护,观察患者是否出现中枢神经系统毒性症状,如精神状况、神经肌肉异常、血压升高及心率增快等。

表 12-2 5-羟色胺能精神类药物半衰期的比较

药物		半衰期/h	活性代谢产物	活性代谢产物半衰期/h
类别	名称			
SSRIs	氟西汀	4~6	去甲氟西汀	4~16
	舍曲林	26	甲基舍曲林[a]	62~104
	艾司西酞普兰	27~32	代谢产物活性弱	/
	西酞普兰	35	代谢产物活性弱	/
	帕罗西汀	21	无活性代谢产物	/
SNRIs	文拉法辛	5	O-去甲基文拉法辛	11
	度洛西汀	8~17	代谢产物无活性	/

注:a)活性较弱,为舍曲林的 1/20。

鉴于 5-羟色胺能精神类药物在体内代谢的个体差异较大,完全消除 5-羟色胺能精神类药物所需的洗脱期(通常相当于活性药物的 5 个半衰期)可能不够,故监护期应在 5-羟色胺能精神类的母体药物及其活性代谢产物 5 个半衰期以上。老年人、肝肾功能损害、低蛋白血症等因素影响药物代谢,药物半衰期延长,监护时间也应适当延长。如上述提到,单胺氧化酶被抑制后需 2 周才能恢复活性,故在经过上述监护期后若再考虑给予 5-羟色胺能精神类药物,也应在停用利奈唑胺至少 2 周后开始给予 5-羟色胺能精神类药物。

四、随访与结果

患者停用利奈唑胺 2 周后,给予艾司西酞普兰片 10 mg, qn 管饲,患者未出现多汗、流涎、烦躁及震颤等症状,心率 74～86 次/分,血压 121～145/66～83 mmHg。其余检查无殊,继续在呼吸科治疗。

五、总结与体会

临床实践中,对于几种药物同时使用时发生的药物相互作用,医师、药师往往都比较警惕,但对于几种药物先后使用也能发生相互作用的情况容易被忽视,即当一种药物停药后,其在体内仍有药理效应,使用另外一种有相互作用的药物后出现不良反应。临床药师具有全面的药学知识,通过运用药动学知识发现并解决药物相互作用导致的药物不良反应,可在临床团队中发挥药学特长,体现价值。

（陈鼎文）

参考文献

[1] Ooi T K. The serotonin syndrome [J]. Anaesthesia, 1991, 46(6):507-508.

[2] Dunkley E J C, Isbister G K, Sibbritt D, et al. The hunter serotonin toxicity criteria: simple and accurate diagnostic decision rules for serotonin toxicity [J]. QJM, 2003, 96(9):635-642.

[3] FDA. FDA Drug Safety Communication: Updated information about the drug interaction between linezolid (Zyvox) and serotonergic psychiatric medications [EB/OL]. (2011-10-20) [2017-07-11]. https://www.fda.gov/Drugs/DrugSafety/ucm276251.htm

[4] Clark D B, Andrus M R, Byrd D C. Drug interactions between linezolid and selective serotonin reuptake inhibitors: case report involving sertraline and review of the literature [J]. Pharmacotherapy, 2006, 26(2):269-276.

[5] Ramsey T D, Lau T T, Ensom M H. Serotonergic and adrenergic drug interactions associated with linezolid: a critical review and practical management approach [J]. Ann Pharmacother, 2013, 47(4):543-560.

[6] Debellis R J, Schaefer O P, Liquori M, et al. Linezolid-associated serotonin syndrome after concomitant treatment with citalopram and mirtazepine in a critically ill bone marrow transplant recipient [J]. J Intensive Care Med,

2005, 20(6):351.

[7] 陈广斌, 陈华萍, 吴柱国. 抗感染临床药学 [M]. 北京:科学出版社, 2016: 26-28.

[8] Quinn D K, Stern T A. Linezolid and serotonin syndrome [J]. Prim Care Companion J Clin Psychiatry, 2008, 11(6):353-356.

[9] 刘琛. 服用5-羟色胺能精神病药物的患者应用利奈唑胺可致严重中枢神经系统反应 [J]. 药物不良反应杂志, 2011, 13(4):267-267.

[10] Samartzis L, Savvari P, Kontogiannis S, et al. Linezolid is associated with serotonin syndrome in a patient receiving amitriptyline, and fentanyl: a case report and review of the literature [J/OL]. Case Rep Psychiatry, 2013:617251.

点评一 临床药师

这是一个关于药物先后使用产生相互作用的病例。利奈唑胺与度洛西汀同时联用会产生相互作用,医师与药师均比较警惕,但是当利奈唑胺停用后2周内使用度洛西汀,仍然能发生相互作用,这一点容易被忽视但应引起重视。

如何预防利奈唑胺相关的5-羟色胺综合征? 第一,在使用利奈唑胺前要详细询问患者用药史,尤其是合并精神疾病的患者。第二,对于正在服用5-羟色胺能精神类药物的患者不宜使用利奈唑胺。但若出现危及生命的严重感染时,应考虑有无替代治疗,充分权衡利奈唑胺治疗的收益与5-羟色胺能精神类药物毒性的潜在风险。若确需应用,在开始利奈唑胺前应停用5-羟色胺能精神类药,并在停药后对患者进行严密监护。第三,使用利奈唑胺期间应避免使用5-羟色胺能精神类药物等药物,如需使用,建议在停用利奈唑胺14 d后应用。

(张蓉蓉)

点评二 临床医师

目前,利奈唑胺已被广泛应用于治疗耐甲氧西林金黄色葡萄球菌感染。临床医师往往会关注一种药物的常见不良反应,有些少见的特别是与其他药物相互作用产生的不良反应了解甚少。例如,本例就是利奈唑胺与5-羟色胺能精神类药物联合使用出现5-羟色胺综合征。面对患有多种疾病、使用不同药物(特别是精神类药物)的患者时,临床医师应该多与临床药师沟通,从而避免或减少药物不良反应。本例值得关注的是在已停用利奈唑胺的前提下加用5-羟色胺能精神类药物出现5-羟色胺综合征。这可能会导致临床医师误判,认为不是药物引起的不良反应,而是患者本身疾病变化所致。实际上,这里涉及药代动力学的问题。临床药师就像桥梁,一方面很好地掌握了药理知识,一方面又在临床一线。因此临床医师与临床药师的密切合作,为患者治疗提供了更加安全的保障。

（叶　伶）

第二章

药物不良反应

概　　述

　　按 WHO 国际药物监测合作中心的定义,药物不良反应(adverse drug reactions,ADR)是指正常剂量的药物用于预防、诊断、治疗疾病或调节生理功能时出现的有害的和与用药目的无关的反应。该定义排除有意的或意外的过量用药及用药不当引起的反应。可表现为两种类型:一类是由药物的药理作用增强所致,主要来自药物的直接毒副作用。其特点是可以预测,常与药物剂量有关,一般停药或减量后症状可减轻或消失,有时候也会发生不可逆的不良反应,发生率较高,死亡率相对较低,称之为 A 类不良反应。一类是与正常药理作用完全无关的一种异常反应(如过敏反应、特异质反应),其特点是难以预测,常规毒理学筛选不能发现,与药物剂量无明确相关性,有较明确的时间相关性,发生率低,但死亡率高,称之为 B 类不良反应。

　　"是药三分毒",从理论上讲,任何药物都可能发生不良反应,即应用任何药物都有风险,无非是发生不良反应概率的高低或不良反应严重程度的大小之别。因此,我们需要时刻警惕和及时发现药物治疗过程中可能发生的不良反应,一旦评估可能为药物不良反应时,常常不能简单地做停药或者减量处理,而是需要综合评估患者、病情和药物特点,分析药物不良反应的严重程度、可逆性以及后续药物损伤发展的趋向。目前,临床治疗中的主要矛盾是疾病治疗,还是不良反应处理等进行权衡利弊,个体化处理药物不良反应。如继续原方案药物治疗的同时增加不良反应对症处理措施、停用可疑药物或减量、换用其他替代药物等。

病例 13 　耶氏肺孢子菌合并曲霉感染，发生药物性肝损伤，治疗何去何从

关键词　耶氏肺孢子菌，曲霉菌，药物性肝损伤，药物选择

一、病史摘要

患者，男，50 岁，身高 176 cm，体重 70 kg。3 个月前，患者确诊为肺结节病，当地医院给予口服甲泼尼龙片治疗（从 40 mg/d 逐渐减量为 20 mg/d）。用药后干咳症状明显好转，但出现血糖显著升高，曾住院调整血糖。10 余天前患者出现胸闷、咳嗽、咳痰、发热（T_{max} 39 ℃）伴活动后气促，收治入外院。查动脉血气（面罩吸氧 10 L/min）示：pH 7.48，$PaCO_2$ 34.7 mmHg，PaO_2 34.6 mmHg，SaO_2 63.6%。予以无创呼吸机辅助通气及其他对症支持治疗。治疗效果不佳，且出现血压下降，需静滴多巴胺维持血压（80～90 mmHg/40～60 mmHg）。遂转至我院急诊。胸部 CT 提示两上肺多发空洞，两肺炎症。给予抗感染及对症支持治疗后无明显好转。为进一步诊治转入呼吸监护室。

既往有糖尿病病史多年。

入院查体：T 36.8 ℃；P 104 次/分；R 30 次/分；BP 80/62 mmHg。无创呼吸机辅助通气中，神志清晰，精神萎靡，呼吸急促，双肺听诊可闻及散在湿啰音。腹部平软，肝脾肋下未及，双下肢无水肿。

辅助检查：

血常规：WBC 8.7×10^9/L，N% 95.3%。CRP 17.2 mg/L。PCT 0.23 ng/mL。肝功能：ALT 66 U/L，AST 50 U/L，ALP 106 U/L，γ-GT 150 U/L，TBIL 11.4 μmol/L，DBIL 2.5 μmol/L。肾功能正常。G 试验：1937 pg/mL。胸部 CT 示：结节病病例，两肺炎症。动脉血气分析（面罩吸氧 8 L/min）：pH 7.46，$PaCO_2$ 37.4 mmHg，PaO_2 39.4 mmHg，SaO_2 74.8%。

入院诊断：①重症肺炎；②呼吸衰竭；③感染性休克；④肺结节病；⑤2型糖尿病。

患者入院后肺泡灌洗液 NGS 示：耶氏肺孢子菌。多次痰培养示：鲍曼不动杆菌、黄曲霉 1+。给予多黏菌素 B、替加环素、美罗培南、甲氧苄啶/磺胺甲噁唑及伏立康唑等抗感染治疗，还原型谷胱甘肽、双环醇护肝，那屈肝素钙抗凝，

甲泼尼龙琥珀酸钠抗炎，并予以控制血糖、化痰、营养支持等对症支持治疗。入院第42日，随访血常规：WBC $14.78×10^9$/L，N% 82.4%；CRP 36.6 mg/L；PCT 0.83 ng/mL；肝功能：ALT 45 U/L，AST 307 U/L，ALP 1046 U/L，γ-GT 1415 U/L，TBIL 18.3 μmol/L，DBIL 15.5 μmol/L；肾功能基本正常。动脉血气分析（SIMV 14/2，FiO_2 30%）示：pH 7.39，$PaCO_2$ 33 mmHg，PaO_2 87 mmHg，SaO_2 97%。评估患者感染病情总体有所好转，但肝功能检查显示明显异常（肝功能变化及主要治疗药物见表13-1）。

表 13-1 肝功能变化及主要治疗药物

入院时间	D30	D31	D32	D33	D34	D35	D36	D37	D38	D39	D40	D41	D42
ALT(U/L)	106	/	/	32	/	/	18	/	/	22	/	/	45
AST(U/L)	86	/	/	19	/	/	22	/	/	63	/	/	307
ALP(U/L)	119	/	/	118	/	/	133	/	/	252	/	/	1046
γ-GT(U/L)	147	/	/	78	/	/	54	/	/	125	/	/	1415
TBIL(μmol/L)	3.4	/	/	3.2	/	/	3.3	/	/	2.8	/	/	18.3
DBIL(μmol/L)	1.7	/	/	1.9	/	/	2.3	/	/	2.7	/	/	15.5
主要治疗药物	←————替加环素 100 mg，ivgtt，q12h————→ ←——美罗培南 1 g，ivgtt，q12h——→ ←————————多黏菌素 B 50 mg，ivgtt，q12h————————→ ←————————伏立康唑 0.2 g，ivgtt，q12h————————→ ←————甲氧苄啶/磺胺甲噁唑 1.92 g，po，tid————→ ←————还原型谷胱甘肽 2.4 g，ivgtt，qd + 双环醇 25 mg，po，tid————→												

二、主要问题

（1）患者住院期间出现肝功能异常的原因如何分析？

（2）药物性肝损伤如何处理？

三、分析与建议

（一）患者住院期间出现肝功能异常的原因如何分析

患者治疗期间出现肝功能异常，应进行患者评估、病情评估及药学评估后判断。该患者既往无肝胆基础疾病，肝炎指标为阴性。入院第42日，生命体征平稳,无发热。血常规检查、CRP、PCT、G 试验等感染相关指标较前有所下降。床旁胸 X 线片与入院第 39 日相比无明显变化。动脉血气分析提示缺氧明显改善。可排除患者基础疾病及病情进展导致的肝功能异常,考虑最可能的原因为药物因素,即可能为药物性肝损伤。目前,药物性肝损伤(drug induced liver injury,DILI)通常依据发病及用药的时间顺序采用排除性诊断方法,同一和不同药物的 DILI 发病时间从 3～30 d 到＞90 d 不等。根据药物性肝损伤因果关系评估量表(RUCAM)进行评估,该患者总分为 6 分,极可能是药物引起。同时基于靶细胞受损的不同类型,药物性肝损伤分为肝细胞损伤型、胆汁淤积型和混合型。通过评估,该患者主要为胆汁淤积型。

(二)药物性肝损伤如何处理

1. *综合评估,权衡利弊,及时停药*   患者在肝功能出现异常前,先后使用了抗感染、抗凝、抗炎、护胃、化痰、调节血糖及补充白蛋白等多种药物。根据我国国家 ADR 监测中心制定的因果判断准则(以下简称准则)第 1 条:开始用药的时间和不良反应出现的时间有合理的先后关系。患者出现肝功能异常时,奥美拉唑、氨溴索、R-生物合成人胰岛素、人血白蛋白等药物已使用 10～40 d。患者在入院之后曾使用美罗培南 12 d,期间并未出现肝功能异常。万古霉素、氨曲南、替考拉宁、甲泼尼龙琥珀酸钠及那屈肝素钙已停用 12～35 d,且用药期间未出现肝功能异常。初步判断多黏菌素 B、伏立康唑、替加环素和甲氧苄啶/磺胺甲噁唑为引起肝功能异常的可疑药物。准则第 2 条:所怀疑的不良反应是否符合该药品已知不良反应的类型。查阅 LiverTox(http://wwwlivertox.nih. gov/)、HepaTox(http://hepatox. org/)和药品说明书,多黏菌素 B 未见肝毒性。因此,判断该患者引起药物性肝损伤的可能药物是伏立康唑、替加环素和甲氧苄啶/磺胺甲噁唑。

伏立康唑一般用药后 10～28 d 引起血清氨基转移酶水平升高,发生率为 11%～19%。替加环素通常引起血清氨基转移酶的轻微、短暂升高,发生率为 2%～5%。甲氧苄啶/磺胺甲噁唑引起肝损伤一般在治疗后几天到几周内发生,通常是胆汁淤积或混合型,约 60% 是胆汁淤积型,主要表现在血清胆红素及碱性磷酸酶的升高。有研究报道,北美最常见的诱导 DILI 的抗生素中,甲氧苄啶/磺胺甲噁唑仅次于阿莫西林克拉维酸钾、异烟肼和硝基呋喃妥因。有研究显示,磺胺甲噁唑引起胆汁淤积可能与其代谢物(N1-乙酰磺胺甲氧基代谢物)有关,N1-乙酰磺胺甲氧基代谢物为高脂溶性物质,其油水分配系数远高于 N4-乙酰磺胺甲氧基代谢物和磺胺甲噁唑(Log P 值依次为 19.563、0.0153 和 0.77),容易引起肝细胞损伤及胆汁淤积。也有研究报道,磺胺类药物引起肝毒性可能与抑制肝细胞中的溶酶体磷脂酶 A 有关。该患者入院后发生胆汁淤积型 DILI,以碱性磷酸酶及血清胆红素升高最为明显。综合患者用药情况和肝功能损伤指标的特征,认为甲氧苄啶/磺胺甲噁唑引起其肝损伤可能性最大,但也不能排除伏立康唑和替加环素的共同影响。

根据《药物性肝损伤诊治指南》(2015 版),对于药物性肝损伤的基本治疗原则为:及时停用可疑肝损伤药物,尽量避免再次使用可疑或同类药物;充分权衡停药引起基础病进展和继续用药导致肝损伤加重的风险;根据药物性肝损伤的临床类型选用适当的药物治疗。药师认为药物性肝损伤的处理应综合评估、权衡利弊,及时停用可能性最大的药物、有替代治疗药物的药物,以及病情允许可停用的药物。

根据《ABX 指南—感染性疾病的诊断与治疗》(第 2 版),卡氏肺孢子菌感染,首选甲氧苄啶/磺胺甲噁唑,口服或静脉治疗,疗程 21 d。该患者使用甲氧苄啶/磺胺甲噁唑治疗耶氏肺孢子菌肺炎(pneumocystis jiroveci pneumonia, PJP)达 42 d,患者症状体征及实验室检查提示感染有所好转,G 试验较入院时明显下降,期间复查胸部 CT 提示两肺炎症较前好转。综合病情,予以停用甲氧苄啶/磺胺甲噁唑片。同时,患者血常规检查示:WBC 14.78×10^9/L,N% 82.4%;CRP 36.6mg/L;PCT 0.83ng/mL。多次痰培养示黄曲霉;胸部 CT 示左肺上叶脓肿形成。评估后认为需继续使用抗真菌治疗。为减少药物对肝脏的损伤,停用伏立康唑,改用对肝脏影响相对小的卡泊芬净继续抗真菌治疗。

2. 保肝治疗 药物性肝损伤除了停用或者换用可疑药物外,还需要进行积极的保肝治疗。临床可选择的保肝药物种类很多,针对该患者应该选择什么样的保肝药? 药师对临床常用保肝药做了简要的比较(表 13-2)。

表 13-2 常见保肝药物的分类、代表药物及作用机制

分类	代表药物	作用机制
抗炎药	异甘草酸镁 甘草酸二铵	改善各类肝炎所致的肝酶升高等生化异常
肝细胞膜修护保护剂	多烯磷脂酰胆碱	使受损肝功能和酶活性恢复正常,调节肝脏的能量代谢,促进肝细胞再生

分类	代表药物	作用机制
解毒类	还原型谷胱甘肽 N-乙酰半胱氨酸 硫普罗宁	参与体内三羧酸循环及代谢,减轻组织损伤,促进修复
抗氧化类	水飞蓟素类 双环醇	水飞蓟素以解毒作用为主; 双环醇可快速降低 ALT、AST,尤其是 ALT
利胆类	S-腺苷蛋氨酸 熊脱氧胆酸	S-腺苷蛋氨酸能促进肝内淤积胆汁的排泄。熊脱氧胆酸减轻胆汁酸的毒性。两种药物都可用于胆汁淤积型肝损伤的保肝治疗

该患者住院期间出现胆汁淤积型药物性肝损伤,主要表现在血清胆红素及碱性磷酸酶的升高。根据常见几种保肝药物的作用机制,可选用利胆类药物,即 S-腺苷蛋氨酸、熊脱氧胆酸进行保肝治疗。

四、随访与结果

该患者停用甲氧苄啶/磺胺甲噁唑片和伏立康唑,改用卡泊芬净抗真菌治疗。并停用双环醇,加用针对胆汁淤积型肝损伤的熊脱氧胆酸胶囊和丁二磺酸腺苷蛋氨酸保肝治疗,肝功能明显改善(表 13-3)。入院第 83 日,患者生命体征平稳,神志清楚,精神尚可,无咳嗽咳痰、胸闷气促。血常规检查示:WBC 5.31×10^9/L,N% 53.4%;CRP 8.9mg/L;PCT 0.07ng/mL。胸部 CT 片示:两肺炎症较前(入院第 64 日)有所吸收。肝功能检查示:ALT 12U/L,AST 137 U/L,ALP 124U/L,γ-GT 86U/L,TBIL 4.1μmol/L,DBIL 2.2μmol/L。患者感染明显改善,好转出院。

表 13-3 停药、保肝治疗后肝功能改善情况

肝功能	入院时间								
	D42	D44	D46	D48	D50	D52	D54	D55	D59
ALT(U/L)	45	/	28	23	21	19	/	18	19
AST(U/L)	307	/	48	29	22	20	/	18	18
ALP(U/L)	1046	/	861	530	403	306	/	255	223

续　表

肝功能	入院时间								
	D42	D44	D46	D48	D50	D52	D54	D55	D59
γ‐GT(U/L)	1415	/	1 269	837	614	466	/	338	280
TBIL(μmol/L)	18.3	/	12.9	12.9	13.4	14.8	/	10.3	9.8
DBIL(μmol/L)	15.5	/	10.4	9	9	8.3	/	5.2	5

五、总结与体会

　　药物性肝损伤在临床药物治疗中常有发生,出现这一治疗矛盾时,需要根据病情、患者和药物综合评估、权衡利弊,给予最恰当的处理措施,即药物性肝损伤处理的思维过程。首先,停用最可能引起肝损伤的药物。多种药物都可能引起药物性肝损伤时,往往不能停用所有药物,需要通过全面评价找出最可能的药物,及时给予停用。其次,停用有替代方案的药物,如本例中抗黄曲霉的伏立康唑,引起肝损伤发生率较高,可以换用发生率较低的卡泊芬净。第三,病情允许的情况下才能停用。本例中是否停用甲氧苄啶/磺胺甲噁唑是需要评估的,虽然其是引起肝损伤可能性最大的药物,但若患者 PJP 处于急性期疗程未到或感染很重,那么也不一定能停用,也许只能在保肝治疗的同时继续使用。本例 PJP 的治疗效果明显且疗程已到,可以在监测感染病情的情况下先停用甲氧苄啶/磺胺甲噁唑。

(陈　超)

参考文献

[1] 郑造乾, 骆瑾瑜.临床药师参与1例药物性肝损伤患者的药学监护 [J].药物流行病学杂志, 2016, 25(10):650‐655.

[2] 中华医学会肝病学分会药物性肝病学组.药物性肝损伤诊治指南 [J].肝脏, 2015, 23(10):1752‐1769.

[3] 本刊编辑部.美国国立卫生研究院推出肝损伤相关药物免费数据库 LiverTox [J].中华医学图书情报杂志, 2012, 21(11):15.

[4] 茅益民.HepaTox:促进中国药物性肝损伤临床和转化研究的专业网络平台 [J].肝脏, 2014, 19(8):575‐576.

[5] Tverdek F P, Kofteridis D, Kontoyiannis D P. Antifungal agents and liver toxicity: a complex interaction [J]. Expert Rev Anti Infect Ther, 2016, 14 (8):765-776.

[6] Sundaram V, Björnsson E S. Drug-induced cholestasis [J]. Hepatol Commun, 2017, 1(8):726-735.

[7] Muñoz S J, Martinez-Hernandez A, Maddrey W C. Intrahepatic cholestasis and phospholipidosis associated with the use of trimethoprim-sulfamethoxazole [J]. Hepatology, 1990, 12(2):342-347.

[8] Kowdley K V, Keeffe E B, Fawaz K A. Prolonged cholestasis due to trimethoprim sulfamethoxazole [J]. Gastroenterology, 1992, 102(6):2148-2150.

[9] 马小军, 徐英春. ABX 指南-感染性疾病的诊断与治疗 [M]. 刘正印, 主译. 2 版. 北京: 科学技术文献出版社, 2012:164.

[10] 肝脏炎症及其防治专家共识专家委员会. 肝脏炎症及其防治专家共识 [J]. 中华肝脏病杂志, 2014, 22(2):94-103.

点评一 临床药师

药物性肝损伤在临床诊疗过程中很常见,它是一个排他诊断。当出现肝功能异常时,首先需要排除是否是患者存在相关的基础疾病以及是否是病情进展导致的肝功能异常,然后才考虑是否为药物引起。该患者无肝胆相关基础疾病,肝炎指标阴性,同时从症状、实验室检查以及影像学检查综合评估,患者感染较前好转。因此,排除患者及病情因素后,认为该患者肝功能损伤最可能的原因为药物因素。

当出现药物性肝损伤后,首先需要根据患者的病情综合评估,权衡利弊,及时停药,即停用最可能引起肝损伤的药物、停用有替代药物的药物、停用病情允许的药物。本病例中,综合患者用药情况和肝功能损伤指标的特征,认为甲氧苄啶/磺胺甲噁唑引起其肝损伤可能性最大,同时评估患者的病情,患者PJP好转,使用甲氧苄啶/磺胺甲噁唑已达疗程,病情允许,故该例患者最后停用了甲氧苄啶/磺胺甲噁唑。其次根据药物性肝损伤的类型,给予适宜的保肝药物。该患者为胆汁淤积性肝损伤,故选用了针对胆汁淤积型肝损伤的熊脱氧胆酸胶囊和丁二磺酸腺苷蛋氨酸进行保肝治疗,肝功能得到明显改善。

（卢克鹏）

点评二 临床医师

　　临床上,危重症患者病情危重、进展快,常常合并多种基础疾病,在用药方面更是合并用药种类多、疗程长,药物的不良反应和药物之间的相互作用常常被临床医师所忽视。本例患者在感染控制的情况下出现肝功能损害,排除相关的基础疾病后,考虑药物性肝损伤可能性大。患者存在混合感染,治疗上合并使用了多种抗生素及其他药物,临床药师根据本患者肝损的类型逐一排查药物,最终锁定是甲氧苄啶/磺胺甲噁唑主要引起了本患者的肝功能损害。对于是否可以停用该药物,也根据患者的病情进行了综合评估和慎重考虑,同时调整了适合患者的保肝药物,最终使患者顺利出院。临床上,患者的病情瞬息万变,当出现药物性肝损伤时,首先需要根据患者的病情综合评估,权衡利弊,及时停药,即停用最可能引起肝损伤的药物、有替代药物的药物、病情允许的药物。如果临床医师无法做出准确的判断,应及时向临床药师寻求帮助,共同解决临床的用药问题。

（胡莉娟）

病例 14　用"两点论"和"重点论"处理疗效和不良反应——1 例系统性红斑狼疮合并奴卡菌治疗的药学监护

关键词　奴卡菌感染,矛盾,不良反应,疗效

一、病史摘要

　　患者,女性,65 岁,身高 165 cm,体重 60 kg。

　　患者因"反复发热 2 个月,伴体重明显下降约 10 kg"至我院就诊。当时查血常规:WBC 7.2×10^9/L,L 0.9×10^9/L,余无异常;CRP 71.5 mg/L。胸部 CT:右肺上叶胸膜下不规则团块影,右侧胸膜不规则结节状增厚,右肺及左肺上叶见斑片、小结节影。头颅 MRI:脑内多枚强化灶。腹部 CT:右侧腹膜、肝

包膜、右侧腹壁低密度肿物。介入超声下行右侧胸壁脓肿穿刺,抽取脓性分泌物培养:奴卡菌属(+),药敏提示复方磺胺甲噁唑、美罗培南、阿米卡星、利奈唑胺、米诺环素及头孢曲松敏感。否认剧烈咳嗽及咳痰,无咯血、呼吸困难等症状,病程中精神欠佳,二便无殊,患者近期食欲欠佳。

患者既往有系统性红斑狼疮 20 余年,现服用醋酸泼尼松(15 mg, bid)、雷公藤多苷(早 20 mg,晚 10 mg)、奥美拉唑、阿法骨化醇治疗。高血压 2 年余,用氨氯地平(5 mg, qd),血压控制可。2 型糖尿病 2 月余,目前,胰岛素治疗,血糖控制可。右眼白内障 1 年余。无药物食物过敏史。否认酗酒等不良嗜好。

体格检查:T 36.4℃,P 90 次/分,R 15 次/分,BP 117/74 mmHg。神清,精神欠佳,营养中等,呼吸平稳。颈部皮肤有大片斑疹,胸廓无畸形,右肺呼吸音低,右下肺叩诊浊音。右侧腋窝部触及一直径 3 cm 肿块。双下肢凹陷性水肿。

实验室检查:

血常规:Hb 116 g/L,PLT 252×10^9/L,WBC 8.89×10^9/L,N 8.2×10^9/L;L 0.4×10^9/L;

肝功能:TBIL 3.7 μmol/L,ALB 25 g/L,ALT 15 U/L,AST 14 U/L,ALP 88 U/L,γ-GT 26 U/L;

肾功能:BUN 10 mmol/L,Scr 64 μmol/L;

血电解质:Na^+ 135 mmol/L,其他基本无异常;

CRP:163.3 mg/L;

细胞免疫:Th 细胞 CD4 20.7%,Ts 细胞 CD8 64.2%,CD4/CD8 0.3。

诊断:①肺脓肿(奴卡菌感染);②脑脓肿;③胸壁脓肿;④腹壁脓肿;⑤系统性红斑狼疮;⑥高血压;⑦2 型糖尿病。

入院后给予美罗培南(1 g, ivgtt, q8 h)+甲氧苄啶/磺胺甲噁唑(1.92 g, po, tid)+阿米卡星(0.4 g, ivgtt, q12h)联合抗奴卡菌治疗,TPF-D-肠内营养乳剂、人血白蛋白营养支持治疗,并补钙、护胃、降糖、降压等对症支持治疗,系统性红斑狼疮等基础疾病延续以往治疗方案。患者抗感染治疗有效,皮肤脓包、腹部病灶逐渐消失,肺部病灶缓慢好转,头颅病灶曾一度增加,后调整方案有所吸收。整体病程比较复杂曲折,抗感染方案调整如下:

抗感染治疗 5 d,患者症状、体征有所好转,测肾功能示肌酐 102 μmol/L,遂停用阿米卡星,换用利奈唑胺(0.6 g, ivgtt, q12h)。换药 6 d,血常规检查示 Hb

74g/L，PLT 155×10^9/L；WBC 3.59×10^9/L。抗感染方案改为头孢曲松(2g，q12h，ivgtt)联合利奈唑胺。继续治疗5d，随访血常规示 PLT 进一步降低至60×10^9/L，停用利奈唑胺，抗感染方案改为头孢曲松联合甲氧苄啶/磺胺甲噁唑、多西环素(0.1，po，bid)。继续抗感染6d，复查胸部 CT 提示肺部感染较前进展，头孢曲松更换为美罗培南(2g，ivgtt，q8h)，同时给予升血小板治疗。治疗4d，复查血常规提示 PLT 逐渐回升，重新给予利奈唑胺治疗(方案为美罗培南、复方磺胺甲噁唑、多西环素、利奈唑胺四药联用)。四联治疗10d，血常规检查提示 Hb(67g/L)、PLT(60×10^9/L)、WBC(3.16×10^9/L)复又下降。将甲氧苄啶/磺胺甲噁唑减量为0.96g，tid，并停用美罗培南，继续治疗2周，PLT 稍有回升，Hb 一直维持在70g/L左右。后考虑抗感染强度问题，又加用美罗培南(1g，q8h)。治疗期间，患者整体情况明显下降，出现严重的恶心呕吐、腹胀、纳差、无力，并 PLT、Hb 和 ALB 持续下降，电解质紊乱。给予止吐等对症处理，无明显缓解，每日肠内营养减少至500mL，患者胃肠道反应依然明显。药师提出目前使用的多种药物(如利奈唑胺、复方磺胺甲噁唑、多西环素、钙剂等)都可引起明显的胃肠道反应。经临床大讨论，考虑患者目前骨髓抑制明显、胃肠道功能紊乱、全身情况较差，奴卡菌感染有所控制，系统性红斑狼疮为非活动期，决定调整治疗方案：停用利奈唑胺、复方磺胺甲噁唑，保留多西环素、美罗培南抗感染；停用雷公藤多苷并逐渐降低泼尼松(强的松)剂量；停用钙剂等可加重胃肠道反应的药物。血常规变化、抗感染方案调整及影像学检查详见图14-1、图14-2。

美罗培南(1g，q8h)联合多西环素(0.1g，bid)抗感染治疗1月余。患者整体状况明显好转，每日可起床行康复锻炼。精神佳，无明显恶心、呕吐、腹胀等，纳差逐渐缓解，肠内营养逐渐调整至1500mL/d，后逐渐从肠内营养调整至正常饮食，并拔除鼻胃管。Hb、PLT、ALB 等逐渐上升，生命体征平稳，未再出现电解质紊乱。期间复查胸部 CT 示病灶无明显变化。头颅 MRI 提示头颅感染病灶有所进展。经讨论后给予调整抗感染方案为利奈唑胺(0.6g，ivgtt，qd)联合多西环素(0.1g，ivgtt，bid)。加用利奈唑胺前2d，患者出现饮食欠佳，稍有恶心不适，无呕吐，予护胃治疗后缓解。治疗8d后改口服利奈唑胺片(0.6g，qd)继续抗感染治疗10d。头颅 MRI 复查提示颅内结节灶较前片稍好转，胸部 CT 提示两肺病灶较前吸收。此后治疗过程中，患者一般情况较好，无

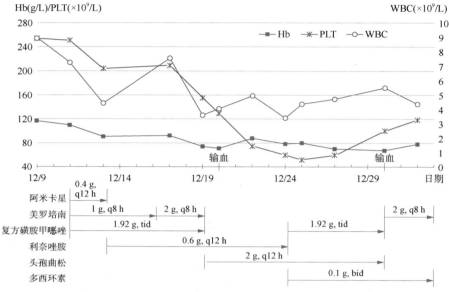

图 14 - 1　血常规变化及抗感染方案调整(2019/12/9—2020/1/2)

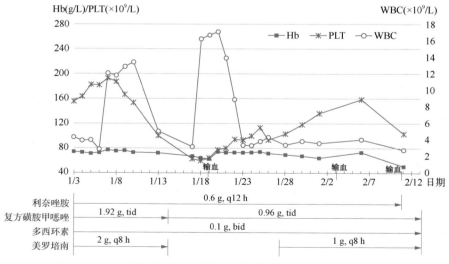

图 14 - 2　血常规变化及抗感染方案调整(2020/1/3—2020/2/13)

恶心、呕吐、腹痛，无咳嗽、咳痰、头痛及头晕等不适。随访血常规、肝肾功能等无明显异常，予出院继续口服利奈唑胺联合多西环素治疗。

二、主要问题

（1）奴卡菌感染未控制，停用主要抗感染药物是否合适？

（2）患者颅内病灶增加，又该如何平衡药物疗效与不良反应的关系？

三、分析与建议

（一）奴卡菌感染未控制，停用主要抗感染药物是否合适

患者奴卡菌感染诊断明确。肺奴卡菌病的治疗主要以磺胺药物为主的联合用药，但近年来磺胺类耐药率有增加趋势，多主张联合用药，而碳青霉烯类和利奈唑胺是敏感性较高的两个药物。Huang 研究了 2009—2017 年间我国部分地区的奴卡菌临床特征及耐药情况，发现所有奴卡菌均对利奈唑胺敏感，其次是亚胺培南和阿米卡星（均为 92.5％的敏感性）。利奈唑胺对奴卡菌属均敏感，适用于重症感染、播散性奴卡菌病或磺胺类药物过敏者。提示治疗难治性肺奴卡菌病时可以根据病情优先选择上述药物。患者既往有系统性红斑狼疮史 20 年，长期服用糖皮质激素加雷公藤片，为免疫缺陷人群，一般情况较差。奴卡菌感染诊断明确，且全身多发部位感染，脑部也有感染灶，考虑属于重症感染。药物治疗首选联合用药，且应选择可透过血-脑屏障者。奴卡菌治疗的药物中利奈唑胺、美罗培南及甲氧苄啶/磺胺甲噁唑均可透过血-脑屏障。患者抗感染治疗是有效的，用药后皮肤脓包消失，腹部病灶吸收，肺部病灶也有所吸收。但由于多种药物联合使用，患者出现多种不良反应，如肾功能损害、骨髓抑制、胃肠道功能紊乱等，严重影响了患者的生命质量。抗感染过程中在平衡疗效和不良反应下多次调整方案，但始终保留主要治疗药物。

前期联合抗感染治疗 2 个多月后，患者骨髓抑制较严重且对症治疗不能缓解。从用药时间关联性和药物不良反应发生率来说，考虑主要可能为利奈唑胺的不良反应，不排除联合用药方案中复方磺胺甲噁唑等的不良反应，或者为不良反应的叠加效应。对于药物不良反应导致的骨髓抑制对症治疗一般不能缓解时首先要考虑停用可疑药物，停药后往往可逐渐缓解。

同时，用药后患者一般情况进行性下降，出现严重胃肠道功能紊乱，影响机体所需营养的摄入。考虑患者基础就有系统性红斑狼疮、糖尿病，长期服用

激素＋雷公藤治疗,淋巴细胞(L)、CD4、白蛋白(ALB)等水平较低,评估存在免疫功能低下。这些药物不良反应的出现对于机体本身对抗疾病是一个很大的打击,我们在治疗疾病的同时,还应该关注患者整体的情况。

目前,患者的治疗矛盾是疾病有效治疗和药物不良反应,如何调整治疗方案,需要进行评估。首先,患者奴卡菌治疗2月余,治疗有效,多处病灶消失,肺部病灶相对比较平稳,颅内虽然有病灶,但是并未出现头颅症状,评估病情相对平稳,暂时没有感染进展和威胁生命的风险。其次,患者一般情况较差,目前意识淡漠,胃肠功能紊乱,严重影响肠内营养供应,血浆白蛋白水平持续低下,且严重骨髓抑制,血小板进行性下降(最低 $59 \times 10^9/L$),评估药物不良反应可能进一步加重骨髓抑制及胃肠道功能,威胁患者生命。权衡之下,尽管目前奴卡菌治疗方案未完成,感染依然存在,但是目前主要矛盾为药物不良反应。故停用可疑抗感染药物利奈唑胺、复方磺胺甲噁唑,同时停用可能引起胃肠道不良反应的其他对症支持治疗用药如阿法骨化醇等。并对系统性红斑狼疮的治疗方案进行调整,减少免疫抑制剂使用,确保患者自身免疫功能的逐渐恢复。

(二)患者颅内感染病灶增加,又该如何平衡药物治疗效果与不良反应的关系

仅用美罗培南联合多西环素抗感染治疗1月余,患者一般情况明显好转,并已拔除鼻胃管,恢复正常饮食。复查血常规基本正常。胸部CT提示病灶较前相仿,但头颅MRI提示颅内感染病灶增多。考虑奴卡菌感染有所进展。多西环素不易透过血-脑屏障进入脑脊液,美罗培南在无脑膜炎症时,血-脑屏障通透率较低,当发生脑膜炎症时,两药透过率可增加。从药物特点和治疗效果来看,此治疗方案对于治疗奴卡菌颅内病灶是不足的,需要调整方案。利奈唑胺血-脑屏障穿透性好,脑脊液/血浆浓度比为60%～70%。有研究认为利奈唑胺适用于奴卡菌中枢神经系统感染患者。甲氧苄啶/磺胺甲噁唑可穿透血-脑屏障,脑脊液/血浆浓度比为甲氧苄啶50%/磺胺甲噁唑40%,不如利奈唑胺。从药物特性来看,首先考虑选择利奈唑胺,但前期使用时出现明显的胃肠道反应,且严重骨髓抑制。能不能再用? 敢不敢用? 对此进行评估。首先,患者前期治疗基本都是联合用药,利奈唑胺和复方磺胺甲噁唑都有引起骨髓抑制的不良反应,两者联合将进一步加重,单用其中一种也许不良反应的发生率或者严重程度都能降低。其次,患者前期使用的多种药物都会影响胃肠道功能,联合用药不良反应都是叠加效应。第三,虽然前期出现明显不良反应,但经过调整后,患者一般情况好转,基础功能逐渐恢复,目前主要矛盾不是药物不良反应,而是奴卡菌的颅内感染。一旦颅内感染进一步发展,可能严重影响患者基础代谢功能,甚至威胁生命。权衡利弊,需调整抗感染方案,加强抗感染控制颅内病灶。曾有报道 1 例免疫缺陷患者奴卡菌感染,经利奈唑胺(0.6 g,q12h)治疗 1 个月后出现骨髓抑制,测血药浓度发现谷浓度远高于目标范围,调整为 0.6 g, q72 h 后,血常规逐渐恢复正常,用药 1 年治愈。可见,利奈唑胺治疗上也可能存在个体差异。故建议该患者调整方案为加用利奈唑胺 0.6 g, qd 给药,用药后评估疗效和不良反应。

四、随访与结果

患者出院后继续利奈唑胺(0.6 g, qd, po)联合多西环素(0.1 g, pd, po)治疗 32 d 入院复查。无发热、咳嗽咳痰等症状,神清,精神可,营养中等,无恶心呕吐等症状。血常规检查:Hb 121 g/L, PLT 212×10^9/L, WBC 2.98×10^9/L, N 1.7×10^9/L;L 1.0×10^9/L。肝肾功能、ESR、CRP 均正常。糖化血红蛋白:6.0%。胸部 CT 提示两肺病灶较前吸收。头颅 MRI 片提示颅内病灶较前好转。

五、总结与体会

在本患者治疗的整个过程中始终存在疗效和不良反应这对矛盾,而主要矛盾和次要矛盾又会发生不断的变化。在治疗初期,控制感染是患者的主要治疗目标,在确定病原学诊断后选择敏感且脑脊液穿透性好的抗感染药物进行治疗。但在治疗过程中患者出现了严重的骨髓抑制和胃肠道不良反应,且患者基础疾病多,营养状况差,若继续抗感染治疗,可能导致患者因药物不良反应出现不良结局。此时主要治疗目标发生改变,及时停止引起相关不良反应药物,予以对症的支持治疗,是保证患者之后能继续治疗的首要任务。当患者全身状况好转,而又出现颅内感染进展时,主要矛盾发生了变化,此时因药物不良反应导致的全身情况不佳已不是主要矛盾,颅内感染进展成了主要矛盾,故加强抗感染方案是解决矛盾的关键。当然,在不得已重新使用之前出现过严重不良反应的药物时,依然需要充分评估,对不良反应与疗效进行平衡,减量使用有可能会降低疗效,但也相对降低了不良反应发生率及其程度,这也是保证长期治疗的一个前提。

（张捷青、叶晓芬）

参考文献

[1] Huang L, Chen X, Xu H, et al. Clinical features, identification, antimicrobial resistance patterns of Nocardiaspecies in China：2009 - 2017 [J]. Diagn Microbiol Infect Dis, 2019, 4(2)：165 - 172.

[2] Kuter D J, Tillotson G S. Hematologic effects of antimicrobials：focus on the oxazolidinone linezolid [J]. Pharmacotherapy, 2001, 21：1010 - 1013.

[3] Halpern M. Linezolid-induced pancytopenia [J]. Clin Infect Dis, 2002, 35：347 - 348.

[4] Nimeiri H S, Nemiary D S. Challenges with linezolid therapy and reversible pancytopenia [J]. Ann Hematol, 2003, 82：533.

[5] Lakhani N, Thompson W, Bombassaro A M. Probable linezolid-induced pancytopenia [J]. Can J Infect Dis Med Microbiol, 2005, 16：286 - 288.

[6] Vinh D C, Rubinstein E. Linezolid：a review of safety and tolerability [J]. J Infect, 2009, 59 Suppl 1：S59 - 74.

[7] 汪复, 张婴元. 实用抗感染治疗学 [M]. 北京：人民卫生出版社, 2004：239.

[8] Rupprecht T A, Pfister H W. Clinical experience with linezolid for the treatment of central nervous system infections [J]. Eur J Neurol, 2005, 12 (7)：536 - 542.

[9] Ntziora F, Falagas M E. Linezolid for the treatment of patients with central nervous system infection [J]. Ann Pharmacother, 2007, 41(2)：296 - 308.

点评一 ▏临床药师

该感染患者的治疗过程提醒了我们,在治疗的过程中,不能只看到治疗效果的一面,药物的不良反应仍然是临床药师需要关注的重点,充分做好抗感染治疗效果和缓解不良反应之间的考量,即所谓"两点论"。但主要矛盾和矛盾的主要方面是会转化的,我们的治疗方案也要相应改变,抓住主要矛盾,抓住矛盾的主要方面;兼顾次要矛盾,兼顾矛盾的次要方面,即所谓"重点论"。当患者出现不能耐受或严重的不良反应时,正确判断可能是哪个药物引起的,及时停药或减量为明智之举。当需要加强疗效加强治疗方案时,也要尽可能选择不良反应小的药物。

（张捷青）

点评二　临床医师

　　临床医师在用药过程中既需要关注药物疗效，也应注意药物的不良反应。有时面对严重感染的患者，面对多重耐药菌的感染，面对特殊部位的感染，往往需要多种抗生素的联合使用。这个过程中常出现不良反应的叠加，有时不良反应甚至会危及患者生命。因此，在治疗过程中主次矛盾可能会发生转变。这就需要临床医师及时根据患者的病情变化调整用药，从而抓住主要矛盾，兼顾次要矛盾。药理知识丰富的临床药师能够给临床医师提供更好的用药参考意见。

（叶　伶）

病例 15　晚期肺腺癌 EGFR-TKI 治疗中出现肺磨玻璃影的思考及对策

关键词　酪氨酸激酶抑制剂，药物相关性肺炎，对策

一、病史摘要

　　患者，女性，53 岁。

　　因"咳嗽、左侧胸痛 2 个月，左侧髋关节疼痛 1 个月余"就诊我院，诊断为肺腺癌ⅣB 期（cT4N0M1c），P53，EGFR 第 21 外显子突变。予以吉非替尼（250 mg，po，qd）靶向治疗。用药 30 d，患者无咳嗽，胸痛症状缓解。复查胸部 CT 示：左肺尖小结节较前缩小，两肺下叶局部炎症病变。未予其他治疗措施，继续吉非替尼治疗。治疗 87 d 随访，患者诉有轻微干咳。复查胸部 CT 示：左肺尖小结节较前相仿，左肺下叶炎症较前进展，部分呈间质性改变，见图 15－1（b）。血

常规检查示：WBC 2.8 × 10⁹/L，N% 51.4%；CRP 0.4 mg/L；CEA >
1 500 ng/mL（较前升高）。医师考虑该患者左下肺间质病变可能为吉非替尼所
致间质性肺炎（interstitial lung disease，ILD），但不排除肿瘤进展后癌性淋巴管
炎表现可能。ctDNA 复查结果示：患者存在 T790M 突变。遂停用吉非替尼，
改为奥希替尼（80 mg，po，qd）治疗。随访中患者髋关节疼痛症状较前好转，
CEA（656 ng/mL）较前显著下降，但仍伴有轻微咳嗽。复查胸部 CT 示：左下肺
炎症，以间质性改变为主，见图 15-1（c）。鉴于改为奥希替尼治疗后患者全身
肿瘤负荷下降，且感染依据不足，医师高度怀疑左下肺间质性改变为吉非替尼
治疗期间发生的 ILD，遂予以泼尼松 20 mg，qd，po 治疗。

患者奥希替尼联合泼尼松治疗 26 d 后门诊随访，自诉未再咳嗽。胸部 CT
复查示：左下肺间质性病变较前吸收，见图 15-1（d）。结合临床药物治疗与转
归，符合酪氨酸激酶抑制剂（tyrosine kinase inhibitor，TKI）相关 ILD。考虑到
患者发生过 TKI 相关 ILD，现奥希替尼治疗中存在复发风险，故泼尼松逐渐减
量至 5 mg，po，qod，并维持治疗。奥希替尼联合泼尼松治疗 1 月余，患者门诊
再次随访，自述无发热、咳嗽、咳痰等症状。SpO₂ 97%，WBC、CRP 在正常范
围，CEA 为 513 ng/mL（较前继续下降）。胸部 CT 示：左下肺间质性病变较前
进展，内见小结节影，见图 15-1（e）。

表 15-1　患者 CEA 指标变化

治疗用药	吉非替尼	吉非替尼	奥希替尼	奥希替尼	奥希替尼	奥希替尼
治疗时长	治疗前	治疗 60 d	治疗 48 d	治疗 96 d	治疗 130 d	治疗 163 d
CEA/(ng/mL)	>1 000	>1 500	656	513	470	551

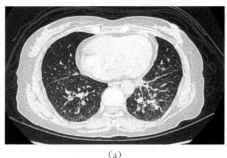
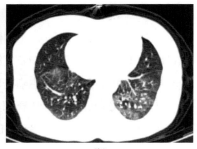

(a)　　　　　　　　　　　　　　(b)

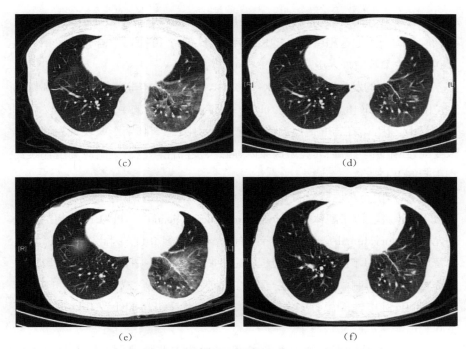

图 15-1 患者吉非替尼与奥希替尼治疗过程中胸部影像学改变

注:(a)吉非替尼治疗前,左下肺前基底段炎性病变;
　　(b)吉非替尼治疗 87 d,两肺下叶局部炎症病变,左肺下叶间质性病变较前进展;
　　(c)奥希替尼治疗 74 d,左下肺炎症,以间质性改变为主;
　　(d)奥希替尼治疗 100 d,泼尼松治疗 26 d,左下肺间质性病变较前吸收;
　　(e)奥希替尼治疗 135 d,泼尼松治疗 61 d,左下肺间质性病变较前进展,内见小结节影;
　　(f)奥希替尼治疗 169 d,泼尼松治疗 95 d,左下肺炎性病变伴小结节,较前好转。

二、主要问题

（1）患者应用吉非替尼、奥希替尼治疗期间出现肺间质性病变,是否考虑药物相关性 ILD?

（2）TKI 相关性 ILD 后是否可以继续使用 TKI 治疗?

三、分析与建议

（一）患者吉非替尼、奥希替尼治疗期间出现肺间质性病变,是否考虑药物相关性 ILD

吉非替尼说明书中报道其 ILD 的发生率为 1.3%。上市后研究发现,其发生率存在差异。研究显示,日本患者使用吉非替尼后 ILD 的发生率为 2.4%～8.3%,我国台湾地区患者 ILD 的发生率为 2.3%。黄种人中吉非替尼相关性ILD 的发生率较白种人更高。

关于 ILD 的发生时间,WJTOG 研究中,患者接受吉非替尼后发生 ILD 的中位时间为 31 d(18～50 d)。而 OLCSG 研究显示,ILD 的中位发生时间为 13 d(4～23 d)。因此,在吉非替尼治疗的前 2 个月中,患者肺部影像表现为间质样改变时,在排除了病毒、非典型病原体等感染及癌性淋巴管炎时应高度怀疑药物引起的 ILD。

据统计,奥希替尼诱导的 ILD 发生率为 3%,然而近期研究显示,奥希替尼联合程序性死亡因子配体－1(programmed death ligand 1,PD-L1)抑制剂度伐利尤单抗(durvalumab)治疗的患者中有 38% 观察到 ILD。因此需密切监测奥希替尼联合 PD-L1 抑制剂治疗过程中患者临床任何相关症状的变化。奥希替尼诱导 ILD 的机制尚不清楚,鉴于其在先前使用第一代或第二代 EGFR-TKI治疗期间无肺毒性的患者中发生的 ILD,第三代 EGFR-TKI 致 ILD 机制可能不同。

本病例中,从以下几个因素考虑,患者发生吉非替尼相关性 ILD 可能性极大:

(1)患者左下肺磨玻璃影样病灶在吉非替尼治疗 87 d 时已存在,持续时间较长;

(2)患者仅有轻微干咳,体温、WBC、CRP 等指标一直处于正常范围,可基本排除感染;

(3)奥希替尼治疗后,患者全身骨痛症状明显好转,CEA 较前明显下降,肺部结节缩小,提示肺癌治疗有效,可基本排除癌性淋巴管炎;但胸部 CT 显示左下肺病变无明显吸收;

(4)该患者左下肺间质性改变在使用奥希替尼前即已出现;

(5)联合泼尼松治疗 1 月余,左下间质改变明显吸收。

而该患者在继续奥希替尼治疗过程中,随访发现左下肺再次出现了磨玻璃阴影。期间患者无发热、胸闷、咳嗽、咳痰等症状,且 CEA 较前下降,该患者是否发生了奥希替尼相关 ILD?

Noonan 等人的研究提到 20 例使用奥希替尼的患者中 7 例(35%)发生了短暂性无症状肺部模糊阴影(transient asymptomatic pulmonary opacities,

TAPO)。患者表现为无症状,胸部影像学特征为伴随或无结节的磨玻璃样混浊影,肿瘤标志物在治疗中呈下降趋势,当继续给予奥希替尼治疗时磨玻璃样阴影可自行吸收。发生 TAPO 的中位时间为奥希替尼治疗后 8.7 周,吸收中位时间为 6 周。Lee Hansang 等人的研究提到,使用奥希替尼的 74 例患者中 15 例(20.3%)发生了 TAPO,发生 TAPO 的中位时间为 24 周,继续使用奥希替尼时,TAPO 吸收的中位时间为 6 周。同时,通过随访发现,TAPO 阳性患者的无进展生存期(progression-free survival, PFS)和总生存期(overall survival, OS)较长(PFS:22 个月 *vs* 15 个月,$P = 0.293$;OS:37 个月 *vs* 24 个月,$P = 0.059$)。因此,结合该患者临床表现,考虑可能为奥希替尼致 TAPO。继续当前方案治疗,并密切随访。

(二) TKI 相关性 ILD 后,是否可以继续 TKI 治疗

无论是吉非替尼或奥希替尼,FDA 药物说明书中都明确指出,发生 TKI 相关 ILD 后需永久停用。美国国立卫生研究院、国家癌症研究所发布的《不良事件通用术语标准》(*Common Terminology Criteria for Adverse Events*, CTCAE),将药物性 ILD 根据其严重程度分为 1~5 级。在一些个案报道中,患者使用 EGFR-TKI 期间发生 ILD,由于其严重程度较轻,且无法耐受其他治疗,在间质性病变吸收后再次给予 EGFR-TKI 治疗,随访中并未观察到 ILD 复发。一项研究综述了再次给药后 ILD 的复发情况,重新接受 TKI 治疗的 24 例患者中,19 例联合小剂量糖皮质激素治疗,仅 1 例再次发生 ILD,其余 4 例未联合糖皮质激素治疗,2 例再次发生 ILD,提示再给药时联合糖皮质激素治疗,可能可以降低 ILD 的复发率。而当再次给予 TKI 时,继续使用原 TKI 或换用其他 TKI,ILD 的复发率无明显差异。Kosuke 等观察了 TKI 相关性 ILD 后继续 TKI 治疗或停用对患者 OS 的影响,结果发现再给药组较停用组 OS 显著延长(15.5 *vs* 3.5 个月,$P = 0.029$)。因此,当患者发生 TKI 相关性 ILD 的程度较轻且无法耐受其他肿瘤治疗方案时,待间质性病变吸收后再次给予 TKI 并联合小剂量糖皮质激素治疗,可能为患者带来更多的临床获益。

四、随访与结果

患者未作治疗方案调整,继续接受奥希替尼联合泼尼松 5mg, qod 治疗。1 个月后门诊随访,胸部 CT 片示:左下肺炎性病变伴小结节,较前好转,见图 15-1(f),符合奥希替尼致 TAPO 的临床特征。

五、总结与体会

EGFR-TKI 诱导的 ILD 诊断相对困难,需要与感染、放射性损伤、疾病进展等鉴别,排除其他引起肺影像学改变的因素后,才考虑是否为药物性 ILD。诊断为药物相关性 ILD 后,停药是最常见的处理措施。但是停药可能会让某些特殊的患者(如无法耐受放化疗者、EGFR-TKI 治疗有效者等)失去有效的治疗机会,故个体化的治疗是很重要的。本案例告诉我们对于不能耐受放化疗、EGFR-TKI 治疗有效且药物性 ILD 比较局限的患者,不一定需要停药,联合较小剂量口服糖皮质激素且在密切监护的情况下,继续 EGFR-TKI 治疗可能让患者继续获益。同时,对于第三代 EGFR-TKI(奥希替尼)可能出现特殊的影像学改变(TAPO),应仔细鉴别,仅凭怀疑为 ILD 而停用药物可能会剥夺患者延长生命的治疗。

(陈泳伍)

参考文献

[1] Min J H, Lee H Y, Lim H, et al. Drug-induced interstitial lung disease in tyrosine kinase inhibitor therapy for non-small cell lung cancer: a review on current insight [J]. Cancer Chemother Pharmacol, 2011, 68(5): 1099 - 1109.

[2] Camus P, Kudoh S, Ebina M. Interstitial lung disease associated with drug therapy [J]. Br J Cancer, 2004, 91 Suppl 2: S18 - 23.

[3] Ando M, Okamoto I, Yamamoto N, et al. Predictive factors for interstitial lung disease, antitumor response, and survival in non-small-cell lung cancer patients treated with gefitinib [J]. J Clin Oncol, 2006, 24(16): 2549 - 2556.

[4] Mamesaya N, Kenmotsu H, Takahashi T. Successful osimertinib rechallenge in a patient with advanced non-small cell lung cancer following osimertinib-induced interstitial lung disease after treatment with nivolumab [J]. Invest New Drugs, 2017, 35(6): 839 - 841.

[5] Arakawa N, Tsujita A, Saito N, et al. Successful erlotinib rechallenge after both gefitinib- and erlotinib-induced interstitial lung diseases [J]. Respirol Case Rep, 2013, 1(1): 17 - 19.

[6] Dallas J L, Jantz M A, Lightsey J L, et al. Successful erlotinib rechallenge after erlotinib-induced interstitial lung disease [J]. J Thorac Oncol, 2011, 6

(6):1142-1143.

[7] Kiriu T, Tamura D, Tachihara M, et al. Successful osimertinib rechallenge with steroid therapy after osimertinib-induced interstitial lung disease [J]. Intern Med, 2018, 57(1):91-95.

[8] Kashiwabara K, Semba H, Fujii S, et al. Outcome in advanced non-small cell lung cancer patients with successful rechallenge after recovery from epidermal growth factor receptor tyrosine kinase inhibitor-induced interstitial lung disease [J]. Cancer Chemother Pharmacol, 2017, 79(4):705-710.

[9] Noonan S A, Sachs P B, Camidge D R. Transient asymptomatic pulmonary opacities occurring during osimertinib treatment [J]. J Thorac Oncol, 2016, 11(12):2253-2258.

[10] Lee H, Lee H Y, Sun J M, et al. Transient asymptomatic pulmonary opacities during osimertinib treatment and its clinical implication [J]. J Thorac Oncol, 2018, 13(8):1106-1112.

点评一 ▌ 临床药师

本案例中患者在 TKI 治疗过程中存在几个药学问题。第一,其肺部磨玻璃样间质性改变是否为 TKI 导致的 ILD? 在排除了感染、癌性淋巴管炎等因素后,结合患者的用药时间与影像学改变,基本可以认定肺间质性病变确实由 TKI 所致。第二,发生了 TKI 导致的 ILD 后,患者还能否继续治疗? 首先,需要明确该患者现阶段 TKI 的疗效,有无其他更优的治疗方案选择;其次,患者发生的药物性 ILD 的程度如何,对症治疗后有无好转,继续 TKI 治疗时复发的风险如何。第三,患者继续奥希替尼治疗后,再次出现了肺间质性改变,治疗方案该如何调整? 在患者肿瘤治疗控制良好、感染依据不足的情况下,再次出现了肺间质性改变,高度怀疑是再次发生了 TKI 致 ILD,根据 FDA 说明书中提示,明确奥希替尼治疗期间发生的 ILD 后需停用,患者可能会失去治疗机会。在对国内外文献检索中发现,一些个案报道中奥希替尼导致的 TAPO 与该患者情况基本相符,因此决定在密切随访下继续奥希替尼的治疗,并在随访过程中得以验证,从而实现了个体化的药物治疗。

(史文秀)

点评二　临床医师

　　TKI 相关的 ILD 是靶向治疗中需要引起足够重视的不良反应。然而，在临床中，尤其是对于肺部肿瘤的患者中往往难以鉴别，同时也存在多种混杂的因素。比如，出现药物相关性肺炎的同时合并感染。鉴别诊断的难度会更大，需要相关的检查后进行综合分析，并且密切随访。在高度怀疑发生了 TKI 导致的 ILD 时应如何处置，需要结合患者个体化差异进行分析，有的患者需要停药，有的患者可以在使用糖皮质激素治疗的同时继续给予 TKI 的治疗。最后，在对不良反应的判断存在疑虑时，一些国内外发表的相关研究或报道可以作为参考和依据。临床医师与药师协同合作，将为患者提供更为全面、精细化的药物治疗方案。

（胡莉娟）

病例 16　上气道曲霉感染，是否与哮喘治疗有关

关键词　吸入性糖皮质激素，局部不良反应，上气道曲霉感染

一、病史摘要

　　患者，女性，44 岁。有幼时哮喘史，4～7 岁间曾反复出现气喘、咳嗽等症状，但 7 岁后未再发作。10 年前再次出现气喘、咳嗽等症状，当地医院诊断为哮喘，经治疗后缓解，但未使用长期控制药物。4 年前，症状再次出现，至我院就诊，给予沙美特罗替卡松（50/250 μg，bid）长期吸入治疗，但患者未规律用药。1 年前，患者因哮喘急性发作至当地医院住院治疗，接受射流雾化吸入布地奈德 1 mg 联合复方异丙托溴铵 2.5 mL，tid 治疗共 20 余日。期间出现声嘶、咽喉疼痛等症状，考虑为吸入性糖皮质激素（inhaled corticosteroids，ICS）引致的局部不良反应，且出院后前述症状无改善。2 个月前，患者气喘、咳嗽较前明显加重，伴咳黄黏痰，不伴发热、胸痛及盗汗等。至当地医院住院治疗，血清免疫球蛋白 E（serum immune globulin E，IgE）水平为 130.9 U/mL；痰细菌培养示

阴性；痰真菌涂片示真菌菌丝；痰真菌培养示黄曲霉和白假丝酵母阳性；胸部CT检查未见明显异常；纤维支气管镜检查见会厌声带黏膜充血并有明显的白斑附着，双侧支气管黏膜炎性改变。给予甲泼尼龙抗炎、支气管扩张剂平喘和口服伏立康唑(0.2g，q12h)抗真菌治疗。患者症状好转，同时声嘶、咽喉疼痛等也逐渐改善。用药1个多月后，患者自行停用伏立康唑，声嘶、喉部不适伴咳嗽又趋明显，为进一步诊治遂来我院就诊。患者有过敏性鼻炎，无其他基础疾病；对青霉素和头孢菌素类抗生素过敏；否认有吸烟、饮酒等嗜好。

体格检查：无明显阳性体征。

辅助检查：血清变应原特异性IgE检测示户尘螨和真菌类阳性，其余基本正常；纤维支气管镜检查未见明显异常。

诊断：①支气管哮喘；②上气道真菌感染?

二、主要问题

(1) 患者上气道曲霉感染可能，跟哮喘治疗有关吗？

(2) 出现ICS相关性局部不良反应，哮喘的长期治疗如何调整？

三、分析与建议

(一)患者上气道曲霉感染可能，跟哮喘治疗有关吗

ICS是哮喘长期治疗首选用药。ICS的全身不良反应较小，而其局部不良反应较为常见，是影响患者治疗依从性的一个重要因素。ICS的局部不良反应主要包括声嘶、咽喉不适、口咽部假丝酵母病和咳嗽等。临床试验中的总发生率为5%～10%，而对患者问卷调查结果则显示总发生率高达55%～58%。Dubus等通过对儿童哮喘患者进行问卷调查和临床检查，发现接受ICS治疗的哮喘患儿出现至少一种局部不良反应的比例＞60%。

本例患者接受射流雾化吸入ICS后出现声嘶、咽喉疼痛，主要考虑为ICS引致的局部不良反应。临床药师询问后得知，患者雾化吸入后没有及时漱口。射流雾化吸入ICS的剂量较大，加上患者漱口不及时，ICS的局部不良反应发生率更高。患者除声嘶、咳嗽外，还合并了上气道曲霉感染。临床药师查阅国内外文献，发现吸入ICS的口咽部真菌感染以假丝酵母较常见，并未见有ICS相关性上气道曲霉感染的报告。基于患者痰培养曲霉阳性、纤维支气管镜检查见白斑附着，且伏立康唑治疗有效、停用则症状加重，仍考虑可能为上气道

真菌感染。讨论后,继续予口服伏立康唑治疗。

(二) 出现 ICS 相关性局部不良反应,哮喘的长期治疗如何调整

一般认为 ICS 相关局部不良反应是可耐受,但是较严重的局部不良反应也会影响患者治疗的依从性。某些局部不良反应呈剂量依赖性,因此建议使用 ICS 的最低有效剂量。部分局部不良反应与装置有关,可考虑更换吸入装置类型。常规建议吸入用药后立即用清水漱口不但可减轻或避免局部不良反应,而且还可减少由药物从口咽部吸收而引起的全身不良反应。如果发生局部不良反应不能耐受,停止 ICS 即可减轻症状或逆转。

该患者在抗曲霉治疗的同时,哮喘的治疗上给予降低 ICS 剂量,改以联用口服白三烯受体拮抗剂(孟鲁司特钠,每晚口服 10 mg)维持哮喘控制。此外,向患者强调吸入 ICS 后及时进行深漱口的重要性。

出院用药:口服孟鲁司特钠(10 mg,qn)、吸入布地奈德福莫特罗(160/4.5 μg,bid)、口服伏立康唑(0.2 g,bid)。

四、随访与结果

用药 2 周后随访,患者哮喘未发作,声嘶、咽喉疼痛症状明显好转。建议继续口服伏立康唑治疗 2 周,若患者声嘶等症状完全消失,可停用抗真菌药物。

五、总结与体会

患者吸入 ICS 治疗后出现声嘶、咽喉疼痛等,一般考虑为药物的局部不良反应,应给予用药指导,即吸药后须立即漱口,上述症状大多会消失或减轻。若患者口咽部出现白斑,提示可能存在口腔假丝酵母感染,可使用 2%～3% 的碳酸氢钠溶液漱口以控制或治疗感染,或口服氟康唑治疗感染。如经这些措施处理疗效仍不好,还要警惕上气道曲霉感染可能,特别是对那些长时间吸入较大剂量 ICS 治疗、吸入技术欠佳或没有及时漱口或免疫功能较差的患者,必要时可直接进行喉镜或纤维支气管镜检查。一旦确诊为曲霉感染,应给予抗真菌治疗。

(谢　宁、叶晓芬)

参考文献

[1] 中华医学会呼吸病学分会哮喘学组.支气管哮喘防治指南（支气管哮喘的定义、诊断、治疗和管理方案）[J].中华结核和呼吸杂志，2008，31(3):177 - 185.

[2] Global Initiative for Asthma. Global strategy for asthma management and prevention (revised 2014) [EB/OL]. [2015 - 08 - 12]. http://www. ginasthma. org/local/uploads/files/GINA_Report_2014_Aug12. pdf.

[3] Roland N J, Bhalla R K, Earis J. The local side effects of inhaled corticosteroids [J]. Chest, 2004, 126(1):213 - 219.

[4] Dubus J C, Marguet C, Deschildre A, et al. Local side-effects of inhaled corticosteroids in asthmatic children: influence of drug, dose, age, and device [J]. Allergy, 2001, 56(10):944 - 948.

[5] 许瑞香，谭少屏，梁亚连.吸入糖皮质激素引致口腔念珠菌病的护理 [J].全科护理，2013，11(1C):198 - 199.

[6] 周泽云，陈健，陈焱.重度哮喘患者吸入大剂量激素副作用的观察及预防 [J].中华护理杂志，2001，36(3):183 - 185.

点评一　临床药师

这是一例因长期使用 ICS 而发生声嘶、咽痛等局部不良反应的病例,患者除局部不良反应外,还合并了上气道曲霉感染。

首先,临床药师通过反复询问得知,患者雾化吸入 ICS 后未及时漱口。雾化吸入 ICS 的剂量较大,加上患者漱口不及时,ICS 的局部不良反应发生率更高。因此,需向患者强调吸入 ICS 后及时进行深漱口的重要性。

其次,临床药师分析相关文献,并结合患者的实验室检查和治疗效果,考虑为上气道真菌感染,建议给予口服伏立康唑治疗。在抗曲霉治疗的同时,建议哮喘的治疗上降低 ICS 剂量,改以联用口服白三烯受体拮抗剂维持哮喘控制。

（许　青）

点评二　临床医师

患者吸入 ICS 治疗后如出现声嘶、咽喉疼痛等,通常认为是 ICS 相关局部不良反应,一般可耐受,但较严重的局部不良反应会影响患者的治疗依从性。常规建议给予用药指导,即吸药后需立即漱口,如效果不佳,可降低 ICS 使用剂量。

本例中的患者由于长期雾化吸入 ICS 治疗而发生声嘶,咽痛等局部不良反应,同时合并上气道真菌感染。临床药师发现问题,借助专业的药物知识,参与到临床药物治疗中,最终与临床医师共同帮助患者解决相关的问题。

（胡莉娟）

病例 17　肺癌患者化疗出现高热和腹泻,是感染还是药物反应

关键词　达拉菲尼,曲美替尼,药物热,腹泻,不良反应

一、病史摘要

患者,男性,75 岁,身高 162 cm,体重 75 kg。

患者确诊晚期肺腺癌 6 年余,曾行培美曲塞联合顺铂化疗、厄洛替尼靶向治疗、贝伐珠单抗抑制血管生成等综合治疗。2018 年 1 月至 2019 年 6 月使用奥西替尼(80 mg, qd, po)治疗。2019 年 7 月胸部 CT 图像提示肿瘤较前稍大,新增左侧胸腔积液。评估病情进展。再次肺穿刺活检肺组织基因检测: $EGFR$(＋), $BRAF$(＋)。综合评估后,改用 Combi DT 方案(曲美替尼 2 mg, po, qd＋达拉菲尼 150 mg, po, bid)治疗。服药第 9 日,患者出现发热伴畏寒,体温最高 39.5℃,心率 82 次/分,伴恶心、纳差,无咳嗽咳痰,无腹痛腹泻,无皮疹、皮肤瘙痒等不适。门诊查 WBC、CRP、PCT、ESR 等指标均有轻度升高,评估感染可能。先后给予莫西沙星(0.4 g, ivgtt, qd)、厄他培南(1 g, ivgtt, qd)抗感染治疗。同时暂停 Combi DT 方案。抗感染及停 Combi DT 方案 3 d,患者体

温恢复正常。体温正常 1 周后,患者一般情况较好,停用抗感染治疗。因病情需要,与患者沟通后,拟再次尝试 Combi DT 方案(曲美替尼 2 mg, po, qd + 达拉菲尼 150 mg, po, bid)。用药 1 月余,患者出现腹胀、腹泻每日 5～7 次黄绿色水样便,伴反复发热,体温最高达 38.5℃,有恶心呕吐、明显纳差,无明显咳嗽咳痰、皮肤黏膜干燥、皮疹及皮肤瘙痒等不适。为进一步治疗,收治入院。

既往有冠心病病史 2 年,规律服用硫酸氢氯吡格雷片、阿司匹林肠溶片。否认抽烟、喝酒等嗜好。无药物、食物过敏史。

查体:T 38.2℃,P 108 次/分,R 20 次/分,BP 101/72 mmHg。神清,精神可,呼吸平稳。全身浅表淋巴结无肿大。扁桃体无肿大、腮腺正常。胸廓无畸形,双肺叩诊清音,听诊呼吸音清。心律齐。腹平软,肝脾未及。

实验室检查:

血常规:WBC 7.4×109/L,N% 73.5%;

血电解质:K^+ 3.2 mmol/L,Na^+ 132.5 mmol/L,Cl^- 98.2 mmol/L;

CRP:11.6 mg/L;

粪便常规和粪便细菌培养均无异常。

诊断:①原发性支气管肺癌(右肺腺癌 cT4N0M1a(对侧肺)Ⅳ期 PS0 分);②发热腹泻原因待查;③冠状动脉粥样硬化性心脏病(PCI 术后)。

患者 Combi DT 方案治疗期间出现严重腹泻伴发热,讨论后,认为药物导致的腹泻和发热可能性较大,停用 Combi DT 方案。给予补钾、补液等对症支持治疗后,患者体温 2 d 后恢复正常,腹泻好转,食欲恢复,一般情况逐渐好转。

二、主要问题

(1) 分析患者出现发热和腹泻的原因及其处理措施。

(2) 达拉菲尼联合曲美替尼(Combi DT)引起药物热的临床表现、可能机制及处理措施。

三、分析与建议

(一)患者出现发热和腹泻的原因分析

本例肺癌基因 *BRAF V600E* 突变患者使用 Combi DT 方案治疗,治疗期间曾出现 2 次发热。第一次为用药 9 d 后出现发热伴畏寒，WBC、CRP、PCT、ESR 轻度升高，但无明确感染灶，考虑 Combi DT 方案治疗期间可能抵抗力有所下降，感染不能除外。停用 Combi DT 方案并给予抗感染治疗 3 d 后患者体温恢复正常。体温正常 1 周后，患者一般情况较好，停用抗感染治疗。因病情需要，与患者沟通后，拟再次尝试 Combi DT 方案。用药 1 月余，患者再次出现发热（体温 38.5 ℃）并伴有食欲减退、严重腹泻（5～7 次/日）等，没有明显感染征象，考虑可能与 Combi DT 方案治疗相关。遂停用 Combi DT 方案，并给予补液、补充电解质等对症治疗。2 d 后患者体温恢复正常。综合评估后，药师认为 Combi DT 方案治疗和第 1 次发热、第二次发热伴腹泻有比较明显的时间关联性。查阅达拉菲尼的说明书，达拉菲尼可引起发热，且发生率为 28%，其中初发的中位时间为 11 d。临床观察研究显示，达拉菲尼单药组引起发热的发生率为 26%，而达拉菲尼联合曲美替尼（Combi DT）引起发热的发生率为 71%。故该患者的前后 2 次发热都可能为药物热引起。

有临床研究报道，使用 Combi DT 方案后，约 38% 的患者会出现 1 次以上的腹泻，3～4 级严重腹泻发生的概率为 1%，且腹泻常与发热同时发生。目前，关于引发腹泻的机制尚不明确，与感染性肠炎的主要区别是患者粪便常规和粪便细菌培养均正常。处理措施主要是停药、对症补液、补充电解质治疗。该患者按照不良反应分级，腹泻为 3 级（严重），给予补钾、补液等对症支持治疗后，腹泻好转，食欲恢复，一般情况逐渐好转。

（二）达拉菲尼联合曲美替尼（Combi DT）引起药物热的临床表现、机制及处理措施

研究发现达拉菲尼联合曲美替尼（Combi DT）引起药物热与年龄、性别、*BRAF* 基因、ECOG 评分、AJCC 转移阶段无关；与乳酸脱氢酶（LDH）基线、肿瘤直径大小无关。临床表现方面，达拉菲尼联合曲美替尼（Combi DT）的药物热非一过性的发热，第一次发热的中位时间为 19 d，持续发热的中位时间为 9 d。再次发热的中位时间为 24～31 d，持续发热的中位时间为 4～5 d，平均每位发热患者有 2 次发热经历，其中 21% 的患者发热经历超过 3 次。

目前，达拉菲尼联合曲美替尼（Combi DT）引起的药物热机制未明确。有研究发现，达拉菲尼和曲美替尼的作用机制以 MAPK 通路为靶点：达拉菲尼选择性地抑制被持续激活的突变型 BRAF 蛋白，而曲美替尼选择性地抑制被 RAF 激酶激活的 MEK1 和 MEK2 蛋白，影响体内体温调节中枢。也有研究提示，达拉菲尼血药浓度与药物热的发病概率和严重程度相关。

关于达拉菲尼联合曲美替尼（Combi DT）引起药物热的二级预防，有研究认为,对乙酰氨基酚、非类固醇抗炎药（NSAIDs）和减少给药剂量对于预防达拉菲尼联合曲美替尼（Combi DT）引起的药物热无效,糖皮质激素（泼尼松）可用于 Combi DT 引起的药物热的二级预防,给药剂量波动在 10～50 mg/d。也有使用秋水仙碱成功治疗联合化疗方案（Combi DT）引起发热的个案报道。目前,对于达拉菲尼联合曲美替尼（Combi DT）引起的药物热,可考虑使用糖皮质激素进行二级预防或者尝试使用秋水仙碱进行治疗。

四、随访和结果

患者经补液、补充电解质等对症治疗后,腹泻逐渐好转,2 d 后体温恢复平稳,一般情况可。评估患者使用 Combi DT 方案,治疗效果欠佳,同时不良反应较明显,不再使用该方案。待患者食欲、营养等综合情况好转后,再进行评估更换其他抗肿瘤方案。

五、总结和体会

肿瘤患者在临床诊疗过程中出现发热时,往往会首先关注感染性发热、肿瘤热等,而忽略了药物的因素。本病例提醒临床医师和药师,应及时监测患者使用的药物中是否存在导致发热的可疑的药物,从患者、病情、药物 3 个方面进行综合评估发热的原因,提高患者用药的安全性和合理性。

该患者无食物药物过敏史,不属于易敏体质。从病情角度,该患者无自身免疫性疾病,肿瘤多次评估为病变稳定（SD）,不符合肿瘤热的特点,故暂时排除肿瘤热、风湿热等非感染性疾病导致的发热。该患者第一次发热同时伴有感染指标的轻度升高,故感染性疾病引起的发热不能除外。从药物角度,该患者使用 Combi DT 方案 9 d 后出现发热伴畏寒,中性粒细胞比例和 CRP、降钙素原水平轻度升高,但无明确感染灶,考虑可能与 Combi DT 方案有关,停用该方案并给予抗感染治疗 3 d 后患者体温恢复正常。继续尝试使用 Combi DT 方案,43 d 后患者再次出现发热（体温 38.5 ℃）伴腹泻腹胀。停用 Combi DT 方案,并给予补液、补充电解质等对症治疗 2 d 后患者体温恢复正常。患者出现发热与使用达拉菲尼和曲美替尼有合理的先后时间关系,且发热和腹泻为 Combi DT 方案已知的常见不良反应,停用后体温恢复正常。因此,该患者的发热和腹泻可能为药物因素作用的结果。

（陈　超、李　琴）

参考文献

［1］《中华传染病杂志》编辑委员会.发热待查诊治专家共识［J］.中华传染病杂志, 2017, 35（11）: 641-655.

［2］ Lee C I, Menzies A M, Haydu L E, et al. Features and management of pyrexia with combined dabrafenib and trametinib in metastatic melanoma ［J］. Melanoma Res, 2014, 24(5):468-474.

［3］ Cebollero A, Puertolas T, Pajares I, et al, Comparative safety of BRAF and MEK inhibitors(vemurafenib, dabrafenib and trametinib) in first-line therapy for BRAF-mutated metastatic melanoma ［J］. Mol Clin Oncol, 2016, 5(4): 458-462.

［4］ Menzies A M, Ashworth M T, Swann S, et al, Characteristics of pyrexia in BRAFV600E/K metastatic melanoma patients treated with combined dabrafenib and trametinib in a phase Ⅰ/Ⅱ clinical trial ［J］. Ann Oncol, 2015, 26(2): 415-421.

［5］ Vera J, Paludo J, Kottschade L, et al. Case series of dabrafenib-trametinib-induced pyrexia successfully treated with colchicine ［J］. Support Care Cancer, 2019, 27(10):3869-3875.

点评一　临床药师

　　这是一个既普遍又特殊的病例,其普遍性在于患者使用达拉菲尼联合曲美替尼(Combi DT)治疗期间出现的药物不良反应,可以根据我国国家ADR监测中心制定的因果判断准则进行判断。而特殊性在于该不良反应主要表现为发热和腹泻,而发热的病因较多,诊断相对较难,需要根据患者的临床症状、实验室检查、影像学检查以及治疗效果进行综合评估。

　　首先,重视药物的不良反应——药物热。针对发热待查的患者,在寻找病因的过程中,不能忽略药物的因素。该患者发热起病,抗感染治疗有效,提示发热可能为感染性疾病引起。除此之外,还应考虑到达拉菲尼联合曲美替尼(Combi DT)引起的药物热。根据准则,发热症状的出现与用药有合理的先后时间关系,且发热为达拉菲尼已知的不良反应,故发热可判断为达拉菲尼的不良反应。因此,该患者的发热不能只考虑疾病因素,还有药物的因素。

(郑婷婷)

点评二　临床医师

　　临床医师在给肿瘤患者治疗过程中,往往重视病情变化,容易忽略药物引起的不良反应。本病例提醒临床医师应及时监测患者使用的药物中是否存在可疑的不良反应,从患者、病情、药物 3 个方面进行综合评估患者的用药方案,并在药物使用过程中密切关注可能的不良反应,并进行及时处理,从而提高患者用药的安全性和合理性。

(叶　伶)

病例 18　帕金森病合并肺炎,高热不退的原因是什么

关键词　高热,抗帕金森症药,撤药综合征

一、病史摘要

　　患者,女性,65 岁,身高 162 cm,体重 58 kg。

　　因"纳差伴气短、咳嗽 1 周"入院。患者 1 周前无明显诱因下逐渐出现食欲缺乏,伴活动后气促,稍咳嗽,无发热,于 4 月 15 日来我院急诊。胸部 CT 提示:左肺下叶炎症。给予抗感染、补液等治疗,效果不佳。于 4 月 18 日收治入院。

　　既往有帕金森病史 8 年,表现为行走困难、睁眼困难伴吞咽困难,平时进食流食,偶有呛咳。服用多巴丝肼片(美多巴;187.5 mg, po, tid)、卡左双多巴控释片(息宁;0.1 g, po, bid)、盐酸普拉克索片(森福罗;0.5 mg, po, bid)治疗。有高血压病史 6 年,平时口服厄贝沙坦氢氯噻嗪片(81.25 mg, po, qd)控制血压,随访血压控制可。有焦虑、抑郁状态病史 3 年,平时口服草酸艾司西酞普兰

片(10 mg, po, qd),夜间服用劳拉西泮片(1 mg, po, qn)助眠。

体格检查:T 37 ℃,P 80 次/分,R 20 次/分,BP 140/80 mmHg。

神志清晰,精神一般,呼吸平稳,表情减少,被动体位,口齿含糊,查体无法配合。胸廓无畸形,触诊双侧呼吸动度对称,双肺听诊呼吸音粗,可闻及少许湿啰音。

实验室检查:血常规检查:WBC 5.69×10⁹/L, N% 65.2%。肝肾功能:ALT 20 U/L, AST 16 U/L, BUN 3.7 mmol/L, CREA 41 μmol/L。血电解质:K⁺ 3.9 mmol/L, Na⁺ 133 mmol/L, Cl⁻ 97 mmol/L, Ca²⁺ 2.32 mmol/L。血糖:5.4 mmol/L。胸部 CT 提示:左肺下叶炎症。

入院诊断:肺部感染、帕金森病及高血压病(1 级,高危组)。

入院后给予注射用哌拉西林他唑巴坦(4.5 g, ivgtt, q8 h)联合莫西沙星注射液(0.4 g, ivgtt, qd)抗感染治疗。4 月 23 日起患者诉腹胀,体温在 38 ℃ 以上,最高 40 ℃。4 月 26 日呕吐咖啡色液体,隐血 3+,考虑上消化道出血,予以禁食,加用泮托拉唑(80 mg, ivgtt, bid)抑酸治疗。患者大便数日未解,腹胀明显,体温仍未控制,口服药物均改为鼻饲给药。4 月 28 日胸部 CT 示左肺炎症较前吸收;WBC 6.46×10⁹/L, N% 81.4%, CRP 7.1 mg/L。4 月 29 日院内会诊,发热考虑肺外隐匿感染,建议抗菌药物升级治疗。调整抗感染治疗为美罗培南(1 g, ivgtt, q8 h)联合万古霉素(1 g, ivgtt, q12 h)。鉴于患者发热仍不退,5 月 2 日加用氟康唑(0.2 g, ivgtt, qd)。5 月 5 日胸部 CT 复查提示左肺少许炎症较前进一步吸收。由于体温仍未控制,病情进一步加重,再次全院会诊。会诊意见一致认为发热不考虑感染引起,停用美罗培南、万古霉素和氟康唑注射液。临床药师通过与患者家属沟通发现住院后患者抗帕金森病药物服用的依从性差,而且卡左双多巴控释片为控释剂型,鼻饲给药破坏了控释剂结构。考虑发热不退可能为撤药综合征所致,建议停用卡左双多巴控释片,同时予以多巴胺激动剂治疗。医师同意临床药师的观点,加用盐酸金刚烷胺片(0.1 g,鼻饲,tid)。5 月 7 日患者体温恢复正常,直至 5 月 15 日出院,患者均未有发热。

二、主要问题

(1) 对于该患者,撤药综合征是否成立?

(2) 什么是撤药综合征? 当发生抗帕金森药物的撤药综合征,如何处理?

三、分析与建议

（一）对于该患者，撤药综合征是否成立

患者住院期间十几天高热不退，请全院 2 次会诊后，排除了肺部感染和其他隐匿部位感染引发的高热。临床药师查阅相关文献并仔细询问医师和患者家属后提出有撤药综合征的可能，首先，患者长期服用多巴丝肼片、卡左双多巴控释片、盐酸普拉克索片 3 种抗帕金森病药物，入院后，医师没有再下医嘱开具抗帕金森病药物，由患者自行服用自备药物。患者是否自行停用抗帕金森病药物？仔细询问发现患者及其家属对服用抗帕金森病药物的情况模糊不清，不能肯定入院后按时服用。其次，患者家属告知药师，由于患者入院后腹胀，于 26 日呕吐咖啡色液体，之后改为鼻饲给药，而卡左双多巴控释片为控释剂型，如鼻饲给药可破坏剂型，会影响该药物的血药浓度。有学者提出当帕金森病患者不能口服时，由于左旋多巴缓释剂的生物利用度比左旋多巴速释剂略低，建议在急诊给予 1∶1 转换成速释剂型，以避免多巴胺能刺激突然下降。第三，患者长期卧床，胃肠功能弱。入院几日后，腹胀加重，多日没有大便，有可能疾病导致胃肠功能进一步异化，导致药物吸收减少。晚期帕金森患者除了常见运动过缓、肌强直、静止性震颤及姿势步态异常等，还常常并发植物神经功能紊乱，特别是消化道蠕动障碍，而且抗帕金森药物也会导致胃肠蠕动功能减退，长期使用易造成大便不通，甚至引起肠梗阻，导致水电解质失衡，出现肠坏死、出血、感染及中毒性休克等重症表现。综上所述，临床药师认为患者的高热症状很有可能是停用抗帕金森药物所致的撤药综合征。

（二）什么是撤药综合征？当发生抗帕金森药物的撤药综合征，如何处理

恶性综合征（neuroleptic malignant syndrome，NMS）为 1960 年由一名法国精神病学家首次报道，是精神科一种严重的药物不良反应。以持续发热、肌肉强直、震颤、严重心血管症状和自主神经系统症状最具特征性。临床不多见，但病死率高达 20%，堪称精神科药物不良反应致死的头号杀手。NMS 是一种罕见但进展快速、严重时可致命的并发症，常发生于使用抗精神病药物、多巴胺受体拮抗剂等，剂量过大、加量过快、胃肠道外给药、合并用药或频繁换药，都容易导致 NMS 的发生。当抗帕金森病药物突然停药时，也会引起恶性综合征的发生，因此又叫撤药综合征。

当发生撤药综合征时，通常建议加用多巴胺激动剂如溴隐亭或金刚烷胺

等。本病例中停止使用卡左双多巴控释片,加用盐酸金刚烷胺片后,患者体温很快恢复正常。可以肯定患者之前的高热是抗帕金森药物服用不当引发的撤药综合征。

四、随访与结果

出院 1 周后,电话随访。患者家属告知,患者目前在康复医院疗养,体温正常,一直服用盐酸金刚烷胺片、多巴丝肼片及盐酸普拉克索片。

五、总结与体会

发热待查在临床上是十分棘手的事件,是临床疾病诊疗的一个重点和难点。临床药师在本患者的治疗监护中,通过分析文献、药学查房,运用自身掌握的药物知识,与临床医师和患者进行有效的沟通,发现了该患者发热的根本原因,使治疗取得了满意的效果。临床药师也通过此病例,向临床医师和患者进行了撤药综合征等相关药学知识的宣教。因此,抗帕金森病药物撤离时必须缓慢进行,当发生胃肠道疾病时注意加强监测,并确保患者的用药依从性,从而保障患者的用药安全。

（谢　宁）

参考文献

[1] Jane Alty, Jeremy Robson, Philippa Duggan-Carter, et al. What to do when people with Parkinson's disease cannot take their usual oral medications [J]. Practical neurology, 2016, 16(2):122 - 128.

[2] 郭进春,王璋,常斌宾,等.高龄帕金森病因急性肠损伤继发恶性撤药综合征1 例 [J].中华保健医学, 2016, 18(3):251 - 252.

[3] Tejal Patel, Feng Chang. Parkinson's disease guidelines for pharmacists [J]. Can Pharm J (Ott), 2014, 147(3):161 - 170.

[4] Barbara S. Connolly, Anthony E. Lang. Pharmacological Treatment of Parkinson Disease A Review [J]. JAMA, 2014, 311(16):1670 - 1683.

[5] 《中华传染病杂志》编辑委员会.发热待查诊治专家共识 [J].中华传染病杂志, 2017, 35(11):641 - 655.

点评一　临床药师

这是一例使用抗帕金森病的药物不当引发的撤药综合征。患者因肺炎入院，期间发生高热不退，通过 2 次院内会诊，几经周折，最终找到了发热的病因。

首先，需熟悉并掌握抗帕金森药物使用的注意事项。患者入院后，在抗感染治疗期间发生高热，肺部 CT 显示，肺部感染好转，但体温不退，符合高热与肺部感染无关的特点。第一次全院会诊考虑是否存在其他部位隐匿性感染，因此升级了抗菌药物，但发热仍未消退，才开始考虑高热与感染无关。可见，发热并不等于存在感染，临床思维中应考虑非感染因素。

其次，和患者的沟通十分重要。临床药师通过几次反复询问患者家属，发现患者可能存在服药依从性的问题，并且考虑患者有腹部不适，出现呕吐等症状，再加上患者高热后通过鼻饲给药，从而推测高热症状很有可能是抗帕金森药物的撤药综合征。当患者服用金刚烷胺后，体温恢复很快正常，得以明确诊断。

（张捷青）

点评二　临床医师

发热待查是临床中疑难疾病诊治的一个难点。引起发热待查的病因超过 200 种，可以归纳为以下 4 类：感染性疾病、肿瘤性疾病、非感染性炎症性疾病及其他疾病。其中感染性疾病是引起发热待查的最主要的病因。虽然病因复杂，但是通过详细的病史询问和细致的体格检查，再加上必要的实验室检查和辅助检查，大多数的发热病因可以查明。帕金森病患者需长期服药，当需要停药或合并其他疾病时应注意撤药综合征发生的可能。本病例中临床药师通过与临床医师、患者家属几次沟通，借助临床药师专业的药物知识，结合该患者抗帕金森药物使用的具体情况，作出其发热原因是抗帕金森药物所致的撤药综合征的判断。临床医师接受建议，给予金刚烷胺后，患者体温恢复正常。该病例是临床医师与临床药师联合解决发热待查临床难题的典型例子。

（胡莉娟）

病例 19　重度皮疹，起因是食物还是药物

关键词　拉莫三嗪，初始剂量，重度药疹

一、病史摘要

患者，男性，16 岁，身高 175 cm，体重 70 kg。

因"全身皮疹 5 d"入院。20 余日前，患者因肺炎在当地医院住院治疗，经抗感染对症支持治疗后好转。住院治疗期间出现癫痫发作（首次发作），治疗后癫痫得到控制。治疗 5 d，病情好转出院。出院后继续口服抗感染药物头孢克洛分散片（0.25 g，po，tid）抗菌治疗，拉莫三嗪片（25 mg，po，bid）抗癫痫治疗。出院 2 周，患者进食海鲜后出现上肢皮肤皮疹，伴瘙痒，随后皮疹发展至全身，并进行性加重，可见水泡，以眼周、口唇周围明显，黏膜破损明显，伴疼痛，不能进食。至我院就诊，门诊给予地塞米松注射液（5 mg，ivgtt，st）治疗，效果不佳，遂入院治疗。

体格检查：T 36.5℃；P 90 次/分；BP 120/70 mmHg。神志清晰，精神尚可，呼吸平稳，营养中等，表情自如，发育正常，自主体位，应答流畅，查体合作。全身皮肤皮疹，融合成片，可见水泡，黏膜有损伤，疼痛明显。全身浅表淋巴结无肿大。颈软，甲状腺未及肿大，胸廓无畸形，双肺听诊未及干湿啰音。心律齐，腹软，无压痛。

血常规：WBC 8.03×10^9/L，N% 77.3%，HGB 136 g/L，PLT 339×10^9/L。CRP 131.7 mg/L；血电解质：K^+ 4.54 mmol/L，Na^+ 142.4 mmol/L，Cl^- 105.0 mmol/L，Ca^{2+} 2.33 mmol/L。

入院诊断：重症药疹，癫痫。

入院后给予甲泼尼龙（40 mg，ivgtt，bid）、兰索拉唑（30 mg，ivgtt，qd）、头孢呋辛（1.5 g，ivgtt，bid）、外用软膏局部处理及其他肠外营养支持治疗。治疗 4 d，患者体温 38.4℃，医师考虑皮肤局部感染后抗感染效果不佳，改用利奈唑胺（0.6 g，ivgtt，q12h）抗感染治疗。3 d 后，患者体温恢复正常，药疹逐渐好转，全身症状改善。主治医师与临床药师共同探讨该病例，临床药师认为虽然进食海鲜可以引起皮疹，但怀疑该患者皮疹为拉莫三嗪所致（已在发病时给予停用）。之后患者病情稳定，皮疹逐渐消退。

二、主要问题

（1）该患者的重度药疹是拉莫三嗪引起的吗？为何在服药2周后发生？

（2）如何预防拉莫三嗪引起的重度皮疹？

三、分析与建议

（一）该患者的重度药疹是拉莫三嗪引起的吗？为何在服药2周后发生

临床药师全面评估用药史，仔细询问患者，并查阅相关文献后，基本肯定了患者的重度皮疹是由拉莫三嗪用法用量不当引起的。

首先，拉莫三嗪片的说明书中提到，对于成人及12岁以上的儿童，单药治疗癫痫时，其初始剂量为25mg，每日1次，连服2周；随后用50mg，每日1次，连服2周；此后每1~2周增加剂量，最大增加量为50~100mg，直到达到最佳疗效。该患者从未使用过拉莫三嗪抗癫痫治疗，但起始给药为25mg，bid，起始剂量偏高。1994年，FDA批准拉莫三嗪用于临床以来，提倡从小剂量起始，缓慢加量。

其次，拉莫三嗪的常见的不良反应为皮疹、头痛、头晕、共济失调、视觉障碍及恶心、呕吐等胃肠道反应；罕见不良反应有严重皮肤不良反应：史-约综合征（Stevens-Johnson syndrome）、中毒性表皮坏死松解症等，药物诱导的超敏反应主要表现为血液学异常（嗜酸性粒细胞增多，单核细胞增多症），皮肤萎缩和内脏受累等。本例患者应诊断为史-约综合征。曾有文献报道：增加剂量过快、起始给药剂量过高、合并使用丙戊酸钠、既往服用抗癫痫药物过敏史、年龄<13岁等，均是发生史-约综合征或中毒性表皮坏死松解症的高危因素。

第三，患者在第1次出院时，带药头孢克洛分散片和拉莫三嗪片，头孢克洛分散片服用10d后停用，拉莫三嗪片则继续服用，在出院2周后，进食海鲜后出现皮疹。有研究报道，精神科药物引发的严重皮肤不良反应平均潜伏期在10d左右，与患者发病时间相符。

综上所述，患者的重度药疹考虑由拉莫三嗪引发的严重不良反应。

（二）如何预防拉莫三嗪引起的重度皮疹

临床资料显示拉莫三嗪皮肤不良反应常具有剂量依赖性，逐渐增加剂量能显著降低皮疹发生率。应严格按照说明书规定的初始剂量给药，然后逐渐增加剂量可达到最佳治疗效果。同时可通过血药浓度监测，为特殊患者选择个体化给药方案。

2015年，一项针对中国汉族人群进行 HLA－B1502 等位基因与拉莫三嗪皮肤不良反应相关性的 Meta 分析指出：HLA－B1502 基因携带率与拉莫三嗪导致的史-约综合征和中毒性表皮坏死松解症有关联。2019年的另一项研究提到：HLA－A*31：01 等位基因与拉莫三嗪所致皮肤不良反应也有一定关系。

因此，在临床使用拉莫三嗪时，要注意患者的年龄、性别、用药剂量、是否合并丙戊酸等因素，对处于特殊生理、病理状态以及更改合并用药情况的患者应注意监测血药浓度水平。同时有条件的可对患者的等位基因类型进行筛查，更好地评估和分析拉莫三嗪用于患者治疗发生皮肤不良反应的风险，这样有助于提高拉莫三嗪用药的安全性和有效性，尽量将患者的不良反应发生率降至最低。

四、随访与结果

患者在出院时皮疹明显消退，皮肤感染改善，可以进食。甲泼尼龙已减量至每日30 mg。出院带药：甲泼尼龙片（32 mg，po，qd），雷贝拉唑钠肠溶片（10 mg，po，qd）。临床药师对神经内科医护人员进行有关拉莫三嗪的药学授课，并建议开展拉莫三秦相关基因检测。

五、总结与体会

临床药师在本患者的治疗监护中，通过分析文献、药学查房，运用自身掌握的药物知识，并与临床医师和患者进行有效的沟通，终于发现该患者重度皮疹的真正原因。因此，临床上使用拉莫三嗪时，必须注意用法用量和血药浓度监测，必要时对患者进行相关基因筛查，以减少不良反应的发生率，从而保障患者的用药安全。

（谢　宁）

参考文献

［1］Mufson, Jeffrey. Lamotrigine: Pharmacology, Clinical Utility, and New Safety Concerns ［J］. Ame Jol of Psytry Res Journal, 2018, 13:2-4.

［2］刘文丽，李红健，于鲁海，等. 拉莫三嗪致斯-约综合征及相关文献分析

［J］.中国医院药学杂志，2012，32(18):1490-1493.

［3］ Greil W, Zhang X, Stassen H, et al. Cutaneous adverse drug reactions to psychotropic drugs and their risk factors-a case-control study ［J］. Eur Neuropsychopharmacol, 2019, 29(1):111-121.

［4］ Stahl SM. Stahl's Essential Psychopharmacology: Prescriber's Guide. 5th Edition ［M］. Cambridge University Press, 2014.

［5］ 广东省药学会.关于印发《拉莫三嗪个体化给药临床药师指引》的通知［EB/OL］.(2016-04-12)［2019-8-11］.http://www.sinopharmacy.com.cn.

［6］ 高阳，于爱平，蒋玉凤，等.HLA-B*1502等位基因与中国南方汉族癫痫患者拉莫三嗪皮肤不良反应关联性的Meta分析［J］.中国医院药学杂志，2016，36(2):110-114.

［7］ 梅冬，张晓燕，赵立波，等.HLA-A*31:01等位基因与拉莫三嗪所致皮肤不良反应关联性的Meta分析［J］.中国医院药学杂志，2019，39(3):265-268.

点评一　临床药师

这是一例拉莫三嗪的起始剂量过高而引起的严重皮肤不良反应,因此临床上在使用拉莫三嗪时,需注意以下事项:

首先,需熟知拉莫三嗪的用法用量,初始治疗剂量为25 mg,每日1次,连服2周;随后用50 mg,每日1次,连服2周;此后每1～2周增加剂量,最大增加量为50～100 mg,直到达到最佳疗效。切记使用时要逐渐增加剂量,这样可显著降低皮疹发生率,并达到最佳治疗效果。本病例因为拉莫三嗪的起始剂量过高(25 mg,bid),而发生重度皮疹。

其次,特殊患者(包括肝肾功能不全者、妊娠期妇女、儿童、老年人等或者合并其他药物)使用时,注意监测其血药浓度水平。如有条件建议患者进行等位基因筛查,将患者的不良反应发生率降至最低。

（杨其莲）

点评二　临床医师

拉莫三嗪是一种新型的广谱的抗癫痫药物,是治疗癫痫的首选药物之一。临床上,主要用于部分性和全身性癫痫发作的单药治疗或辅助治疗,还可作情感稳定剂治疗Ⅱ型双相情感障碍。但是在治疗中拉莫三嗪容易发生皮肤不良反应,部分可转为严重威胁生命的皮肤反应。

本病例中由于医务人员对该药缺乏使用经验,起始剂量给药过高,导致严重不良反应的发生。临床药师通过与医师、患者沟通,借助专业的药物知识,判断了重度皮疹是由拉莫三嗪所致,并为临床医师和患者进行了相关药学知识宣教。

（胡莉娟）

病例 20　儿童白血病化疗合并真菌感染，治疗中出现肝损伤的处理

关键词　伏立康唑,药物性肝损伤,血药浓度监测,急性淋巴细胞白血病

一、病史摘要

患儿,男性,6 岁 10 个月,身高 118 cm,体重 22 kg,体表面积 0.85 m^2。

患儿 3 年前确诊为急性淋巴细胞白血病(L2 型,B 细胞型,中危组),行 VDLD 方案(长春地辛、表柔比星、培门冬酶及地塞米松)化疗。患儿无食物及药物过敏史。2 年前曾诊断为肺曲霉病,以伏立康唑 175 mg, po, q12 h 治疗 92 d,肺部病灶完全消失。之后化疗期间,在骨髓抑制期均以伏立康唑 9 mg/kg po, q12 h 二级预防感染复发。2 周前,患儿出现咳嗽咳痰。查 G 试验 218.7 pg/mL, GM 试验 1.032 μg/L。胸部 CT 示右肺中、下叶及左肺下叶感染性病变。疑诊肺曲霉感染。予伏立康唑 200 mg, po, q12 h 治疗 1 周,咳嗽咳痰好转。胸部 CT 复查提示肺部感染好转。现患儿偶有咳嗽,无发热,无呕吐腹泻等,为行第 8 次 VDLD 化疗收住入院。

体格检查:T 37.1℃, P 96 次/分, RR 24 次/分, BP 109/80 mmHg。神志清,精神可,呼吸平。浅表淋巴结无肿大,皮肤无瘀点、瘀斑。咽无充血,双肺呼吸音清,未闻及明显干湿啰音。心律齐,各瓣膜区未闻及明显杂音。腹软,肝脾肋下未及肿大。巴氏征、克氏征及布氏征均阴性。

辅助检查：

血常规(入院前 4 日)：WBC $1.3\times10^9/$L，N $0.73\times10^9/$L，PLT $53\times10^9/$L，其他无异常；

CRP：<0.5 mg/L；

肝功能(入院前 4 日)：TBIL 16.1 μmol/L，DBIL 4.3 μmol/L，ALT 205 U/L，AST 295 U/L，ALP 147 U/L，γ-GT 30 U/L，TBA 58.7 μmol/L；

肾功能：无异常；

肝炎病毒、巨细胞病毒、EB 病毒等均为阴性。

入院诊断：急性淋巴细胞白血病(L2 型，B 细胞型，中危组)，肺曲霉病。

入院当天完善各项检查后，行 VDLD 方案化疗，同时继续予伏立康唑 200 mg，po，q12 h 抗真菌治疗。次日患儿出现发热，体温最高 38.7℃，仍有干咳。血常规：WBC $0.82\times10^9/$L，N $0.61\times10^9/$L，PLT $54\times10^9/$L；CRP 5.21 mg/L。胸部 CT：两肺感染性病变较前进展。将口服伏立康唑改为静脉滴注(伏立康唑 172 mg + NS 50 mL，ivgtt，q12 h)，并加用美罗培南 0.43 g + NS 100 mL，ivgtt，q8 h、利奈唑胺 215 mg，ivgtt，q8 h 联合抗感染，以及重组人粒细胞刺激因子 100 μg，qd 皮下注射，复方甘草酸苷 20 mL + NS 50 mL ivgtt qd 对症支持治疗。入院第 5 日起患儿体温恢复正常。血常规检查：WBC $6.48\times10^9/$L，N $5.05\times10^9/$L，Hb 113 g/L，PLT $70\times10^9/$L；CRP 8.69 mg/L。入院第 9 日时，查肝功能示：TBIL 23.3 μmol/L，DBIL 18.2 μmol/L，ALT 196 U/L，AST 231 U/L，ALP 187 U/L，γ-GT 320 U/L，TBA 88.7 μmol/L。给予丁二磺酸腺苷蛋氨酸 0.5 g + 5% GS 50 mL，ivgtt，qd，降黄利胆。入院第 14 日时患儿出现巩膜黄染。血常规检查：WBC $3.69\times10^9/$L，N $2.12\times10^9/$L，Hb 119 g/L，PLT $135\times10^9/$L；CRP 3.38 mg/L；肝功能：TBIL 86.3 μmol/L，DBIL 56.3 μmol/L，ALT 177 U/L，AST 176 U/L，ALP 286 U/L，γ-GT 526 U/L，TBA 178.7 μmol/L。胸部 CT 提示两肺感染性病变较前稍进展。

二、主要问题

(1) 肝损伤应如何评估及处理？

(2) 伏立康唑血药浓度监测有无意义？

(3) 下一步抗真菌治疗方案如何选择？

三、分析与建议

（一）肝损伤应如何评估及处理

患儿治疗期间，发生肝功能损害并逐渐加重，而肝炎病毒、巨细胞病毒、EB病毒等均为阴性，出现肝功能损害的原因可能为病情加重或用药所致。目前，患儿白血病处于缓解状态，肺部感染灶虽稍有进展，但总体尚稳定。入院第 14日时患儿出现巩膜黄染，胸部 CT 复查提示两肺感染性病变较前稍进展；血常规检查：WBC $4.74 \times 10^9 / L$，N $3.39 \times 10^9 / L$，Hb 107 g/L，PLT $137 \times 10^9 / L$；CRP 3.46 mg/L。因此，暂不考虑病情加重引起肝功能损害。

该患儿入院前 4 日肝功能示肝酶升高，当时正伏立康唑治疗中。入院后患儿肝功能损害逐渐加重，回顾其用药：伏立康唑（入院前 15 日～入院第 13 日）、VDLD 方案化疗（入院第 1 日）、美罗培南（入院第 2 日～第 8 日）、利奈唑胺（入院第 4 日～第 11 日）、重组人粒细胞集落刺激因子（入院第 2 日～第 3 日）、复方甘草酸苷（入院第 2 日～第 21 日）及腺苷蛋氨酸（入院第 8 日～第 21 日）。从时间关联性角度分析，伏立康唑引起的药物性肝损伤（drug induced liver injury，DILI）可能性较大，但不排除其他药物影响或加重肝功能损害，尤其是化疗药物。伏立康唑引起的 DILI 可发生于开始治疗后的任何时间，但常见于开始治疗的 10～28 d 内，以混合型肝损伤和胆汁淤积多见，常表现为转氨酶升高和胆红素升高。危险因素包括暴露量过高、长期使用、合用肝毒性药物等。肝损伤通常在伏立康唑减量或停药后约 2 周内逆转。该患儿肝损伤较符合伏立康唑引起的 DILI 的发生时间和临床表现，并同时存在剂量较大、疗程较长、合用肝毒性化疗药物等危险因素。

入院第 14 日，患儿 DILI 严重程度分级为 3 级（重度肝损伤）。及时停用可疑的肝损伤药物是 DILI 最为重要的治疗措施，但应充分权衡停药引起疾病进展和继续用药导致肝损伤加重的风险。参考 FDA 药物临床试验中出现 DILI的停药标准，该患儿已达到 ALT 或 AST 超过 3 倍正常上限及 TBIL 超过 2 倍正常上限的停药标准。而参考伏立康唑个体化用药指南提出的伏立康唑停药指征，该患儿也已达到 TBIL 超过 3 倍正常上限。因此，该患儿应停用伏立康唑，避免肝功能损害进一步加重。

（二）伏立康唑血药浓度监测有无意义

尽管现有的研究尚不足以充分确定伏立康唑肝毒性风险的阈值水平，但已有多项研究证明伏立康唑暴露量过高（谷浓度＞5.5 μg/mL）与中枢神经系统毒性显著相关，与肝毒性可能相关。一项研究对伏立康唑治疗侵袭性真菌病的 52 例成人患者进行了治疗药物监测（therapeutic drug monitoring，TDM），伏立康唑谷浓度＞5.5 μg/mL 的患者中严重神经系统不良事件发生率为 31%，严重胆汁淤积发生率为 19%；而谷浓度≤5.5 μg/mL 的患者中无严重神经系统不良事件发生，严重胆汁淤积发生率为 8%。

对于接受伏立康唑治疗的患者，开展 TDM 有助于评估是否是由于药物暴露不足而导致治疗失败，是否是由于药物暴露过高而发生毒性反应，从而提高疗效和安全性。在一项前瞻性对照研究中，110 例接受伏立康唑治疗的患者随机分为 TDM 组和非 TDM 组，两组总体死亡率和伏立康唑相关不良事件的发生率没有显著差异。但因不良事件停用伏立康唑的比例，TDM 组明显低于非TDM 组（4% *vs* 17%；*P* = 0.02），并且 TDM 组治疗反应率更高（81% *vs* 57%；*P* = 0.04）。

（三）下一步抗真菌治疗方案如何选择

该患儿体温、血常规、炎症指标均已恢复正常，但入院后两次胸部 CT 均提示肺部感染病灶持续进展，结合以往病史，此时仍需继续抗真菌治疗。该患儿自 2 年前伏立康唑治疗肺曲霉病成功后，化疗期间骨髓抑制期均以伏立康唑二级预防感染复发，有伏立康唑长期用药史。有报道认为，尽管曲霉菌属中少见唑类耐药，但长期暴露于三唑类抗真菌药物的患者，菌株最低抑菌浓度（MIC）升高可导致耐药性感染。

对于难治性曲霉病进行补救治疗的一般策略是改变抗真菌药物的种类。补救治疗的抗真菌药物包括两性霉素及其脂质体剂型、米卡芬净、卡泊芬净、泊沙康唑及伊曲康唑。两性霉素及其脂质体剂型、米卡芬净、卡泊芬净均无口服制剂，不便于患儿的序贯治疗。泊沙康唑混悬液可用于预防和治疗 13 岁以上患者侵袭性曲霉和念珠菌感染，但 13 岁以下儿童的安全性有效性资料尚不充分。Lehrnbecher 等报道了泊沙康唑（日平均剂量 21 mg/kg）在免疫缺陷儿童和青少年侵袭性真菌感染补救治疗中的经验，补救治疗的有效率为 60%，所有患者均未因临床或实验室不良事件停用泊沙康唑。

四、随访与结果

检测伏立康唑谷浓度为 10.4 μg/mL，进一步支持伏立康唑引起肝损伤的推测。于入院第 14 日停用伏立康唑,继续保肝治疗。并改用泊沙康唑 110 mg po qid。入院第 22 日时(伏立康唑停用 8 d),肝功能基本恢复正常(ALT 61 U/L, AST 50 U/L, ALP 284 U/L, γ - GT 162 U/L, TBIL 21 μmol/L, DBIL 7.9 μmol/L, Cr 31 μmol/L)。复查胸部 CT 示两肺感染病灶较前吸收。评估病情稳定予以出院,出院后继续口服泊沙康唑治疗。

根据 Roussel Uclaf 因果关系评估法(RUCAM)对该病例评分,RUCAM 评分为 7 分,很可能为伏立康唑导致 DILI。

五、治疗总结

对于发生肝功能损害的患者,在排除疾病因素后需警惕 DILI 的可能性,合理评估并运用治疗药物监测手段,调整怀疑药物的剂量或停用。关注可能的药物不良反应的同时,更要及时跟踪治疗结果,对治疗过程进行全面分析,才能做到有的放矢。

(朱正怡)

参考文献

[1] Chalasani N P, Hayashi P H, Bonkovsky H L, et al. ACG Clinical Guideline: the diagnosis and management of idiosyncratic drug induced liver injury [J]. Am J Gastroenterol, 2014, 109(7):950 - 966.

[2] 中华医学会肝病学分会药物性肝病学组. 药物性肝损伤诊治指南 [J]. 中华肝脏病杂志, 2015, 23(11):810 - 820.

[3] Chen K, Zhang X, Ke X, et al. Individualized Medication of Voriconazole: a practice guideline of the Division of Therapeutic Drug Monitoring, Chinese Pharmacological Society [J]. Ther Drug Monit, 2018, 40(6):663 - 674.

[4] Patterson T F, Thompson G R, Denning D W, et al. Practice guidelines for the diagnosis and management of aspergillosis: 2016 update by the Infectious Diseases Society of America [J]. Clin Infect Dis, 2016, 63(4):1 - 60.

[5] Park W B, Kim N H, Kim K H, et al. The effect of therapeutic drug monitoring on safety and efficacy of voriconazole in invasive fungal infections: a randomized controlled trial [J]. Clin Infect Dis, 2012, 55(8):1080 - 1087.

[6] Benitez L L, Carver P L. Adverse effects associated with long-term administration of azole antifungal agents [J]. Drugs, 2019, 79(8):833 - 853.

[7] Verweij P E, Mellado E, Melchers W J. Multiple-triazole-resistant aspergillosis

　　　　［J］. N Engl J Med, 2007, 356：1481－1483.

［8］ Lehrnbecher T, Attarbaschi A, Duerken M, et al. Posaconazole salvage treatment in paediatric patients：a multicentre survey［J］. Eur J Clin Microbiol Infect Dis, 2010, 29(8)：1043－1045.

［9］ Groll A H, Castagnola E, Cesaro S, et al. Fourth European Conference on Infections in Leukaemia（ECIL－4）：guidelines for diagnosis, prevention, and treatment of invasive fungal diseases in paediatric patients with cancer or allogeneic haemopoietic stem-cell transplantation［J］. Lancet Oncol, 2014, 15(8)：e327－340.

［10］ Bernardo V A, Cross S J, Crews K R, et al. Posaconazole therapeutic drug monitoring in pediatric patients and young adults with cancer［J］. Ann Pharmacother, 2013, 47：976－983.

点评一 临床药师

　　这是一例在伏立康唑治疗可疑肺曲霉病过程中发生肝功能损害的病例。目前,DILI 的诊断仍属排他性诊断,确认存在肝损伤后,首先需排除其他肝病,然后通过因果关系评估来确定肝损伤与可疑药物的相关程度。该患者住院治疗过程中使用药物品种较多,入院当天行 VDLD 化疗,可能增加 DILI 风险。

　　明确可疑药物后,评估停药/继续用药风险,及时停用可疑药物或减少剂量,是 DILI 的首要治疗措施。人体对药物的肝毒性具有一定适应性,ALT 和 AST 的暂时性波动较为常见,而真正进展为严重 DILI 和肝功能衰竭的情况相对少见。该患儿在入院第 14 日时,ALT＞3 倍正常上限,TBIL＞4 倍正常上限,DILI 严重程度 3 级(重度肝损伤),达到停药标准。停用伏立康唑改用泊沙康唑后,患儿肝功能逐渐好转,肺部感染控制。

　　在药物治疗过程中,常可能出现药物性肝损伤的不良反应。对有基础肝病背景或存在多种肝损伤病因的患者,应用具有潜在肝毒性的药物时应注意更密切的监测,及时发现 DILI 的发生,并全面细致地追溯可疑药物应用史,评估停药/继续用药风险,是临床药师发挥药学技能专长、保障安全用药的重要切入点。

（周　密）

点评二　　临床医师

药物性肝损是常见的药物不良反应,特别是见于经肝脏代谢的药物。面对患者出现肝功能损害时,临床医师在排除其他肝病的前提下要分析哪种或哪些药物可能导致药物性肝损。对于某些起治疗关键作用的药物,就要评估停药/继续用药风险。具体到本案例,药物性肝损是伏立康唑较为常见的不良反应。伏立康唑的常规剂量是根据患者的体重进行计算的,但个体药代动力学基因的差异会导致患者血药浓度出现很大的差异。有鉴于此,检测血药浓度从而调整用药剂量可以减少药物的不良反应。对于该患者而言,在伏立康唑治疗过程中肺内病变仍较前进展,考虑到患者既往长期使用伏立康唑作为预防性用药,故而有耐药可能。在临床药师的建议下,使用泊沙康唑作为二线抗真菌用药,不仅达到了疗效,且肝功能基本恢复正常。

（叶　伶）

病例 21　治疗药物监测下,仍要警惕万古霉素的毒性反应

关键词　万古霉素,谷浓度,耳毒性,药物热

一、病史摘要

患者,男性,31 岁,身高 178 cm,体重 85 kg。

因“畏寒发热 13 d,胸痛 1 d”入院。患者 12 岁时发现先天性心脏病,未予治疗。13 d 前,患者无明显诱因出现畏寒、发热,最高体温 39.8 ℃,发热以上午为重,伴有乏力。院外输液治疗 10 d,用药有头孢类抗菌药物、左氧氟沙星及阿奇霉素(具体药物不详)。患者仍有高热,近 1 d 出现胸痛。病程中否认咳嗽、咳痰、心悸、食欲减退、恶心等。为进一步诊治收治入院。

体格检查:T 39.8 ℃,P 105 次/分,R 22 次/分,BP 122/83 mmHg。神志清晰,口唇无发绀。双肺呼吸音对称,未闻及干湿啰音,无胸膜摩擦音。心律齐,

未闻及病理性杂音。腹软,无压痛,双下肢无水肿。

入院辅助检查:

血常规:WBC 17.9×10^9/L, N% 89.4%;

心脏彩超检查:先天性心脏病,室间隔缺损(左向右分流),左室增大,三尖瓣、主动脉瓣轻度反流;

胸部 CT:双肺多发结节、斑片状、条索状高密度影,考虑炎性病变。

入院诊断:①发热原因待查:脓毒血症?;②社区获得性肺炎;③先天性心脏病(室间隔缺损)。

入院后给予哌拉西林/他唑巴坦联合左氧氟沙星经验性抗感染治疗。治疗 3d,患者仍有发热,体温 39.8℃。血常规检查:WBC 20.4×10^9/L, N% 83.3%;CRP 173.15 mg/L;血培养提示耐甲氧西林金黄色葡萄球菌(methicillin-resistant Staphylococcus aureus,MRSA)。追加诊断:MRSA 菌血症。考虑 MRSA 菌血症合并播散性肺炎,调整给药方案为万古霉素 0.5 g + NS 100 mL, ivgtt, q6 h。

临床药师建议万古霉素每剂滴注时间 1~2h,用药第 3 日测万古霉素谷浓度及血肌酐(Scr)。用药第 3 日,患者体温正常。随访血常规 WBC 12.4×10^9/L, N% 77.5%;CRP 118.42mg/L;万古霉素谷浓度为 1.94μg/mL。心脏彩超检查提示未见赘生物。考虑万古霉素浓度偏低,建议调整万古霉素用量为 1.0g, q8h。用药第 6 日测万古霉素谷浓度 4.10μg/mL。继续增加万古霉素剂量为 1.0g, q6h。用药第 9 日,测万古霉素谷浓度 8.60μg/mL。用药第 11 日连续 2 次复查血培养均提示 MRSA 生长,对万古霉素敏感。由于用药剂量较大,先不增加给药剂量,建议延长每剂滴注时间为 3h。用药第 13 日,患者出现发热,体温 38.6℃。测万古霉素谷浓度 11.35μg/mL。第 16 日患者仍发热,体温 39.0℃。主诉左耳听不见,右耳听力正常。血常规检查示 WBC 6.0×10^9/L, N% 54.4%;CRP 21.11 mg/L;PCT 0.01 ng/mL;肾功能正常;万古霉素谷浓度 8.76μg/mL;血培养阴性。建议立即停用万古霉素,给予利奈唑胺 0.6 g, ivgtt, q12h;更换药物第 2 日患者体温 36.5℃,左耳听力恢复正常。利奈唑胺静脉用药 4 d 后,患者未再发热,胸部 CT 复查提示病灶较前明显吸收,病情稳定出院。出院后继续服用利奈唑胺片 0.6g, po, q12h,连续服用 10 d。万古霉素用药期间剂量调整和监测血肌酐、谷浓度指标变化详见表 21 - 1。

表 21-1　万古霉素用药剂量调整及血肌酐、谷浓度指标变化

用药时间	第 1 日	第 3 日	第 6 日	第 9 日	第 13 日	第 16 日
用量及频次	0.5 g, q6 h	1.0 g, q8 h	1.0 g, q6 h	1.0 g, q6 h	1.0 g, q6 h	1.0 g, q6 h
血肌酐/μmol/L	43	40	40	51	57	51
谷浓度/μg/mL	未测	1.94	4.10	8.60	11.35	8.76

二、主要问题

（1）万古霉素谷浓度持续偏低，是否应该继续增加剂量？

（2）用药第 13 日患者体温正常后再次出现发热，是感染加重，还是药物热？

三、分析与建议

（一）万古霉素谷浓度持续偏低，是否应该继续增加剂量

万古霉素的药效个体差异大，治疗窗窄，用药过程中应监测血药浓度。由于万古霉素谷浓度与疗效和不良反应关系密切，谷浓度低于 10 μg/mL 易导致细菌耐药，超过 20 μg/mL 肾毒性发生率增加。因此，建议万古霉素目标谷浓度维持在 10～20 μg/mL，根据谷浓度调整用药剂量。表 21-1 显示，整个用药过程中，万古霉素谷浓度持续处于偏低水平。虽然万古霉素的肾毒性与其过高的谷浓度有关，但是大剂量应用也会增加肾毒性风险，每日用量≥4 g 肾毒性明显高于每日用量＜4 g 者。

万古霉素对第 8 对脑神经有损伤作用，存在耳毒性。有研究表明，万古霉素耳毒性与药物纯度和高血药浓度有关，当血药浓度大于 80 mg/L 会产生耳毒性。随着药物纯度提高及用药的合理化，耳毒性已经非常罕见，且停药后可恢复正常，《万古霉素临床应用中国专家共识（2011 版）》未推荐用药过程常规监测听力。也有研究认为，糖肽类药物的耳毒性为剂量依赖性，多见于与其他有耳毒性药物联合使用。但该患者使用万古霉素过程中无其他合并用药，在血药浓度低于正常低限情况下却出现了听力障碍，停药后听力逐渐恢复，笔者考虑可能与万古霉素用药剂量大相关，故不建议继续增加万古霉素用药剂量。

（二）用药第 13 日患者体温正常后再次出现发热，是感染加重还是药物热

根据近年来的报道，万古霉素引起的药物热关注度越来越高。有调查表明，在万古霉素所致不良反应的临床表现中药物热约占 18.33%。药物热出现时间一般为用药开始后 1～15 d，体温 38.8～40.2℃，一般停药后 2 d 内体温恢复正常。该患者万古霉素用药第 3 日，体温恢复正常，第 13 日再次出现发热，第 16 日体温达到最高峰为 39.0℃，辅助检查血 WBC、PCT 及 CRP 等指标均较万古霉素用药前明显下降，发热无法用感染加重解释。停用万古霉素第 2 日，患者体温恢复正常。根据药物热的诊断标准，若患者原发病已有好转，而体温仍高，或体温下降后再度升高，而又找不到确切病因时，均应考虑药物热的可能。因此，用药第 13 日患者体温正常后再次出现发热考虑为万古霉素引起药物热可能性较大。

四、随访与结果

出院 2 周后，随访患者未再出现发热，门诊复查血常规正常，胸部 CT 示病灶明显吸收。

五、总结与体会

万古霉素为 MRSA 感染治疗的首选药物。由于其药效差异大，治疗窗窄，其血药浓度与疗效和肾毒性密切相关等特殊性，在用药过程中实施治疗药物监测（therapeutic drug monitoring，TDM）十分重要。对于万古霉素出现肾毒性的报道较多，而其耳毒性的报道并不多见，其发生的相关因素还需要较多证据支持来进一步研究，因此，临床上，对万古霉素引起耳毒性的关注度不高。在万古霉素大剂量应用时，除做好 TDM 和肾功能监测外，临床药师还应警惕耳毒性的发生。用药过程中应密切注意患者听力变化，一旦出现眩晕、听力减退等症状应立即停药。对于感染患者用药过程出现发热，属于感染加重引起的发热还是药物热往往难以判断。在用药过程中应及时随访血常规、PCT、CRP等指标，评价治疗效果，关注病情变化。一旦出现体温正常后再次升高，且无法以病情变化解释时，应警惕药物热可能，尽早采取应对措施。

（于　丽）

参考文献

［1］ 万古霉素临床应用中国专家共识(2011 版)［J］.中国新药与临床杂志, 2011, 30(8):561-573.

［2］ Ye Zhi-Kang, Chen Yao-Long, Chen Ken, et al. Therapeutic drug monitoring of vancomycin: a guideline of the Division of Therapeutic Drug Monitoring, Chinese Pharmacological Society［J］. J Antimicrob Chemother, 2016, 71 (11):3020-3025.

［3］ 王翠红, 栾婷, 叶蕊, 等.万古霉素血清谷浓度监测及临床应用分析［J］.中国临床药理学杂志, 2017, 33(9):771-773＋777.

［4］ 张蓬华, 董永成, 卢伟.常见抗菌药物神经系统不良反应及作用机制研究进展［J］.中南药学, 2019, 17(10):1746-1750.

［5］ 司继刚.药源性耳聋防治研究进展［J］.中国药物警戒, 2013, 10(12):730-733.

［6］ 谭慧心.2001—2013 年万古霉素不良反应文献的分析［J］.现代药物与临床, 2013, 28(4):598-601.

［7］ 赵春丽, 裴航, 赵保红, 等.95 例万古霉素不良反应文献分析［J］.中国药物警戒, 2018, 15(6):354-358.

［8］ 许美娟, 沈云, 刘兴才, 等.临床药师参与 1 例万古霉素致药物热病例的药物治疗实践［J］.中南药学, 2018, 16(1):132-134.

［9］ 耐甲氧西林金黄色葡萄球菌感染防治专家委员会.耐甲氧西林金黄色葡萄球菌感染防治专家共识［J］.中华实验和临床感染病杂志(电子版), 2010, 4(2):215-223.

点评一 临床药师

临床上使用万古霉素一般会关注它的肾毒性,对其耳毒性的关注度不高。通常是通过监测其血药浓度来调整给药剂量,控制谷浓度在 $10\sim20\,\mu g/mL$,以达到有效性和安全性的平衡。该患者根据其万古霉素血药浓度调整给药剂量,增加至文献推荐的最大剂量 $4\,g/d$,其血药浓度持续低于治疗有效浓度的低限,这在临床上很少见。虽然血药浓度不高,却出现了可逆性听力异常。万古霉素主要经肾脏清除,说明该患者有较高的肾清除率,如果药物在组织清除较慢,大剂量用药会引起内耳局部药物蓄积,导致听力损害。这是使用过程中应该关注的问题。

还有药物热的问题。与耳、肾毒性等器官损害不同的是,药物热多因变态反应引起,首次用药发热可经 $7\sim10d$ 的致敏期后发生,一般与用药剂量和血药浓度无关。所以,即使该患者血药浓度不高,根据发热出现的时间,结合患者病情以及与万古霉素用药的时间关系判断,药物热不能排除。

这个病例是典型的低谷浓度万古霉素出现的用药安全性方面的情况。因此,临床使用万古霉素在行 TDM 基础上,还要关注更多的可能发生的用药安全性问题。

（乐可佳）

点评二 ▎临床医师

万古霉素是临床上常用的治疗 MARS 的药物,但在使用时需要密切关注其不良反应,诸如耳毒性、肾毒性、"红人综合征"、皮疹及药物热等。尽管根据血药浓度调整该患者的用药剂量,但患者仍然出现了耳毒性和药物热。对于前者,详细的询问病史能够及时发现问题,避免对听力造成不可逆的损害;对于后者,临床上需要综合判定。本案例说明,不能因为患者万古霉素的血药浓度处于合理范围内就忽略了药物的不良反应。

（叶　伶）

病例 22　免疫检查点抑制剂相关性肌炎/心肌炎伴重症肌无力的治疗策略

关键词　PD-1 抑制剂,肌炎/心肌炎,重症肌无力,不良反应

一、病史摘要

患者,男性,67 岁,身高 179 cm,体重 75 kg。2017 年 10 月无明显诱因出现咳嗽、咯血。胸部 CT 提示左肺占位。左肺占位经皮肺穿刺活检,组织病理学检查提示肺腺癌。分子生物学检测示:①约 20% 肿瘤细胞中 *MET* 基因状态(＋),有扩增。②约 80% 肿瘤细胞中 *MET* 基因状态(－),无扩增。③PD-L1

22C3(约50%肿瘤细胞＋)。曾行2次PC方案(培美曲塞0.8g d1＋卡铂500mg d1)化疗,后行胸部放疗 Dt:54Gy/27 f。1年后经评估提示病情进展。分别于2019年3月和2019年4月给予信迪利单抗(150mg)免疫治疗2个周期。第2周期用药后1周,患者出现全身肌肉酸痛,伴有胸闷、气促等不适。至急诊就诊后收入ICU。

患者2006年曾行"胸腺瘤及左肺上叶癌根治术"。术后病理学检查为胸腺瘤AB型,左肺为腺癌。术后行化疗3周期(具体方案不详),未行放疗。有重症肌无力(myasthenia gravis, MG)病史,胸腺瘤术后恢复正常,未行药物治疗。2014年,发现右肺占位,胸腔镜下行右肺腺癌手术,化疗3周期(具体方案不详)。患者无其他基础疾病,无食物药物过敏史。吸烟史60包/年,已戒13年。

体格检查:T 36.7℃,P 53次/分,R 20次/分,BP 141/91mmHg。神志清醒,精神安静,营养良好,发育正常,自动体位,检查合作。心律不齐,未闻及病理杂音。其他未见异常。

血常规:RBC $8.19×10^{12}/L$, Hb 161g/L, WBC $5.29×10^9/L$, N 80.9%, L 8.3%, PLT $178×10^9/L$;

尿常规:潜血3＋,蛋白1＋;

肝功能:ALT 390U/L, AST 366U/L, TBIL 7.5μmol/L, LDH 1210U/L,其余无异常;

肾功能:Scr 77μmol/L, BUN 6.37mmol/L, UA 348μmol/L;

空腹血糖:6.1mmol/L;

心肌酶谱:CK 11919U/L, cTnT 0.916ng/mL, Myo＞3000ng/mL, CK-MB 223.10ng/mL, pro-BNP 117.4pg/mL。

心电图检查:窦性心律;完全性右束支传导阻滞,Ⅱ度房室传导阻滞;ST-T改变;

胸部CT:左肺癌术后复发后复查,左肺肿块范围较前稍增大,余两肺多发结节大致同前;左肺叶炎症较前吸收;左肺液气胸较前吸收;右侧胸腔积液较前稍吸收。

诊断:①左肺腺癌术后复发,Ⅳ期;②免疫性肌炎/心肌炎;③横纹肌溶解综合征;④完全性右束支传导阻滞,Ⅱ度房室传导阻滞;⑤重症肌无力。

患者入住ICU后,持续心电监护,针对免疫性肌炎/心肌炎、横纹肌溶解综合征给予如下治疗(见表22-1):甲泼尼龙(160mg D1～D9→500mg D10～

表 22 - 1　PD - 1 抑制剂致肌炎伴重症肌无力 MG 的治疗用药情况

药物	D1	D2	D3	D9	D10	D12	D13	D14	D15	D18	D19	D23	D24	D25	D26	D36	D37	D38	D39	D40	D41	D44	D45
甲泼尼龙	160 mg, qd				500 mg, qd				240 mg, qd		120 mg, qd		60 mg, qd		120 mg, qd				80 mg, qd				60 mg, qd 逐渐减量
免疫球蛋白				25 g, qd																			
溴吡斯的明			120 mg, qd								120 mg, bid 维持												
血浆置换																	√			√			

停用

D14→240 mg D15～D18→120 mg D19～D23）+丙种免疫球蛋白（25 g D2～D12），同时予异丙肾上腺素维持心率。入 ICU 当天患者呼吸困难、吞咽乏力，测抗乙酰胆碱能受体抗体（anti-acetylcholine receptor antibodies，anti-AChR-Ab）为 8.97。考虑 PD‐1 抑制剂相关的 MG，予溴吡斯的明（120 mg qid D3～D9→120 mg bid D10～维持）治疗。入 ICU 4 d 后气管插管接呼吸机辅助通气，定期予纤维支气管镜吸痰，胸 X 线片并床边 B 超检查，定期评估患者肌无力情况，监测患者血气及电解质情况，定期行脱机训练，逐渐加强肠内营养。患者经过 10 d 治疗，肌炎/心肌炎症状好转，但 MG 治疗效果不佳。第 10 日开始增加甲泼尼龙剂量到 500 mg，后逐渐减量。入 ICU 第 23 日复查 anti-AchR-Ab 为 3.71。甲泼尼龙减量至 60 mg（D24、25），一度出现反复（呼吸支持压力增加，cTnT、pro-BNP 明显升高），重新调整甲泼尼龙剂量（120 mg D26～D37→80 mg D38～D44→60 mg D45～逐渐减量）。并于 D37、D40 行 2 次血浆置换治疗，后 anti-AchR-Ab 及 CK 均恢复正常，其他指标均缓解（见图 22‐1）。目前，患者气

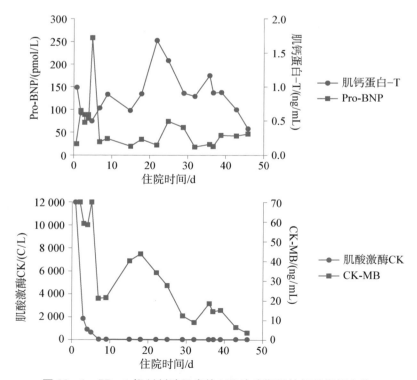

图 22‐1　PD‐1 抑制剂致肌炎伴 MG 治疗期间的相关指标变化

管切开呼吸机辅助通气中，规律吸痰，肠内营养支持，生命体征平稳。

二、主要问题

（1）PD－1 抑制剂致肌炎/心肌炎伴 MG 不良反应分析。

（2）PD－1 抑制剂相关性 G3～G4 肌炎、MG 的治疗策略。

三、分析与建议

（一）PD－1 抑制剂致肌炎/心肌炎伴 MG 不良反应分析

本病例在使用程序性死亡因子-1（programmed death－1，PD－1）抑制剂治疗第 2 个周期后 1 周之内出现全身肌肉酸痛，伴有胸闷、气促，进而吞咽乏力，测心肌标志物、肌酶谱明显增高，心电图检查提示 Ⅱ 度房室传导阻滞，anti-AchR-Ab升高，考虑为 PD－1 抑制剂相关性肌炎累及心肌、横纹肌溶解伴 MG。

PD－1 抑制剂通过抑制免疫检查点程序性死亡因子-1（PD－1）/程序性死亡因子配体-1（programmed death ligand 1，PD－L1）通路，激活效应 T 细胞，在发挥抗肿瘤作用的同时也伴有免疫相关不良反应（immune-related adverse events，irAEs）的发生。irAEs 一般是由免疫增强引起的，包括皮肤、胃肠道、肝脏、内分泌以及其他罕见的炎症反应。其中，心肌炎是免疫检查点抑制剂（immune checkpoint inhibitors，ICIs）使用后的一个潜在致命并发症，尽管发生率不高（约 1%），但致死风险最高。国内外也有个案报道帕博利珠单抗诱导的致死性多发肌炎及单剂量纳武利尤单抗诱发肌无力危相和多发肌炎。来自WHO 药物警戒数据库系统（Vigilyze）的回顾性数据分析，131 例致死性 irAEs中，52 例（39.7%）是归因于心肌炎，并且这些心肌炎致死的患者中，超过 1/4 的患者伴发肌炎和 MG。肌炎/心肌炎伴发 MG 之间的具体机制尚不清楚，Suzuki 等人曾有报道 0.8% 的 MG 患者伴有复杂的肌炎/心肌炎。可见，肌炎/心肌炎和 MG 之间有一定的关联性。PD－1 抑制剂相关的肌炎/心肌炎伴发MG 多发生在治疗早期且迅速恶化，纳武利尤单抗相关的 MG 伴肌炎和心肌炎发病时间与第一次用药间隔 6～106 d。本例患者所用的 ICIs 信迪利单抗注射液是第二款国产 PD－1 抑制剂。经查文献，该病例是信迪利单抗在肺癌患者治疗中出现多发肌炎伴 MG 的首例报道。

患者 10 余年前有胸腺瘤继发 MG 病史（术后恢复正常且未用药），是否为免疫治疗后出现 MG 的危险因素？Lau 等报道 1 例黑色素瘤合并 MG 的老年男性,在使用帕博利珠单抗治疗后出现行走困难、颈软和眼睑下垂的情况。Zhu 等报道 1 例黑色素瘤的女性病例,帕博利珠单抗治疗后迅速出现声音嘶哑、吞咽困难、劳力性呼吸困难,该患者 30 年前曾有 MG 病史。日本报道 2 例纳武利尤单抗治疗后出现 MG,测 anti-AchR-Ab 升高,两例患者治疗前均无 MG 病史,但 anti-AchR-Ab 均高于正常值。故研究者认为在纳武利尤单抗治疗前监测 anti-AchR-Ab 可以作为一种 MG 发生的预测指标。对于有 MG 病史的患者,ICIs 的使用可激活 T 细胞自身免疫反应,或可更易诱发 MG。

（二）3～4 级 PD－1 抑制剂相关性肌炎/心肌炎、MG 的治疗策略

首先,3～4 级 PD－1 抑制剂相关性 MG,永不考虑重启 ICIs 治疗。其次,对于出现的多发肌炎、MG 给予相应的药物治疗。

1. *糖皮质激素治疗*　3～4 级肌炎/心肌炎,应尽快启动泼尼松(强的松) 1 mg/kg 或同等剂量治疗。如果伴有严重损害(虚弱严重限制活动、心脏呼吸功能不全、吞咽困难),考虑 1～2 mg/kg 的甲泼尼龙静脉注射或大剂量口服。本例患者是 PD－1 抑制剂相关性肌炎累及心肌、横纹肌溶解伴 MG,在治疗过程中初始剂量为 160 mg,治疗后肌炎/心肌炎症状好转,但 MG 治疗效果不佳。2019 版 NCCN《免疫检查点抑制剂相关毒性的管理指南》推荐 MG 治疗糖皮质激素剂量为 1～2 mg/(kg·d)。对本例患者来说,推荐剂量未达到 MG 的治疗效果,考虑提高甲泼尼龙剂量。根据《中国 MG 诊断和治疗指南》(2015)指出,在糖皮质激素冲击疗法中常用甲泼尼龙 1 g 静脉滴注,连用 3～5 d 之后递减至最低有效剂量口服,甚至隔日口服。该患者在用药第 10 日将甲泼尼龙剂量提高到 500 mg,患者情况好转。同时,糖皮质激素在减量的过程中肌无力症状可能复发,在减量速度过快时可能诱发肌无力危象。该患者在甲泼尼龙第 2 次减量过程中呼吸支持压力增加,肌红蛋白、肌钙蛋白进行性升高,考虑肌炎、肌无力较前加重,甲泼尼龙加量至 120 mg 维持好转后再行减量。对于 irAEs 激素治疗,遵循指南和询证的同时,个体化综合评估非常重要。

2. *免疫球蛋白治疗*　静脉注射免疫球蛋白(IVIG)及血浆置换治疗,可以用于 MG 危及生命情况的短期治疗,如呼吸肌无力或吞咽困难;有严重球麻痹症状的术前准备;当需要快速改善症状时;当其他治疗方法疗效欠佳时;当有必要预防或尽可能减少激素可能带来的病情加重时,在激素使用前使用。免疫球蛋白通常在使用 5～10 d 后起效,作用时间可以持续 2 个月左右,在静脉注射丙种球蛋白后 4 周内不宜进行血浆置换。该患者丙种免疫球蛋白的使用时间为 D2～D12,血浆置换是在 D37 和 D40,避免了因丙种球蛋白被血浆置换而降低治疗疗效。

3. 对症支持治疗　　MG 的治疗通常采用双重途径:对症治疗与免疫抑制治疗。该患者为 PD-1 抑制剂疗后引起免疫相关性肌炎累及心肌伴发 MG,是在糖皮质激素治疗基础上使用溴吡斯的明对症治疗。乙酰胆碱酯酶抑制剂(如溴吡斯的明)可作为绝大多数 MG 患者的初始治疗或合并治疗。溴吡斯的明用药剂量和用药频率以获得最大疗效和最少不良反应为原则。应在饭前30～40 min 服用,通常给药时间点为(6 am～11 am)～(4 pm～9 pm),为避免清晨危相的发生,药师特别告知护士最后一剂在晚上 9 时给予。

四、随访与结果

经过治疗,患者仍需要呼吸机辅助通气,影像学检查提示肺部感染、肺不张较前好转,考虑患者有 MG 病史,肌力因素还需要进一步改善。

五、总结与体会

在 PD-1 抑制剂的使用过程中,尤其是有 MG 病史及其他免疫相关疾病史的患者,要警惕免疫激活引起的严重免疫相关不良反应。一旦患者发生中、重度免疫相关不良反应并伴有 MG,可以参考 MG 的治疗指南采用大剂量激素冲击治疗,同时保证激素治疗足量、足疗程。在多并发症患者的用药监护中,需要筛查可能加重病情的药物,同时要注意单个药物的给药途径和时间以及多种治疗策略的时间间隔,制订个体化地给药方案解决具体问题。

（朱　斌）

参考文献

[1] Postow M A, Sidlow R, Hellmann M D. Immune-related adverse events associated with immune checkpoint blockade [J]. The New England journal of medicine, 2018, 378(2):158-168.

[2] Tay S H, Wong A S, Jeyasekharan A D. A patient with pembrolizumab-induced fatal polymyositis [J]. European journal of cancer, 2018, 91:180-182.

[3] Kimura T, Fukushima S, Miyashita A, et al. Myasthenic crisis and polymyositis induced by one dose of nivolumab [J]. Cancer science, 2016,

107(7):1055-1058.

[4] Wang D Y, Salem J E, Cohen J V, et al. Fatal toxic effects associated with immune checkpoint inhibitors: a systematic review and Meta-analysis [J]. JAMA oncology, 2018, 4(12):1721-1728.

[5] Esfahani K, Buhlaiga N, Thebault P, et al. Alemtuzumab for immune-related myocarditis due to PD-1 therapy [J]. The New England journal of medicine, 2019, 380(24):2375-2376.

[6] Suzuki S, Utsugisawa K, Yoshikawa H, et al. Autoimmune targets of heart and skeletal muscles in myasthenia gravis [J]. Archives of neurology, 2009, 66(11):1334-1338.

[7] Lau K H, Kumar A, Yang I H, et al. Exacerbation of myasthenia gravis in a patient with melanoma treated with pembrolizumab [J]. Muscle & nerve, 2016, 54(1):157-161.

[8] Zhu J, Li Y. Myasthenia gravis exacerbation associated with pembrolizumab [J]. Muscle & nerve, 2016, 54(3):506-507.

[9] Brahmer J R, Lacchetti C, Schneider B J, et al. Management of immune-related adverse events in patients treated with immune checkpoint inhibitor therapy: American society of clinical oncology clinical practice guideline [J]. Journal of clinical oncology: official journal of the American Society of Clinical Oncology, 2018, 36(17):1714-1768.

[10] Sanders D B, Wolfe G I, Benatar M, et al. International consensus guidance for management of myasthenia gravis: Executive summary [J]. Neurology, 2016, 87(4):419-425.

点评一　临床药师

　　本患者为应用 PD-1 抑制剂导致重度 irAEs 的治疗案例。患者在使用 PD-1 抑制剂 2 周期后出现肌炎、心肌炎、横纹肌溶解,并伴发重症肌无力。治疗药物主要为糖皮质激素。回顾整个治疗过程,糖皮质激素的剂量选择与调整是控制不良反应的关键,但目前可参照指南较多,各指南对于糖皮质激素的推荐剂量有所差异(表 22-2)。《欧洲 ESMO 指南》(2017 版)中关于肌炎的推荐剂量为 $0.5\sim1\,mg/(kg \cdot d)$,在《2018 版 ASCO》和《2019 版 NCCN 指南》中推荐剂量为 $1\sim2\,mg/(kg \cdot d)$,《中国 CSCO 指南》(2019 版)为 $1\,mg/(kg \cdot d)$。对于重症肌无力的推荐治疗剂量各国指南均为 $1\sim2\,mg/(kg \cdot d)$。结合本案例患者的治疗结果,可以认为 ICIs 相关的毒性管理指南推荐剂量偏低,需参考

《中国重症肌无力诊断和治疗指南》适当提高糖皮质激素给药剂量。故此,在处理多并发重症 PD－1 抑制剂免疫相关不良反应的患者时,既要根据指南用药,也要针对患者具体症状情况制订个体化的给药方案。通过对重症患者治疗经验的不断积累与总结,尤其是糖皮质激素的冲击剂量与减量周期,可以为《中国不良反应防治指南》的修订提供循证案例的数据支持。

表 22－2　3～4 度 irAEs 甲泼尼龙推荐治疗剂量

指南	肌炎	心肌炎	重症肌无力
2017 版 ESMO(欧洲)	0.5～1mg/(kg・d)	1～2mg/(kg・d)	1～2mg/(kg・d)
2018 版 ASCO(美国)	1～2mg/(kg・d)	1～2mg/(kg・d)	1～2mg/(kg・d)
2019 版 NCCN(美国)	1～2mg/(kg・d)	1g/d	1～2mg/(kg・d)
2019 版 CSCO(中国)	1mg/(kg・d)	1g/d	1～2mg/(kg・d)

（于　丽）

点评二　临床医师

随着对肿瘤认识的不断深入,治疗从针对驱动基因的靶向治疗时代迈入了免疫治疗时代。但后者导致的免疫激活可能会引起各种 irAEs。有些严重的不良反应甚至会危及患者生命。该患者在使用 PD－1 抑制剂后出现了严重的肌炎/心肌炎伴重症肌无力。临床药师根据相关指南,给出了治疗建议,尽管患者病情有改善,但仍需呼吸机辅助通气。回顾病史,该患者既往有重症肌无力。由于免疫治疗可能会诱发或加重该病,因此对此类患者是否应谨慎使用免疫疗法? 是否在用药前筛查 anti-AchR-Ab 更为妥当? 此外,患者肺癌病理的基因检测提示约 20% 肿瘤细胞中 MET 基因状态(＋),有扩增。如果患者经济条件许可,也可以试用克唑替尼治疗。因此,临床医师在做治疗决策时应作通盘考虑,而临床药师在这过程中可以发挥重要作用。

（叶　伶）

病例 23 化疗联合奥西替尼靶向治疗，血小板计数下降原因的探索

关键词 抗肿瘤治疗，奥希替尼，血小板降低

一、病史摘要

患者，男性，66 岁，身高 175 cm，体重 83 kg。

因"确诊左肺腺癌 9 月余，拟行第 4 周期化疗"入院。患者 9 个月前经肺穿刺活检诊断左肺腺癌（伴多发颅内转移）。基因检测提示：*EGFR* 基因第 19 外显子存在点突变。于 2018 年 6 月开始予奥希替尼（80 mg，po，qd）靶向治疗。靶向治疗 6 月余，随访血常规检查等指标基本正常，但病灶较前增大。评估后调整治疗方案为继续靶向治疗（奥希替尼）联合化疗（PP 方案，每 3 周 1 次）。2019 年 1 月 3 日予以第一周期化疗（培美曲塞 990 mg，D1 + 顺铂 120 mg，D1）。化疗后第 12 日，血常规示，WBC 2.7×10^9/L，PLT 10×10^9/L，给予升白细胞和升血小板对症治疗。对症治疗 10 d 后，血常规检查示 WBC 7.97×10^9/L，N% 77.3%，PLT 39×10^9/L。2019 年 1 月 26 日，血常规检查示 WBC 5.96×10^9/L，N% 81.7%，PLT 80×10^9/L。测肾功能 Scr 143 μmol/L。遂调整第二周期化疗方案为培美曲塞 800 mg，D1 + 卡铂 200 mg，D1。化疗后，白细胞和血小板计数未出现明显降低。2019 年 2 月 19 日，血常规检查示 WBC 4.56×10^9/L，N% 74.6%，PLT 81×10^9/L。继续第三周期化疗（培美曲塞 800 mg，D1 + 卡铂 200 mg，D1）。化疗后第 19 日，血常规检查示 WBC 4.12×10^9/L，N% 68%，PLT 47×10^9/L。门诊予白细胞介素-11 治疗。化疗后第 21 日，收入病房。

患者既往有高血压病史 8 年，服用厄贝沙坦氢氯噻嗪片（150 mg/12.5 mg，po，qd），血压控制可。有慢性乙型病毒性肝炎病史，已使用恩替卡韦分散片（0.5 mg，po，qd）抗病毒治疗 3 月余。否认吸烟、饮酒等不良嗜好。

体格检查：T 36.3℃，P 110 次/分，R 20 次/分，BP 113/87 mmHg。神清，精神可，呼吸平稳。口唇无发绀，全身浅表淋巴结无肿大。双肺听诊呼吸音清。心律齐，腹部平软，肠鸣音 3 次/分。双下肢无水肿。

辅助检查：

血常规：WBC 4.67×10^9/L，N% 83.9%，PLT 49×10^9/L；

肝肾功能：ALT 25 U/L，AST 32 U/L，Scr 122 μmol/L；

胸部 CT：左肺上叶 MT，较前进展；

头颅 MRI：脑内多发转移性 MT，较前缩小。

诊断：①原发性支气管肺癌（左上肺腺癌，cT2aN3M1b（脑），Ⅳa 期，EGFR19 缺失，PS 0 分）；②高血压病；③肾功能不全；④慢性病毒性肝炎。

结合患者左肺上叶病灶较前进展，评估病情考虑为 PD，建议患者行肺穿刺再次检查左肺病灶病理。由于患者血小板水平较低，给予重组血小板生成素（30 000 IU，ih，qd）升血小板治疗。血常规见表 23-1。

表 23-1　血常规指标变化情况

入院时间	入院 D1	入院 D5	入院 D7	入院 D9
Hb/(g/L)	97	95	93	96
WBC/($\times 10^9$/L)	4.67	3.51	3.41	3.12
PLT/($\times 10^9$/L)	49	35	25	25

患者血小板水平较低，并在积极升血小板治疗同时依旧持续下降。入院 D9，PLT 25×10^9/L。医师与临床药师共同探讨该病例，认为卡铂可以引起骨髓抑制导致血小板明显降低，但目前已停药 1 个月，而积极升血小板治疗的同时血小板计数依然在下降，考虑不能排除奥希替尼引起的血小板计数降低。遂给予停用奥希替尼。奥希替尼停用 3 d，PLT 62×10^9/L，较前有所升高。

二、主要问题

（1）为何考虑是卡铂和奥希替尼共同作用引起的血小板计数降低？

（2）奥希替尼用了 9 个月，为什么仍会引起血小板计数降低？

三、分析与建议

（一）为何考虑是卡铂和奥希替尼共同作用引起的血小板计数降低

患者肺 MT 未侵犯骨髓，近期无感染，无导致血小板降低的直接因素。从患者角度分析，考虑是否存在免疫性血小板减少症（immune thrombocytopenia，ITP）。ITP 为临床排除性诊断，须排除其他继发性血小板减少症。从药物角度分析,根据患者出现血小板降低的时间关联,首先考虑可能为化疗药物卡铂引起血小板计数降低。有文献报道,以铂类为基础的化疗相关性血小板减少症(chemotherapy-induced thrombocytopenia,CIT)发生率约为 55.4%。其中,卡铂引起的 CIT 发生率为 35%～62%,血小板减少通常在用药后 21 d 达最低点,在用药后 28 d 左右恢复。同时,血小板减少与剂量相关,有一定的蓄积作用。

但该患者入院时已停用卡铂 22 d,且入院后的 9 d 内升血小板治疗后血小板仍在降低,考虑除卡铂外,可能还有其他降低血小板的原因存在。进一步分析靶向药物奥希替尼会不会引起血小板计数降低? 在一项覆盖 44 个研究中心,纳入 210 例使用奥希替尼患者的 AURA Ⅱ期研究中,17 例(8%)出现 1～2 度血小板减少,1 例(<1%)出现 3 度血小板减少。在另一项纳入 201 例使用奥希替尼患者的 AURA Ⅱ期拓展研究中,23 例(11%)出现 1 度血小板减少,0 例出现 2 度血小板减少,2 例(1%)出现≥3 度血小板减少。尽管奥希替尼引起 3 度血小板减少发生率不高,但该患者已连续使用 9 个月靶向治疗,且目前联合化疗,可能存在剂量累加效应和联合用药对骨髓抑制的叠加效应,继而引起血小板持续降低。

(二) 为什么奥希替尼用了 9 个月,还会引起血小板计数降低

患者既往几次化疗后进入也出现过血小板计数降低,尽管没有停用奥希替尼,给予对症治疗可以恢复。说明当时血小板计数降低主要由卡铂引起,奥希替尼的影响并不大。那么为什么奥希替尼用了 9 个月,还会引起血小板计数降低? 有文献报道药源性血小板减少症(drug-induced thrombocytopenia,DITP)发病时间因药物及其作用机制不同而异,时间短者用药后数小时发病,一般在用药后 1～2 周发病,时间长者可能数周至数月发病。目前的研究认为 DITP 主要有 3 种发病机制,即免疫性血小板减少症、非免疫性血小板减少症及骨髓抑制性血小板减少症。而对于奥希替尼引起血小板计数降低的具体发病机制还尚不明确,这可能是由于该药上市时间较短,且出现≥3 度血小板降低发生率较低,引起 DITP 相关报道较少。Oqata 等曾报道了 1 例 78 岁老年肺腺癌患者在使用奥希替尼(80 mg,po,qd)31 周后出现严重的全血细胞减少,3 周后全血细胞进一步降低,后予以停用奥希替尼。最后,结合药物不良反应关联性评价方法和骨髓活检结果判断为奥希替尼引起的再生障碍性贫血。该病例和本文中病例比较类似的是奥希替尼均是在使用较长时间后引起的血液系统相关不良反应。也就是说,奥希替尼引起的血小板降低可能在数月后出现。

结合该患者,患者既往曾使用 9 个月的奥希替尼靶向治疗和 3 个周期的化疗,这可能导致机体骨髓系统处于更为敏感的状态,同时奥希替尼也可能存在一定的剂量累加效应,这使得此次奥希替尼和卡铂的共同作用,发生了较为严重的 3 度血小板减少。

四、随访与结果

奥希替尼停用 3 d,PLT 62×10^9/L;停用 11 d,PLT 249×10^9/L,恢复至正常水平。奥希替尼停用第 12 日,患者行 CT 引导下经皮肺穿刺,再次检查明确左肺病灶病理。

五、总结与体会

对于抗肿瘤治疗期间出现的血小板计数降低,往往关注化疗药物,而易忽略其他并用药物的影响。奥希替尼作为第三代表皮生长因子受体-酪氨酸激酶抑制剂(EGFR-TKI)类药物,于 2017 年 3 月在我国获批上市,其在临床应用中积累的不良反应数据有限,出现 3 度血小板减少的相关报道较少,易被忽视。临床药师在参与药物治疗过程中,不仅要关注常见的不良反应,还要关注一些使用经验较为有限的药物,以及一些发生率不高的不良反应,用全面的药学知识,助力临床综合分析现象背后的本质原因,为临床决策提供有效的药学信息支持。

(郑婷婷)

参考文献

[1] Liu X G, Bai X C, Chen F P, et al. Chinese guidelines for treatment of adult primary immune thrombocytopenia [J]. Int J Hematol, 2018, 107(6):615 - 623.

[2] Wu Y, Aravind S, Ranganathan G, et al. Anemia and thrombocytopenia in patients undergoing chemotherapy for solid tumors: a descriptive study of a large outpatient oncology practice database, 2000 - 2007 [J]. Clin Ther, 2009, 31 (2):2416 - 2432.

[3] Goss G, Tsai C M, Shepherd F A, et al. Osimertinib for pretreated EGFR Thr790Met-positive advanced non-small-cell lung cancer (AURA2): a

multicentre, open-label, single-arm, phase 2 study [J]. Lancet Oncol, 2016, 17(12):1643 - 1652.

[4] Yang J C, Ahn M J, Kim D W, et al. Osimertinib in pretreated T790M-positive advanced non-small-cell lung cancer: AURA study phase ii extension component [J]. J Clin Oncol, 2017, 35(12):1288 - 1296.

[5] Yi L, Fan J, Qian R, et al. Efficacy and safety of osimertinib in treating EGFR-mutated advanced NSCLC: A meta-analysis [J]. Int J Cancer, 2019, 145(1):284 - 294.

[6] Oh D K, Ji W J, Kim W S, et al. Efficacy, safety, and resistance profile of osimertinib in T790M mutation-positive non-small cell lung cancer in real-world practice [J]. Plos One, 2019, 14(1):e210225.

[7] 都丽萍, 梅丹. 药源性血小板减少症的发病机制和临床表现及防治 [J]. 药物不良反应杂志, 2007, 9(6):414 - 419.

[8] Kam T, Alexander M. Drug-induced immune thrombocytopenia [J]. J Pharm Pract, 2014, 27(5):430 - 439.

[9] De Silva E, Kim H. Drug-induced thrombocytopenia: Focus on platelet apoptosis [J]. Chem Biol Interact, 2018, 284:1 - 11.

[10] 中国临床肿瘤学会肿瘤化疗所致血小板减少症共识专家委员会. 肿瘤化疗所致血小板减少症诊疗中国专家共识(2018 版) [J]. 中华肿瘤杂志, 2018, 40(9):714 - 720.

点评一 　**临床药师**

这是一个既有普遍性,又有特殊性的病例。其普遍性在于患者在抗肿瘤治疗期间出现血小板计数下降,其特殊性在于给予充分的升血小板治疗后,血小板计数仍在逐渐降低。这是相对比较少见也容易忽视的化疗药物＋靶向药物共同作用的结果。

首先,要重视合并用药中发生率不高的不良反应——奥希替尼引起的血小板减少。患者在停用卡铂31 d,且持续使用重组血小板生成素治疗 9 日后,血小板仍逐渐降至 25×10^9/L。从病情特点来看,患者既往化疗后出现血小板计数降低,予以对症升血小板治疗,血小板计数均能逐渐回升,考虑除化疗药物因素外,可能还有其他降低血小板的因素。从患者特点来看,该患者已接受 9 个月的靶向治疗和 3 个周期的化疗,这可能导致机体骨髓系统处于更为敏感的状态,更容易发生血小板计数降低。再从药物特点来看,尽管奥希替尼引起的3度血小板减少发生率不高,但患者已使用了9个月的奥希替尼,可能存在剂量累加效应,与卡铂共同作用,导致此次发生较为严重的血小板减少。停用奥希替尼后血小板逐渐恢复至正常,从处理结果来看,奥希替尼在患者的血小板计数降低中也是一个重要的因素。可见,除了要重视较易发生不良反应的化疗药物,还要重视不良反应相关经验较少的靶向药物。

其次,如何处理药物治疗的矛盾。患者疾病出现进展,需再次行肺穿刺明确病理,在等待病理结果的时间内,继续使用靶向药物可能会发挥一定的治疗效果。患者血小板计数低至 $25 \times 10^9/L$,行肺穿刺检查出血风险较大,考虑患者血小板降低可能是卡铂和奥希替尼共同作用的结果,需停用奥希替尼。最后,综合评估患者病情和血小板计数降低的水平,予以停用奥希替尼,在患者血小板恢复正常后,顺利完成经皮肺穿刺。

（陈　超）

点评二　临床医师

原发性支气管肺癌的发病率逐年升高,随着各类新型药物的研发,目前临床上可供选择的抗肿瘤药物越来越多,合并用药的情况也非常常见。然而很多新型药物的长期不良反应尚不为我们所熟悉,特别是当合并使用了一些有明确不良反应的"老药",常常归咎于"老药"的问题,从而忽略了新药的不良反应。作为临床医师需要不断地进行反思,开拓思路,同时要积极寻求临床药师的帮助,逐一排查每一个药物,从现象看本质,既解决患者的实际问题,也积累了自己的诊疗经验。

（胡莉娟）

病例 24　免疫相关性肺炎处理过程中,要重视药学监护

关键词　免疫相关性肺炎,激素治疗,药学监护

一、病史摘要

患者,女性,41 岁,身高 165 cm,体重 64 kg。

2019 年 6 月诊断为左肺鳞癌 cT4(骨)N0M0 ⅢA 期,EGFR(−)、ALK(−)、ROS-1(−)PS 0 分,骨转移。1 个月后接受 32 次放疗(剂量 Dt:GTV/CTV:68 Gy/57.6 Gy/34 f),放疗第 3 日行化疗(重组人血管内皮抑制素注射液 30 mg + 顺铂 20 mg,D1-5),出现Ⅳ度骨髓抑制,未再继续化疗。2019 年 8 月初(放疗第 23 天)开始安罗替尼(12 mg,qd)治疗 2 个疗程。2019 年 9 月至 12 月行纳武利尤单抗(180 mg,d1,每 2 周 1 次)治疗共 6 周期。免疫治疗期间,血常规淋巴细胞(0.5~0.7)×10⁹/L,其他化验指标无明显异常,无明显不良反应。免疫治疗第 6 周期结束 1 周,患者出现咯血伴有咳嗽、咳痰和气喘,无发热。测 SpO₂(不吸氧)96%。血常规:WBC 2.13×10⁹/L,L 0.3×10⁹/L;ESR 56 mm/h;CRP 84.5 mg/L;IgE 233 IU/mL;痰病原学检测(−);胸部 CT 提示左肺上叶及下叶背段见大片状致密影,左肺部分不张,右肺小片炎症(图 24-1)。临床考虑"免疫相关性肺炎"收住入院。给予甲泼尼龙及其他对症支持治疗。甲泼尼龙从 120 mg/d 逐渐减量至 40 mg/d,一周后症状明显好转,ESR(10 mm/h),CRP(3.7 mg/L)均明显下降。胸部 CT 提示病灶逐渐吸收(图 24-2)。予出院继续口服甲泼尼龙并逐渐减量至 10 mg/d(总疗程 80 d)。激素治疗 2 月后复用安罗替尼治疗 1 周期(14 d),服药 3 d 后鼻黏膜有出血症状,1 周后出现胸闷、气喘、咳嗽,晨间有黄脓痰,量不多。停安罗替尼 3 d,因上述症状未缓解门诊就诊。查 WBC 5.83×10⁹/L,N 4.8×10⁹/L,L 0.6×10⁹/L;CRP 215.6 mg/L。胸部 CT 提示:两肺散在多发斑片状实变及结节状模糊影;两肺多发转移或多发

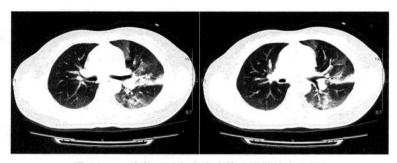

图 24-1　胸部 CT(免疫治疗第 6 周期结束 1 周)

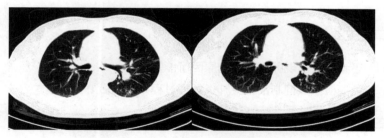

图 24-2　胸部 CT(糖皮质激素治疗 1 周)

炎症,考虑感染可能性大(图 24-3)。遂停用甲泼尼龙片,并收治入院。入院后完善相关检查。血常规检查:WBC 5.73×10^9/L,N 4.7×10^9/L,L 0.5×10^9/L;ESR 62 mm/h;CRP 179.3 mg/L;IgE 233 IU/mL;IL-2 1 518 U/mL,IL-6 58.8 pg/mL;Th 淋巴细胞 CD4 26%,CD4/CD8 0.6。肺穿刺组织病理:肺泡间质纤维组织增生,部分呈机化性肺炎改变,较多炎症细胞浸润,考虑炎症性病变。予美罗培南(1 g,ivgtt,q8 h)联合莫西沙星(0.4 g,qd)抗感染 1 周,甲泼尼龙(40 mg,iv,q12 h×5 d→40 mg,iv,qd×6 d)抗炎,并其他对症支持治疗后胸闷、气喘、咳嗽、咳痰等症状明显缓解。期间复查 WBC 3.45×10^9/L,N 2.3×10^9/L,L 0.7×10^9/L,ESR 21 mm/h,CRP 4.5 mg/L,IL-2 654 U/mL,IL-6 <2.0 pg/mL,Th 淋巴细胞 CD4 34.2%,CD4/CD8 1.0。胸部 CT 示病灶较前吸收(图 24-4)。出院后继续口服甲泼尼龙,并逐渐减量。

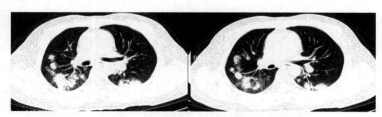

图 24-3　胸部 CT(糖皮质激素减量中,停安罗替尼 3d)

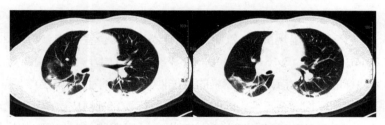

图 24-4　胸部 CT(出院前,第二次肺炎糖皮质激素治疗中)

二、主要问题

(1) 患者再次出现肺部病变的原因可能是什么?

(2) 免疫检查点抑制剂相关肺炎处理过程中如何做好药学监护?

三、分析与建议

(一) 患者再次出现肺部病变的原因可能是什么

1. 免疫检查点抑制剂相关性肺炎复发　本例患者在免疫检查点抑制剂(immune checkpoint inhibitor,ICI)治疗 6 周期后,出现免疫检查点抑制剂相关肺炎(checkpoint inhibitor pneumonitis,CIP)。予糖皮质激素治疗 1 周后,患者症状明显好转,共使用糖皮质激素治疗 80 d。期间随访胸部 CT 提示病灶吸收较好。有文献报道,超过 85% 的 CIP 患者可通过停用 ICI 或使用糖皮质激素治疗得到缓解或治愈。

在糖皮质激素减量至 10 mg,维持低剂量治疗期间,安罗替尼治疗 1 疗程后患者再次出现肺部炎症,伴胸闷气喘咳嗽咳痰等症状。胸部 CT 示两肺散在多发斑片状实变及结节状模糊影。两次炎症病变性质与部位不同。虽有多项研究结果显示 CIP 治愈后再次使用 ICI 治疗的复发率为 25%~30%,但患者并没有再次使用 ICI,因此复发的可能性不大。

2. 安罗替尼相关间质性肺炎　患者再次使用安罗替尼 3 d 后出现鼻黏膜出血症状,1 周后出现胸闷、气喘、咳嗽,晨间有黄脓痰,量不多。停药后症状也未缓解。安罗替尼是一种新型小分子多靶点酪氨酸激酶抑制剂,主要不良反应有出血、高血压、蛋白尿、高脂血症、疲劳、腹泻及手足综合征等,ALTER0303 临床试验中发现有急性间质性肺炎(1.36%)不良反应,其中 2 级 1 例(0.34%),3 级以上 3 例(1.02%),查阅文献也仅有少数个案报道。可见,安罗替尼可能导致间质性肺炎,但发生率低。提示该病例间质性肺炎与安罗替尼可能有关,但相关性较小。

3. 感染　患者出现胸闷、气喘、咳嗽伴黄痰,实验室检查:N% 82.0%,ESR 62 mm/h, CRP 179.3 mg/L, IL - 6 58.8 pg/mL,均升高。从胸部 CT 影像来看,团块样的阴影也考虑合并感染的可能性较大,且予抗感染治疗后症状明显缓解,上述指标均降至正常。同时,患者之前持续 80 d 糖皮质激素治疗 CIP,安罗替尼抗肿瘤治疗一周期,实验室检查提示淋巴细胞、CD4 细胞数均较低,提示免疫功能低下,易继发肺部感染。在糖皮质激素处理免疫相关性不良反应过程中可能继发感染,而肺炎是最易出现的感染类型。对于出现感染征象的患者,建议立即开始经验性抗感染治疗。故该病例肺部新生病变可能为感染或合并感染。

4. 肿瘤进展 患者为左肺鳞癌,目前出现肺部病变,需要排除是否为肿瘤进展。入院后肺穿刺组织病理学检查提示肺泡间质纤维组织增生,部分呈机化性肺炎改变,较多炎症细胞浸润,考虑炎症性病变。可初步排除肿瘤进展导致癌性淋巴管炎可能。

综上所述,患者在糖皮质激素治疗 CIP 期间,再次出现肺部病变可能为综合因素导致。既有 CIP 复发的可能,也存在安罗替尼相关可能,同时又合并感染,在机体免疫力较弱的情况下,几个因素互相影响,使病情加重。

(二)如何对免疫检查点抑制剂相关不良反应进行全面的药学监护

近年来,肿瘤免疫治疗发展迅速,ICI 尤其是以程序性死亡因子-1 (programmed death-1,PD-1)/程序性死亡因子配体-1(programmed death ligand 1,PD-L1)为靶点的 ICI 在驱动基因突变阴性的非小细胞性肺癌(non-small cell lung cancer,NSCLC)治疗中取得了突破性的进展,为患者带来了生存获益,改变了 NSCLC 的治疗格局,当然也必须警惕免疫相关不良反应(immune-related adverse event,irAEs),做好治疗前评估,治疗中或治疗后及时识别并早期处理。

参考《CSCO 和 NCCN 指南》,对以下几个方面开展药学监护。治疗前:必须对患者进行 irAEs 易感性的评估。包括一系列的流程:疾病史和家族史、一般状况、自身免疫性疾病、基线实验室检查和影像学检查(大多数情况下为胸、腹、盆腔 CT 和头颅 MRI 检查),记录正在使用的药物以及既往治疗的后遗不良反应症状。治疗中及治疗后:应密切监测,对新出现的症状及时进行评估;监测治疗过程中可能出现的不良反应,且应考虑 3 种可能——疾病进展、偶然事件或 irAEs。治疗期间出现的不良事件还应注意与其他药物联合治疗产生的不良反应或与疾病本身的症状进行鉴别。治疗后,疾病稳定时,仍要警惕可能发生 irAEs。一旦出现 irAEs,根据不同系统、不同级别给予相应的治疗措施。如该病例在发现 CIP 后及时启动糖皮质激素治疗,效果较佳,肺部间质性炎症逐渐消退。

糖皮质激素在治疗 CIP 时,推荐长期(≥6 周)、大剂量[甲泼尼龙或泼尼松

1～2 mg/（kg·d）]使用，但可能出现激素本身引起的一系列不良反应，如血压升高、血糖升高、继发感染等。因此，不能忽视 irAEs 激素治疗过程中的药学监护：①激素可能导致胃肠道不良反应，对于存在较高胃炎风险的患者，可服用 H_2 受体拮抗剂或质子泵抑制剂；②存在发生骨质疏松的风险，建议补充维生素 D 和钙剂以降低骨质疏松症发生风险；③可引起心律不齐和血压改变，需监测心律、血压；④可能导致血糖升高，需监测血糖；⑤可导致免疫力下降，存在感染风险。故出现肺部病变时，应注意鉴别是 CIP，还是肺部感染，才能给予及时正确的处理。

四、随访与结果

患者出院后继续甲泼尼龙口服治疗：甲泼尼龙 40 mg，qd，po（2 周）→32 mg，qd，po（2 周）→24 mg，qd，po，同时给予护胃、补钙等治疗。出院 1 个月后门诊随访，患者无明显咳嗽咳痰等呼吸道症状。血常规检查示 L $0.9×10^9$/L；CRP 1.9mg/L；ESR 4mm/h；胸部 CT：左肺 MT 病例，两肺多发转移伴散在炎症，较 1 个月前炎症部分吸收（图 24-5）。

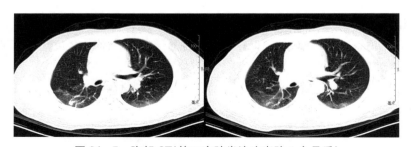

图 24-5　胸部 CT（第二次肺炎治疗出院 1 个月后）

五、总结与体会

PD-1 抑制剂单药治疗相关肺炎总发生率为 2.7%（1.9%～3.6%），3 级及以上为 0.8%（0.4%～1.2%）。治疗 NSCLC 所有级别肺炎发生率为 4.1%，3 级及以上为 1.8%。且因肺炎导致的病死率相对较高。有研究显示在致死性 ICI 毒性事件中 PD-1/PD-L1 抑制剂相关死亡，肺炎最高为 35%。因此，CIP 需要引起极高的重视。本患者肿瘤治疗在过程中出现两次肺部病变，第一次非常明确的 CIP，且在糖皮质激素治疗后好转，第二次则在糖皮质激素治疗期间出现了与第一次不一样的肺部病变，需要进行鉴别诊断，明确病因，才能给予相应处理。该病例给我们体会很深的一点是，糖皮质激素治疗 CIP 时，可能会出现 CIP 复发，可能会发生继发感染等，需要全面分析判断。

（张捷青）

参考文献

［ 1 ］　中华医学会呼吸病学分会肺癌学组.免疫检查点抑制剂相关肺炎诊治专家共识［J］.中华结核和呼吸杂志，2019，11(42)：810 - 815.

［ 2 ］　Delaunay M，Cadranel J，Lusque A，et al. Immune-checkpoint inhibitors associated with interstitial lung disease in cancer patients［J］. Eur Respir J，2017，50(2). pii：1700050.

［ 3 ］　Pollack M H，Betof A，Dearden H，et al. Safety of resuming anti-PD - 1 in patients with immune-related adverse events (irAEs) during combined anti-CTLA - 4 and anti-PD 1 in metastatic melanoma［J］. Ann Oncol，2018，29(1)：250 - 255.

［ 4 ］　韩骐蔓，侯和磊，张晓春.国产创新药安罗替尼抗肿瘤治疗的研究进展［J］.中国新药与临床杂志，2020，2(39)：65 - 70.

［ 5 ］　Fujita K，Kim Y H，Kanai O，et al. Emerging concerns of infectious diseases in lung cancer patients receiving immune checkpoint inhibitor therapy［J］. Respir Med，2019，146：66 - 70.

［ 6 ］　陆旻雅，张丽，李玥.免疫检查点抑制剂相关感染诊治建议［J］.中国肺癌杂志，2019，10(22)：666 - 670.

［ 7 ］　John A，Bryan J，Julie B，et al. NCCN clinical practice guidelines in oncology. management of immunotherapy-related toxicity. Version 1. 2020［EB/OL］.［2021 - 05 - 07］. https：//www. nccn. org.

［ 8 ］　秦叔逵，郭军，李进，等.中国临床肿瘤学会(CSCO)免疫检查点抑制剂相关的毒性管理指南［M］.北京：人民卫生出版社，2019：1 - 116.

［ 9 ］　广东省药学会.免疫检查点抑制剂全程化药学服务指引(2019 年版)［J/OL］.今日药学，2020，30（5）：289 - 307［2020 - 05 - 25］. http：//kns. cnki. net/kcms/detail/44. 1650. R. 20191125. 1637. 002. html.

［10］　Nishino M，Giobbie-Hurder A，Hatabu H，et al. Incidence of programmed cell death 1 inhibitor-related pneumonitis in patients with advanced cancer：a systematic review and Meta-analysis［J］. JAMA Oncol，2016，2(12)：1607 - 1616.

ICIs 已成为继化疗及靶向治疗后晚期恶性肿瘤的新的一种治疗方法,早期识别免疫治疗中的 irAEs,应做到:预防、评估、检测、治疗和监测。从治疗前到治疗中,再到治疗后,是一个复杂的过程,需要医护人员、患者以及家属多方面的重视。目前,随着免疫治疗的越来越普及,免疫合并化疗的联合治疗越来越多,irAE 的临床处理也将越来越复杂,更需要多学科诊疗团队的协作。临床药师可以在药学监护方面给予充分的关注和相应的建议。而同时协助做好糖皮质激素的相关不良反应监护也很重要。

（谢　宁）

点评二　临床医师

随着肿瘤的治疗从靶向治疗时代迈入免疫治疗时代,免疫治疗被越来越多地用于临床,但相伴随的则是 irAEs。严重的 irAEs 可能会危及患者生命。因此,临床医师应重视 irAEs,一旦出现应及时干预,兼顾药物疗效与不良反应。此外,当患者在治疗过程中出现病情变化时,应综合分析病情,避免临床思维局限。

（叶　伶）

病例 25　肺癌患者治疗中出现心动过缓,原因何在

关键词　克唑替尼,氨氯地平,心动过缓

一、病史摘要

患者,男性,64 岁,身高 170 cm,体重 66 kg。

因"确诊右上肺淋巴上皮瘤样癌 10 个月余,胸闷、气急伴乏力 3 d"入院。1

年前,患者出现活动后气喘,伴咳嗽、咳痰,痰呈白色泡沫状,偶有右胸阵发性隐痛。10个月余前,胸部CT提示:右上肺占位,纵隔淋巴结肿大,考虑MT;两肺肺气肿伴肺大疱形成。头颅MRI及骨扫描未见转移。行超声引导下右上肺病灶穿刺术,病理学检查示:低分化癌,考虑淋巴上皮瘤样癌,ROS-1阳性。予克唑替尼胶囊(250 mg,bid)靶向治疗至今。期间多次入院评估病情为PR。3 d前,患者开始出现胸闷、气急、乏力及嗜睡感。为进一步诊治,收住入院。

患者既往有慢阻肺及过敏性鼻炎病史20余年,自2012年长期吸入布地奈德福莫特罗(160/4.5 μg,1吸,bid)、噻托溴铵(18 μg,1吸,qd)以及孟鲁司特钠片(10 mg,qn)治疗。有高血压病史10余年,长期服用左旋氨氯地平片(2.5 mg,qd),血压控制可。长期口服阿司匹林肠溶片(100 mg,qd)。患者既往有喹诺酮类药物过敏史。吸烟史30年,10支/d,已戒1年。

体格检查:T 36.0℃,P 67次/分,R 20次/分,BP 104/68 mmHg。神清,精神可,呼吸平稳。口唇无发绀,全身浅表淋巴结无肿大。双肺听诊呼吸音清。心率67次/分,律不齐。腹部平软,肠鸣音3次/d。双下肢无水肿。

辅助检查:

血常规:WBC 5.0×10⁹/L,N% 34.8%,EO% 8.6%;

肝功能:TP 63 g/L,ALB 31 g/L,ALT 36 U/L,AST 29 U/L,ALP 59 U/L;

肾功能:Scr 107 μmol/L,Ccr 57.66 mL/min;

血电解质:Na⁺ 130 mmol/L,K⁺ 4.9 mmol/L,Cl⁻ 94 mmol/L;

凝血功能:D-二聚体0.62 mg/L;

心脏标志物:BNP 146 ng/mL;cTnT 0.016 ng/mL;

CRP:<5 mg/L;

PCT:<0.02 ng/mL;

动脉血气分析(吸氧3 L/min):pH 7.40,PaCO₂ 45 mmHg,PaO₂ 101 mmHg,SaO₂ 98%;

胸部CT:右上肺MT病例,较前片相仿,两肺肺气肿伴肺大疱形成。

诊断:①慢性阻塞性肺病急性加重期;②原发性支气管肺癌(右上肺淋巴上皮瘤样癌cT3N3M0 ⅢC期ROS-1阳性,EGFR(-)、ALK(-)PS 2分);③肺原性心脏病;④高血压病。

患者入院第1日,查心电图(19:30)示:窦性心动过缓(HR 52次/分),频发室性早搏。30 min后复查心电图示:窦性心动过缓(HR 50次/分),未见早搏。

患者无明显心悸不适。入院第 2 日,心电图检查示:①窦性心动过缓(HR 47 次/分);②偶发室性早搏;③不完全性右束支阻滞;④Ⅲ aVF 导联 Q 波>同导联 R/4。心电监护显示,心率最低 38 次/分。患者伴随胸闷、乏力、嗜睡等症状。Holter 检查示:全程基础心律为窦性,总心动 82 144 次。最低心率为 47 次/分,为窦性心动过缓;平均心率 60 次/分。

医师药师共同探讨该病例,从疾病、患者以及药物的角度分析,考虑药物引起心动过缓的可能性较大。认为目前在用的药物克唑替尼可能性大,氨氯地平不除外。于入院第 2 日,停用克唑替尼和氨氯地平。停用氨氯地平后,血压维持在 130/80 mmHg 以下,未加其他降压药。入院第 5 日,患者心率恢复至 62 次/分,伴随症状较前明显改善,考虑既往克唑替尼治疗效果良好,多次评效为部分缓解(PR),密切监测下恢复使用克唑替尼 250 mg, po, qd。患者心率一直维持在 60 次/分以上。入院第 11 日,恢复克唑替尼剂量至 250 mg, po, bid。患者心率基本维持在 60 次/分左右,最低 57 次/分,未再出现心动过缓的伴随症状。入院第 19 日,患者出院。

二、主要问题

(1)为何考虑是克唑替尼和氨氯地平共同作用引起的心动过缓?
(2)克唑替尼用了 10 个月,为什么仍会引起心动过缓?

三、分析与建议

(一)为何考虑是克唑替尼和氨氯地平共同作用引起的心动过缓

首先,从疾病角度分析,患者肺 MT 未侵犯心脏、炎症指标不高、血钾正常,无导致心动过缓的直接因素。从患者角度分析,患者入院后 BNP 和 cTnT 基本正常,自诉外院 CTA 检查未示狭窄,是否伴发心肌受损或其他心脏基础疾病有待进一步完善相关检查。从药物角度分析,在使用的药物中克唑替尼和氨氯地平可能引起心动过缓。其中,基于 PROFILE 1 014($n = 340$)和 1 007($n = 343$)两项研究,FDA 说明书中指出克唑替尼引起心动过缓的发生率为 5%~14%。而氨氯地平 FDA 说明书指出其引起心动过缓的发生率为 0.1%~1%。两药的使用时间上,克唑替尼使用 10 月余,氨氯地平使用近 10 年,患者既往未出现有症状的心动过缓。因此,综合从不良反应发生率和药物使用时间分析,考虑药物因素克唑替尼可能性大,氨氯地平不除外。

其次,从不良反应关联性评价来看,克唑替尼的应用与心动过缓存在时间相关性,也符合克唑替尼已知的不良反应,停药后患者心率逐渐升高,减少剂量再次使用克唑替尼后不良反应较前减轻,再次增加克唑替尼剂量,但未联合使用氨氯地平时,心率虽偶有低于 60 次/分,但不良反应整体情况仍有所减轻。因此,评估心动过缓与克唑替尼的关联性为"可能"。氨氯地平的联合使用可能加重了心动过缓,其关联性评价结果为"可能"。

(二) 克唑替尼用了 10 个月,为什么仍会引起心动过缓

关于克唑替尼引起心动过缓的机制目前尚不明确。有学者认为可能是与阻断 Na 离子通道和 L-型钙离子通道有关。这也使得克唑替尼对心脏的影响可能是变时性的(影响窦房结)或传导性的(影响房室结),而不是变力性的。有文献报道,克唑替尼引起心动过缓与药物浓度相关,当克唑替尼的血药浓度增加 100 ng/mL 时,心率平均降低 2.5 次/分。在临床研究中发现,90% 使用克唑替尼的患者均会出现一次心率降低>10 次/分。同时,克唑替尼引起心动过缓与肿瘤治疗效果之间存在一定的关联性。研究结果表明,出现心动过缓的患者较未出现心动过缓的患者,克唑替尼治疗反应率更高,肿瘤缩小体积更大。结合该患者情况,使用克唑替尼 10 个月以来,肿瘤治疗效果显著、病灶较前明显减少,多次入院评估病情为部分缓解(PR)。因此,良好的治疗效果在一定程度上可能增加了该患者在使用克唑替尼期间出现心动过缓的概率。其次,有些影响因素也与克唑替尼引起心动过缓相关。其中,一项纳入 1 053 名患者的回顾性分析显示:对于使用克唑替尼前心率<70 次/分的患者,其发生心动过缓的风险是心率>70 次/分患者的 5 倍。

此外,合并用药或食物也会影响克唑替尼相关心动过缓的发生。由于克唑替尼主要经 CYP3A4 代谢,一类便是与克唑替尼存在药物相互作用的药物或食物,如伊曲康唑、伏立康唑及葡萄柚等 CYP3A4 的强抑制剂;而另一类便是自身会引起心动过缓的药物,如 β 受体阻滞剂、非二氢吡啶类钙离子拮抗剂以及地高辛等。结合该病例,患者是在使用克唑替尼的同时,联合使用了可能会引起心动过缓的非二氢吡啶类钙离子拮抗剂氨氯地平。

对于克唑替尼引起心动过缓的具体发生时间,从已报道的病例来看,并没有太多规律,可能发生在用药后的数日,也可能发生在用药后的数月。如 Ou SH 等也曾报道 1 例 ALK 阳性的非小细胞肺癌患者,在使用克唑替尼 2 周后心率由用药前 84 次/分降至 43 次/分,考虑患者无伴随症状,未予减量。Qiu Y

等曾报道了 1 例 ALK 阳性的肺腺癌患者,在使用克唑替尼 4 个月后,心率由用药前 85 次/分降至 34 次/分,且患者有伴随症状,予以停用克唑替尼 11 d 后,症状消失,而后减量至 250 mg, qd。因此,针对克唑替尼引起心动过缓的不同情况,需要结合患者症状、心动过缓程度以及患者意愿,综合评估后,给予个体化的给药方案调整。

四、随访与结果

1 个月后,随访患者日常心率维持在 60~70 次/分;2 个月后,门诊复查心电图检查示:窦性心律不齐,心率 68 次/分。继续克唑替尼 250 mg, po, bid 治疗。

五、总结与体会

对于药物引起的不良反应,临床医师往往关注药物使用初期常出现的不良反应,而容易忽视使用较长时间后出现的不良反应。目前,克唑替尼在临床应用中积累的不良反应数据有限,使用一段时间后出现有症状的心动过缓相关报道较少,易被忽视。对于处理此类药物不良反应,临床药师需全面评估患者症状、不良反应严重程度以及患者治疗意愿等,综合权衡利弊,制订个体化药物调整方案。

（郑婷婷）

参考文献

[1] Doherty K R, Wappel R L, Talbert D R, et al. Multi-parameter in vitro toxicity testing of crizotinib, sunitinib, erlotinib, and nilotinib in human cardiomyocytes [J]. Toxicol Appl Pharmacol, 2013, 272(1):245‐255.

[2] Ou S H, Tong W P, Azada M, et al. Heart rate decrease during crizotinib treatment and potential correlation to clinical response [J]. Cancer, 2013, 119(11):1969‐1975.

[3] Ou S H, Tang Y, Polli A, et al. Factors associated with sinus bradycardia during crizotinib treatment: a retrospective analysis of two large-scale multinational trials (PROFILE 1005 and 1007) [J]. Cancer Med, 2016, 5(4):617‐622.

[4] Gallucci G， Tartarone A， Lombardi L， et al. When crizotinib-induced bradycardia becomes symptomatic：role of concomitant drugs ［J］. Expert Rev Anticancer Ther， 2015, 15(7):761 - 763.

[5] Tartarone A， Gallucci G， Lazzari C， et al. Crizotinib-induced cardiotoxicity：the importance of a proactive monitoring and management ［J］. Future Oncol, 2015, 11(14):2043 - 2048.

[6] Ou S H， Azada M， Dy J， et al. Asymptomatic profound sinus bradycardia (heart rate ≤ 45) in non-small cell lung cancer patients treated with crizotinib ［J］. J Thorac Oncol， 2011, 6(12):2135 - 2137.

[7] Qiu Y， Li B， Zhang Y， et al. ALK-rearranged lung adenocarcinoma patient with development of severe sinus bradycardia after treatment with crizotinib：A case report ［J］. Medicine (Baltimore), 2019, 98(11):e14826.

点评一 临床药师

这是一个在治疗上存在矛盾的病例。患者出现有症状的心动过缓,考虑靶向药物克唑替尼引起的可能性大,但该患者使用克唑替尼治疗 10 个月期间达到了良好的治疗效果,减少给药剂量可能会影响抗肿瘤效果。因此,如何有效地处理该患者的心动过缓,又保证药物治疗效果是解决该矛盾的关键。

对于这样的矛盾,从可选择方案来看,可考虑安装心脏起搏器,既能保证克唑替尼可维持原剂量,又可有效解决有症状心动过缓的不良反应,但患者及家属综合考虑经济等因素后,暂时拒绝了该解决方案;从克唑替尼药物减量角度来看,可考虑逐级减量,从 250mg, bid,减至 200mg, bid,再减至 250mg, qd。但该患者当时有部分剩余的 250mg 规格克唑替尼,且该药价格昂贵。因此,从经济性角度和患者实际情况分析,该患者克唑替尼调整方案由 250mg, bid 调整为 250mg, qd,而后心率维持在 60 次/分以上且未再出现有症状的心动过缓,又增加至 250mg, bid,并密切监测患者心率变化,以确保心率维持在 60 次/分以上。

由此可见,在处理药物治疗矛盾过程中,既要结合药物特点进行分析,又要结合患者治疗的安全性、有效性和经济性,一切从实际出发,个体化地解决具体矛盾。

(卢克鹏)

点评二　临床医师

本患者的治疗过程中,家属和临床医师都很纠结,一方面靶向药物对肿瘤控制非常有效,即使明确该药导致了心率下降,患者和家属在充分知情的情况下,仍愿意逐渐增加至足量治疗,同时随身携带监测仪,可随时监测心率。医师和药师也反复告知,若再次出现症状性心率下降,需要减少靶向药物剂量。住院期间,心内科医师会诊建议患者行心脏起搏器植入术,患者及家属综合考虑后决定暂缓。

在整个治疗过程中,医师和药师积极寻找原因,提出治疗方案,但我们也充分与患者及家属进行沟通,在保证患者安全的前提下,理解并尊重他们对治疗方案的选择,做好宣教,告知何时需要急症就诊,并对患者进行定时随访。每个患者的治疗经过都是独一无二的,我们既要把握疾病的治疗原则,又要有针对性地制订个体化方案。

（胡莉娟）

病例 26　出现伏立康唑不良反应,抗真菌方案如何抉择

关键词　伏立康唑、精神异常、药物基因、血药浓度

一、病史摘要

患者,男性,70岁,身高174 cm,体重60 kg。

患者反复咳嗽、咳痰10余年。2周前受凉后患者出现咳嗽、咳痰、喘息等症状。门诊就诊,给予盐酸莫西沙星氯化钠注射液(0.4 g, ivgtt, qd)联合头孢克肟胶囊(0.1 g, po, bid)治疗7 d。患者症状无改善,并出现发热,体温最高39.5 ℃,于发热第3日收治入院。

患者既往有高血压病史15年,不规则服用苯磺酸氨氯地平片,血压控制不佳。10年前无明显诱因出现咳嗽、咳痰,晨起显著,秋冬交替发作,每次持续1

个月，临床诊断为慢阻肺，每次发作给予抗感染、解痉、平喘治疗后好转。患者否认药物食物过敏史。

体格检查：T 37.7℃，P 80 次/分，R 22 次/分，BP 130/85 mmHg，SpO$_2$（未吸氧）96%。神清，精神可，呼吸稍促。口唇无发绀，双侧呼吸对称，两肺呼吸音低，双肺可闻及干湿啰音。心腹查体无殊。

血常规：WBC 4.21×10^9/L，N% 70.5%。

肝肾功能：ALT 20 U/L，AST 22 U/L，ALP 66 U/L，γ-GT 48 U/L，BUN 4.2 mmol/L，Scr 83 μmol/L。

CRP：7.05 mg/L。

PCT：0.03 ng/mL。

G 试验（fungitell 法）：61.25 pg/mL。

胸部 CT：肺气肿，双肺下叶轻度支扩，两肺多发性感染病灶。

入院诊断：①肺曲霉病；②慢性阻塞性肺疾病急性加重；③高血压病。

患者入院后给予硫酸沙丁胺醇雾化吸入溶液（2.5 mg）联合吸入用异丙托溴铵溶液（500 μg）（雾化吸入，q8 h）扩张支气管，注射用甲泼尼龙琥珀酸钠（40 mg，iv，qd）抗炎，并给予注射用伏立康唑（24 h 内负荷剂量 400 mg，ivgtt，q12 h，24 h 后维持剂量 200 mg，ivgtt，q12 h）抗真菌治疗。用药第 3 日，患者咳嗽、咳痰症状好转，但出现幻觉（主要表现为幻听且夜晚明显）、失眠症状。经五官科、神经科会诊排除耳部、神经疾病影响。陪床亲属（患者姐姐）自述本人曾用过伏立康唑，也出现类似症状。临床药师与主治医师探讨后，怀疑相关精神异常症状系伏立康唑导致的药品不良反应，决定停药，并于当日（伏立康唑第 6次使用后）对该患者进行伏立康唑药物相关基因检测和血药浓度监测。伏立康唑基因检测（荧光染色原位杂交方法）结果为 CYP2C19 酶慢代谢型（*CYP2C19**2 *AA*、*CYP2C19**3 *GG*、*CYP2C19**17 *CC*），提示常规剂量的伏立康唑抗真菌疗好，但出现不良反应的风险高。伏立康唑血药谷浓度为6.14 mg/L，超正常值上限，达中毒浓度。停药 1 d 后，患者自述幻听症状减轻。经会诊讨论，调整给药方案为伏立康唑注射液（100 mg，ivgtt，bid），并提前每日给药时间，延长每日第 2 次给药与患者入睡时间的间隔，同时密切观察不良反应情况，监测肝功能。此后，患者幻听、失眠症状逐步消失，且未发生其他不良反应，病情明显好转，于入院第 20 日出院。出院后给予伏立康唑片（100 mg，po，bid）继续抗真菌治疗。

二、主要问题

（1）如何判断患者的精神异常症状是由伏立康唑引起的药品不良反应？

（2）在出现药品不良反应后，是换药还是继续使用伏立康唑？

（3）如何利用药物基因检测和血药浓度监测调整伏立康唑给药方案？

三、分析与建议

（一）如何判断患者的精神异常症状是由伏立康唑引起的药品不良反应

根据国家食品药品监督管理局和国家药品不良反应监测中心联合印发的《药品不良反应报告和监测工作手册》方案，我国不良反应事件分析方法主要遵循以下5条原则：①用药与不良反应事件的出现有无合理的时间关系？②反应是否符合该药已知的不良反应类型？③停药或减量后，反应是否消失或减轻？④再次使用可疑药品是否再次出现同样反应事件？⑤反应事件是否可用并用药的作用、患者病情的进展、其他治疗的影响来解释？依据不良反应事件分析的5条原则，将关联性评价分为肯定、很可能、可能、可能无关、待评价及无法评价6级。

该患者用药第3日出现精神异常。通过查阅在用药品的说明书，伏立康唑、沙丁胺醇、甲泼尼龙都可能导致上述症状，但患者以往使用沙丁胺醇和甲泼尼龙时并未出现药品不良反应，只有伏立康唑是首次使用，且有家族过敏史。伏立康唑停用、减量后，相关不良反应症状减轻直至消失。通过查阅相关资料，目前使用的几种药物之间不存在相互作用。虽然慢性阻塞性肺疾病急性加重（acute exacerbation of chronic obstructive pulmonary disease，AECOPD）也可导致精神紊乱，但患者经过相关药物治疗后病情减轻，可基本排除病情进展的因素。综上，患者出现的精神异常症状很可能由伏立康唑导致。

（二）在出现药品不良反应后，是换药还是继续使用伏立康唑

根据《中国伏立康唑个体化用药指南》推荐，对于伏立康唑引起的精神毒性，参照《常见不良反应事件评价标准4.0版》，停药指征为3级不良事件即导致自理性日常生活受限的严重精神障碍，减量指征为2级不良事件即影响导致工具性日常生活受限的中度精神障碍。

该患者用药后虽然出现幻听、失眠症状，但不良反应症状主要集中在夜

晚,自述可以耐受,不影响基本日常生活自理情况。另一方面,根据 2016 年美国感染病学会(IDSA)发布的《曲霉菌病诊治指南》,伏立康唑是曲霉菌病治疗的首选药物,而且伏立康唑符合《上海市基本医疗保险、工伤保险和生育保险药品目录(2017 年版)》(沪人社医〔2017〕430 号)关于该药用于曲霉菌肺炎的医保适应证的规定。综上,决定继续给予伏立康唑治疗,通过药物基因检测和血药浓度监测来调整给药方案,同时密切关注相关不良反应的转归,以及有无其他不良反应的发生。

(三)如何利用药物基因检测和血药浓度监测调整伏立康唑给药方案

根据 2016 年临床药物基因组学实施联盟(CPIC)发布的《CYP2C19 和伏立康唑治疗指南》提供的研究证据表明,伏立康唑主要经 CYP2C19 酶代谢,依据 $CYP2C19$ 等位基因($CYP2C19^*2$、$CYP2C19^*3$ 和 $CYP2C19^*17$)是否突变分为超快代谢型、快代谢型、正常代谢型、中间代谢型和慢代谢型。慢代谢型可导致伏立康唑的谷浓度升高,并可能增加不良事件的发生概率,其中肝脏毒性、视觉障碍、幻觉与神经损伤与药物浓度相关。指南建议慢代谢型个体使用伏立康唑时应以低于标准剂量的药物进行治疗,并进行药物浓度监测。《中国伏立康唑个体化用药指南》也推荐 CYP2C19 突变者进行血药浓度监测,并给出了伏立康唑具体的血药浓度监测方法及剂量调整建议,即在给予负荷剂量时,血药浓度监测首次取血时间不早于第 5 次给药前(第 3 日),监测稳态血药谷浓度,目标浓度下限 0.5 mg/L,上限 5 mg/L。如稳态血药谷浓度高于 10 mg/L 或发生 2 级不良事件,建议停药 1 次后维持剂量减量 50%,后根据血药浓度进行调整。

该患者按常规剂量使用伏立康唑后出现不良反应,结合家族过敏史因素,决定进行药物基因检测和血药浓度监测。考虑到该患者不良反应类型为精神异常,属于神经系统损害,在对不良反应转归判断不确定、恐造成严重不良后果的慎重考虑下,同时鉴于患者原患疾病病情控制稳定,决定暂时停药,待相关检测结果出来后调整给药方案。基因检测结果为慢代谢型,提示常规剂量的血药浓度高,不良事件发生概率增加;稳态血药谷浓度监测结果超过目标治疗浓度上限,提示毒性反应的发生率进一步提高。相关检测结果证实了该患者不良反应的发生很可能与代谢基因突变从而导致的血药浓度过高有关。根据指南推荐,伏立康唑减量 50%,并在继续用药过程中严密观察相关不良反应的转归,以及有无其他尤其是浓度相关性不良反应的发生,同时监测抗真菌治疗效果。综上,药物基因检测和血药浓度监测为患者给药方案的调整提供了充分的依据。

四、随访与结果

出院 2 周后患者门诊就诊取药,主诉未再出现精神异常症状,且无其他不良反应发生。伏立康唑片口服 1 个月后,门诊复查胸部 CT,显示病灶进一步吸收。伏立康唑片口服 2 个月后,血药浓度监测谷浓度为 2.25mg/L,属于正常治疗浓度范围,患者主诉未出现不良反应症状。

五、总结与体会

用药合理与否,关系到治疗的成败。在选择用药时,药物疗效与药物不良反应的轻重权衡是必须重点考虑的因素。当发生药物不良反应事件时,以药物基因组学为依据,对于那些血药浓度易受基因多态性等因素影响、个体间易呈现明显差异的药物进行药物基因检测和血药浓度监测十分必要。此举有助于推进个体化差异化用药,帮助临床评估治疗方案,避免贸然停药,促进安全、有效、经济地用药。

该患者出现不良反应后,临床药师通过药物基因检测和血药浓度监测,协助医师调整了治疗方案,并取得了较为满意的效果。但在此过程中仍有几点不足和经验体会:①忽视了用药前家族过敏史的了解。患者入院时仅简单询问了个人过敏史,没有针对那些个体用药差异大、易于发生不良反应的药品详细询问有无家族过敏史,导致了患者出现不良反应时才进行药物基因检测,如果用药前进行药物基因检测则可有效地预估不良反应的发生风险从而制订适宜的初始给药方案。②忽视了伏立康唑给药方案调整后血药浓度监测的及时性。虽在出现不良反应时和静脉改口服用药后 2 个月后各监测了 1 次血药浓度,但未对期间剂量调整时以及后续的静脉改口服时的血药浓度进行及时的动态监测,导致了此期间疗效和安全性的进一步判断仅限于临床症状和常规辅助检查,血药浓度是否达到治疗浓度或是已经超过中毒浓度都不得而知,存在一定的治疗风险。③该患者药物基因检测和血药浓度监测结果与患者不良反应的发生相吻合,但由于不良反应还可能由性别、年龄、体重、生理病理特征以及药物相互作用等其他原因导致,且个体化差异大,尚存在检测结果和临床实际情况不一致的可能。因此,如何综合的考量具体患者不良反应原因,有效利用相关检查结果,来制订个体化用药方案,是治疗团队应该进一步关注的。

（张蓉蓉）

参考文献 ————————————————————————

［1］ 国家食品药品监督管理局药品安全监管司，国家药品不良反应监测中心.药品不良反应报告和监测工作手册［EB/OL］.（2013 - 04 - 26）［2019 - 8 - 13］. https://www. cdr-adr. org. cn/xzzx/hyzl/hyzl2013nd/201304/t20130426_ 5436. html

［2］ 国家药典委员会.中华人民共和国药典临床用药须知化学药和生物制品卷（2015 年版）［M］.北京：中国医药科技出版社，2015.

［3］ 慢性阻塞性肺疾病急性加重（AECOPD）诊治专家组.慢性阻塞性肺疾病急性加重（AECOPD）诊治中国专家共识(2017 年更新版)［J］.国际呼吸杂志，2017，37(14)：1041 - 1057.

［4］ Chen Ken， Zhang Xianglin， Ke Xiaoyan，et al. Individualized medication of voriconazole：a practice guideline of the division of therapeutic drug monitoring, Chinese pharmacological society ［J］. Ther Drug Monit， 2018，40(6)：663 - 674.

［5］ U. S. Departmentof Healthand Human Services， National Institutes of Health, National Cancer Institute. Common terminology criteriafor adverse events (CTCAE) Version 4. 0 ［EB/OL］.（2011 - 04 - 08）［2019 - 08 - 14］. http:// bioportal. bioontology. org/ontologies/CTCAE.

［6］ Patterson T F， Thompson III G R， Denning D W，et al. Practice guidelines for the diagnosis and management of aspergillosis：2016 update by the infectious diseases society of America ［J］.Clin Infect Dis， 2016，63(4)：e1 - e60.

［7］ Moriyamal B， Obeng A O， Barbarino J， et al. Clinical pharmacogenetics implementation consortium （CPIC） guidelines for CYP2C19 and voriconazole therapy ［J］. Clinical Pharmacology & Therapeutics， 2017，102(1)：45 - 51.

［8］ 谢惠民.合理用药［M］.北京：人民卫生出版社，2012.

点评一 **临床药师**

这是一例临床药师利用个体化药学服务技术手段,协助医师制订个体化用药方案的病例。该病例说明一方面,需丰富临床药学个体化药学服务模式，为临床合理用药提供了理论和实践依据；另一方面，需开拓临床药学科研思维和能力，即哪些药物需要进行药物基因检测和/或血药浓度监测，明确哪些情况的患者需要进行相关检测，如何分析检测结果与临床实际的相符性。

（谢　宁）

点评二　临床医师

目前，通过检测肿瘤驱动基因选择合适的靶向药物已成为诊疗常规。但对于药代动力学基因的检测在临床上开展还甚少。该例患者在使用伏立康唑治疗肺曲霉病过程中出现了精神类的不良反应。事实上，伏立康唑导致精神类不良反应的比例不少。面对药物导致的较明显的不良反应，临床医师常用的处理方法就是停药，更换其他类型的药物，但却忽视了是否由于个体差异导致患者血药浓度过高从而造成了不良反应。伏立康唑的常规剂量是根据患者的体重进行计算的，但个体药代动力学基因的差异会导致患者血药浓度出现很大的差异。在临床药师的建议下，此例中临床医师并没有更换其他抗真菌药物，而是进行了相关基因及血药浓度的检测。患者基因检测的结果为慢代谢型，而这解释了为何常规剂量的伏立康唑导致患者血药浓度过高。通过减少用药剂量，患者的精神类不良反应未再出现。当今医学已经跨入了精准医疗的时代。通过检测药代动力学基因和监测血药浓度，兼顾疗效和安全性，为患者提供个体化的用药方案是临床医师与临床药师共同的目标。

（叶　伶）

病例 27　谁是真凶？一例肺部感染患者发生精神症状不良反应原因分析

关键词　不良反应，精神症状，糖皮质激素，多索茶碱，碳青霉烯类

一、病史摘要

患者,女性,80岁,160cm,体重52kg。

因"胸闷气促伴下肢水肿2周"入院。患者于2周前开始出现胸闷、气促,下肢水肿逐渐加重、尿量减少,无咳嗽、咳痰、咯血、发热。于外院就诊,胸部CT示:心影增大,心包积液;两肺散在渗出灶;两侧少量胸腔积液。心电图检查:心房颤动;频发室性早搏;左胸导联低电压;$V_1 \sim V_3$ 导联Q波>同导联R/4;T波改变;VVI起搏器功能良好。先后给予左氧氟沙星、头孢拉定、阿莫西林克拉维酸钾抗感染,并予止咳化痰平喘、降糖、抑酸、扩冠、利尿及强心等治疗。2015年1月30日转至我院急诊就诊。予BiPAP无创呼吸机辅助通气,静脉甲泼尼龙40mg,qd抗炎,托拉塞米40mg,qd利尿,头孢唑肟、莫西沙星抗感染,以及对症支持治疗。为进一步诊治收入院。

患者既往有支气管哮喘史,未正规治疗;冠心病、房颤快慢综合征起搏器植入术后、心功能不全;慢性肾功能不全,CKD2期,不规律口服利尿剂;2型糖尿病史20余年,口服格列齐特,控制可;高血压史,已十年未服药,血压近期正常。

体格检查:T 36.2℃,P 80次/分,R 26次/分,BP 167/78mmHg。神志清晰,口唇无发绀,两肺听诊可闻及广泛哮鸣音,双下肺可闻及散在湿啰音。心律绝对不齐,第一心音强弱不等。

血常规:WBC 3.77×10^9/L,N% 83.9%。尿常规、肝功能检查正常。肾功能:BUN 12.2mmol/L,Scr 128μmol/L,UA 451μmol/L。血电解质正常。心功能:CK-MB 0.047ng/mL,BNP 1008.0pg/mL。CRP:12.6mg/L。动脉血气分析(吸氧3L/min):pH 7.48,$PaCO_2$ 49mmHg,PaO_2 77mmHg,实际碳酸氢盐43.0mmol/L,SaO_2 96.0%。

入院诊断:支气管哮喘急性发作(危重),肺部感染,呼吸衰竭,冠心病,房颤伴快慢综合征,起搏植入术后,心功能不全,慢性肾功能不全,2型糖尿病,高血压。

患者入院后初步治疗方案为:

(1) 比阿培南0.3g + NS 100mL ivgtt,q12h;

(2) 氨溴索60mg + NS 250mL,ivgtt,qd;

(3) 多索茶碱葡萄糖0.3g + NS,100mL,ivgtt,qd;

（4）甲泼尼龙琥珀酸钠 80 mg + NS 20 mL，iv，bid；

（5）奥美拉唑 40 mg + NS 10 mL，iv，bid；

（6）布地奈德混悬液 1 mg + 复方异丙托溴铵溶液 2.5 mL 雾化吸入 tid；

（7）呋塞米 40 mg，iv，qd；

（8）螺内酯 40 mg，po，bid；

（9）单硝酸异山梨酯片 40 mg，po，qd；

（10）氯化钾缓释片 1 g，po，tid。

患者入院第 2 日，胸闷气促明显好转，但出现烦躁不安症状，当天夜间烦躁不安症状加重。急查头颅 CT 未发现明显异常。

二、主要问题

（1）患者出现精神症状的可能原因是什么？

（2）治疗方案应如何修改？

三、分析与建议

（一）患者出现精神症状的可能原因是什么

当一个患者出现精神症状时需要多方面考虑出现精神症状的原因，从药师的角度来说需要高度怀疑药物不良反应的可能。但同时也不能排除因为疾病因素造成精神症状的可能性。

在呼吸疾病患者中最常见的会引发精神症状的是肺性脑病。但该患者血气提示 $PaCO_2$ 49 mmHg，可排除肺性脑病。

其他疾病主要包括便秘、电解质紊乱、低血糖、忧郁症。患者两便及电解质正常。血糖监测也一直在正常范围之内，无忧郁、焦虑症病史。

在基本排除了疾病引起的可能性之后，从药物不良反应的角度进行分析。患者肌酐偏高，根据肌酐清除率公式（C-G 公式）推算出患者的肌酐清除率 25.4 mL/min，为中重度肾功能不全，易发生药物积蓄。查询药品说明书，在患者使用的药物中注射用比阿培南、多索茶碱葡萄糖注射液以及注射用甲泼尼龙琥珀酸值得关注。

比阿培南属于碳青霉烯类抗菌药物。于 2002 年在日本上市，2008 年在我国上市。因为该药在欧美没有上市，所以国外的文献相对较少。在 Pei G 等 Meta 分析中没有精神症状 ADR 的报道。虽然医师对碳青霉烯可能发生的

ADR 较为警惕，且国内有 1 例比阿培南致血透患者焦虑，言语不清，幻觉等症状的报道。但临床药师认为该报道中的患者使用比阿培南 0.3 g，bid，ivgtt，5 d 后发生该不良反应，可能与药物在体内积蓄有关。而本例患者仅使用 1 d，且剂量符合推荐规定，尚未达到积蓄的程度。并且根据比阿培南的化学结构式来说，与神经毒性相关的 R 基团碱性较弱，发生精神不良反应的可能很低。

多索茶碱是甲基黄嘌呤的衍生物。对肺外系统的腺苷受体的亲和力仅是茶碱的 1/10，通常不易发生茶碱中毒。Goldstein MF 等的临床研究中也未发现多索茶碱的神经症状 ADR。但国内有慢性阻塞性肺疾病急性加重（acute exacerbation of chronic obstructive pulmonary disease，AECOPD）的数个病例报道使用多索茶碱后出现胡言乱语，精神亢奋等不良反应。但发生精神症状时多索茶碱多与糖皮质激素、抗菌药物等联用。而其代谢产物为茶碱及 7 - β - 羟乙基茶碱，大部分经肾脏清除，肾功能不全患者易积蓄。其次患者之前使用了 3 d 莫西沙星，并同时在使用氨溴索化痰治疗。喹诺酮类药物会降低茶碱在体内代谢的速率，使其血药浓度增高 2 倍，而氨溴索可减缓茶碱在体内的代谢。所以患者肾功能不全并有多重因素叠加的效果引起不良反应的可能性不能排除。

甲泼尼龙为糖皮质激素，发生精神症状的情况就相对较为常见，尤其是当日剂量大于 80 mg 或者减量过快时更易发生，有报道的严重精神不良反应包括自残、妄想及精神分裂等。该患者目前日剂量为 160 mg。

综上分析，多索茶碱与甲泼尼龙联合作用下导致精神症状可能最大。

（二）治疗方案应如何修改

怀疑两种药物可能引起精神症状不良反应，无法明确是哪一种，我们需要从以下几个方面综合考虑，决定先停某个药物或者是否需要同时停药：①不良反应发生的可能性大小；②药物使用时间是否有相关性；③药物是否为目前疾病治疗必须的。

前两点在之前的讨论中已经得出了结论。所以此时需要考虑使用该药物的利弊情况，不良反应能否耐受来决定是否停药。患者使用多索茶碱主要是为了控制患者入院时的气促症状。患者出现气促的症状主要和患者本身感染引发支气管哮喘有关，目前，患者通过治疗后感染症状已经得到了一定的改善，雾化吸入也控制了患者的哮喘情况，气喘情况较入院前大幅改善，故建议停用多索茶碱。而甲泼尼龙也同样是为了控制患者的哮喘，目前，患者吸入糖皮质激素后控制较好，甲泼尼龙可以慢慢减量，故根据患者的实际症状改善情况，在入院第 3 日后改为 40 mg，bid，静脉滴注。于第 6 日将甲泼尼龙改为 40 mg，qd，静脉滴注。于第 10 日停用甲泼尼龙，改为醋酸泼尼松片 15 mg，po，bid。

四、随访与结果

停用多索茶碱并给甲泼尼龙减量之后，患者再未出现精神症状，病情也逐渐好转，顺利出院。

五、总结与体会

ADR 监测是临床药师的日常工作之一。尤其更应关注更易发生 ADR 的特殊人群。本例患者就是一个多种疾病的老年患者，且同时使用的药物有 14 种。一旦患者出现新的症状，临床药师需要考虑是否为药物引起的 ADR 以及哪一个药物引起的 ADR。

通常肯定一个药物的不良反应需要满足药物的使用和不良反应的发生具有时间的相关性，停用药物后不良反应的症状消失或减轻，再次使用该药物时不良反应再次出现。但这只是一个不良反应的事后评价系统。而对于临床上正在发生的不良反应，往往需要判断出哪些药物是最有可能的（一些常见的不良反应除外）。较为罕见的不良反应的判断通常需要借助文献支持。有些药物因为国外使用较少，缺乏比较权威可靠的文献。这就需要临床药师运用药师的专业知识来进行判断。

（高宁舟）

参考文献

[1] Pei G, Yin W, Zhang Y, et al. Efficacy and safety of biapenem in treatment of infectious disease: a meta-analysis of randomized controlled trials [J]. J Chemother, 2016, 28(1):28 - 36.

[2] 杜渊，杜浩昌，李春庆. 比阿培南致血液透析患者精神症状 1 例 [J]. 医学导报，2013, 32(8):1042 - 1044.

[3] 王乐，张洪峰，陈晴等. 碳青霉系类抗菌药物的比较与选用 [J]. 药品评价，2011, 8(8):32 - 37.

[4] Lal D, Manocha S, Ray A, et al. Comparative study of the efficacy and safety of theophylline and doxofylline in patients with bronchial asthma and chronic

obstructive pulmonary disease ［J］. J Basic Clin Physiol Pharmacol, 2015, 26(5):443-451.

［5］ Goldstein M F, Chervinsky P. Efficacy and safety of doxofylline compared to theophylline in chronic reversible asthma-a double-blind randomized placebo-controlled multicentre clinical trial ［J］. Med Sci Monit, 2002, 8(4):297-304.

［6］ 邱淑佳，惠昌.多索茶碱引起精神错乱3例［J］.临床肺科杂志，2010，15(5)：744-745.

［7］ 牛晓霞，丁保清.左氧氟沙星联用多索茶碱致精神错乱的病例分析［J］.中国现代药物应用，2013，9(7):171-172.

［8］ 熊建华，胡国新，周署华，等.氨溴索注射剂对多索茶碱在大鼠体内药动学的影响［J］.中国临床药物杂志，2009，18(5):278-282.

［9］ Mercieca K, Mercieca F. Side effects of postoperative administration of methylprednisolone and gentamicin into the posterior sub-Tenon's space ［J］. J Cataract Refract Surg, 2007, 33(5):815-818.

点评一　临床药师

　　临床药师在临床上经常会发现一些疑似不良反应的情况，首先要做的是判断该异常表现是疾病引起的还是药物引起的。这就需要临床药师不仅仅熟练掌握药物的知识，同时还需要对疾病的临床表现有一定的了解。必要时也可与床位医师沟通讨论。

　　当高度怀疑是药物引起的不良反应，则需要对该不良反应进行相应的判断，目前我们常用的办法包括了我国《药品不良反应报告和监测管理办法》中的因果判定关联性评价。此外还可以使用APS评分法（Naranjo）进行评分，该法也是临床上较为常用的。

　　本病案遇到了国外文献较少报道的药物，国内文献也主要以个案报道为主，并且数量也相对较少。这时就可以运用临床药师擅长的两个方面的知识进行判断：药物的结构修饰和药代动力学。前者通过对于药物结构修饰后药物的疗效与不良反应因极性不同而发生变化进行研究。从而证明了比阿培南精神不良反应发生率很低，而后者则对药物代谢产物进行分析，并且找寻药物间的相互作用。让医师对认为相对较为安全的多索茶碱引起了警惕。根据《药品不良反应报告和监测管理办法》该不良反应为可能。APS评分6分，很可能相关。

　　临床药师能在临床能发挥作用，需要从医师不擅长的角度入手，从中发现药物相关的问题,给医师提供正确的参考意见,帮助解决用药上的困难,发挥临床药学的专业作用,同时也显示临床药师的价值。

（南　李）

点评二　临床医师

老龄化社会中,医师将越来越多地接诊老年患者。他们的脏器功能衰退,合并疾病多,使用的药物也多。当老年患者出现新的临床症状时,医师需要从多方面进行判断,是疾病本身引起的,还是使用的药物引起的？是药物的常见不良反应,还是少见反应？是药物之间的相互作用引起了毒性增加,还是脏器功能减退导致的药物蓄积？这些都是需要仔细思考的问题。面对太多种类的药物,我们临床医师可能会束手无策,不知从何下手,需要及时和临床药师沟通,详细说明不良反应情况和使用的药物情况,可以从药师擅长的角度分析问题,解决临床上的困惑,为患者提供最佳的治疗方案。

（胡莉娟）

病例28　克唑替尼诱发的皮疹, 处理要个体化

关键词　克唑替尼,皮疹,处理

一、病史摘要

患者,男性,79岁,身高172 cm,体重67 kg。

因"确诊左下肺低分化腺癌4个月余,全身皮疹近1个月"入院。2019年2月起患者无明显诱因下出现咳嗽、咳痰伴气促,当时未予重视。症状持续2个月未缓解,至我院就诊。胸部CT检查示:左下肺占位,伴左肺门及纵隔淋巴结转移;左肺小结节,转移可能。遂行超声支气管镜检查。病理(11 L组淋巴结)

学检查:转移性低分化肺腺癌。肺癌驱动基因检测:约 25% 肿瘤细胞可见 *ALK* 基因分离,提示 FISH 检测结果为阳性。综合评估后,给予"克唑替尼 250 mg,po,bid"靶向治疗。服药 3 个月后病情评估为部分缓解(PR),继续"克唑替尼 250 mg,po,bid"治疗。1 个月前患者外出暴晒太阳后开始出现皮疹,未予重视,后逐渐加重,并出现四肢、眼睑明显水肿情况。为进一步诊治,收住入院。

患者既往有高血压病史 24 年,服用卡托普利片(12.5 mg,po,qd)。目前,血压 120/70 mmHg。有"眩晕症"病史 2 年,服用强力定眩片(4 片,po,tid)。对海鲜、芒果过敏,否认药物过敏史。

体格检查:T 36.5℃,P 80 次/分,R 20 次/分,BP 120/70 mmHg。神清,精神可,呼吸平稳。双肺叩诊清音,听诊呼吸音清。四肢、眼睑明显水肿。面颈部明显的水肿性红斑,其上有明显的丘疹、鳞屑。四肢伸侧明显的红斑,皮肤局部苔藓样化,有鳞屑、渗出。躯干及大腿遮光部位无明显的皮疹。

入院诊断:①原发性支气管肺癌(cT4N3M0 ⅢC 期 *EGFR*(-)*ALK*(+)*ROS*-1(-)PS0 分);②高血压病;③慢性光化性皮炎? 药物性皮疹?

入院后,考虑皮疹性质不能确定,药物性皮疹不能排除。遂停用克唑替尼,并给予羟氯喹(100 mg,po,bid)、依巴斯汀(10 mg,po,qd)及泼尼松(10 mg,po,qd)。治疗 4 d 后,患者皮疹有所好转后出院。

患者出院后 5 d 皮疹基本消退。经与患者及家属商量后再次予以"克唑替尼 250 mg,po,bid"治疗肿瘤。但用药 10 d 后患者再次出现皮疹,且皮疹部位及形态与上次相似。考虑药物性皮疹,停用克唑替尼,并给予依巴斯汀、泼尼松等抗过敏对症处理后好转。皮疹消退后,考虑肿瘤治疗需要继续靶向治疗,但使用克唑替尼后反复出现严重皮疹。经综合评估,于 2019 年 10 月 15 日给予换用另外一个 *ALK* 靶向药物——色瑞替尼(450 mg,po,qd)继续治疗。

二、主要问题

(1)患者服用克唑替尼后,反复出现皮疹,与药物相关吗?
(2)克唑替尼相关性皮疹,如何个体化处理?

三、分析与建议

(一)患者服用克唑替尼后,反复出现皮疹,与药物相关吗

克唑替尼是 *Met/ALK/ROS* 的 ATP 竞争性的多靶点蛋白激酶抑制剂。

已分别在 ALK、ROS 和 MET 激酶活性异常的肿瘤患者中证实克唑替尼对人体有显著的临床疗效。不良反应中,皮疹的发病率较高(约 9%)。诱发皮疹的原因可能为 ALK 基因在全身广泛表达,对其他组织如皮肤 ALK 基因的抑制作用所致。根据文献报道,从刚开始用药到用药几个月后,均可发生皮疹。该患者皮疹是否与克唑替尼相关,从以下几方面综合评估:①发生皮疹与使用克唑替尼有时间上的相关性;②皮疹为克唑替尼已知的不良反应类型;③停药对症处理后,患者皮疹有所好转;④患者复用克唑替尼后,再次出现相似皮疹。依据不良反应关联性评价,该患者出现皮疹很可能是由于使用克唑替尼引起的。在中国人群中,克唑替尼引起的皮疹,大多为 1～2 级的轻中度不良反应,而 3～4 级的严重不良反应少见。但也有克唑替尼导致患者发生大疱性表皮坏死松解型药疹的病例报道。

(二) 克唑替尼相关性皮疹,如何个体化处理

患者 ALK 基因阳性,克唑替尼治疗有效,治疗中会出现皮肤不良反应。对于靶向治疗中出现不能耐受的皮肤不良反应,处理措施一般为停药或换药、减少给药剂量或频次、脱敏疗法等,根据患者个体情况,个体化选择合适的处理措施。

1. 停药或换药 停药或换药是出现药物不良反应后最常用的处理措施。该患者服用克唑替尼治疗有效但出现皮疹,简单停药显然会影响患者的肺癌治疗,换药是临床考虑较多的措施。换药时需考虑两点:①尽量不影响患者疾病治疗疗效;②选择已知不良反应发生率更低的药物。针对 ALK 靶点的药物有克唑替尼、阿来替尼、色瑞替尼、劳拉替尼及布加替尼等,如何选择替换药物需要从疗效及皮肤不良反应来综合考量(详见表 28 - 1)。针对该病例,从 ASCEND - 1 临床试验结果可见,根据换药后患者生存曲线和颅内疗效分析,对于 ALK 基因阳性的患者,克唑替尼耐药或患者无法耐受克唑替尼治疗时,换用色瑞替尼可使患者获益。从不良反应来看,ALK 靶点药物引起皮疹的概率为 7%～20%,大多为 1～2 级的轻中度不良反应,3～4 级的严重不良反应少见。该患者皮疹评估达 3～4 级,比较目前我国常用的 3 种 ALK 靶向药物虽然总体皮疹发生率相似,但严重皮疹发生率有差异,阿来替尼最高为 2%,克唑替尼约 0.5%,色瑞替尼约为 0.2%。从疗效和严重皮疹发生率角度考虑,该患者后续治疗换用色瑞替尼较为合适,换药后需严密监测皮肤不良反应。

表 28-1　非小细胞肺癌 ALK 突变的靶向治疗药物皮疹发病率等比较

使用药物	皮疹发生率/%	3～4 级严重皮疹的发生率/%	常用剂量	价格	国内是否上市
克唑替尼	15～24	0.5	250 mg, bid	1.5 万/月	是
阿来替尼	10～28	2.0	600 mg, bid	5.3 万/月	是
色瑞替尼	15～25	0.2	450 mg, qd	1.8 万/月	是
劳拉替尼	14	不详	90～180 mg, qd	/	否
布加替尼	15	无报道	90～240 mg, qd	/	否

2. 减少给药剂量或频次　对 ALK 基因靶向药物诱发的皮疹处理,可减少给药剂量或频次。目前无文献报道,这可能与药物减量影响患者的治疗效果以及仍不能避免再次出现过敏的发生有关。

3. 脱敏疗法　针对一部分不适宜换药的患者,国外有采用脱敏疗法处理药物性皮疹的报道。目前,可以查到的 6 篇报道 ALK 基因靶向药物诱发的皮疹处理病例中,其中 1 例为换用其他药物,其他 5 例均采用脱敏疗法来处理药疹。脱敏疗法是指将引起阳性反应的过敏原,将其按浓度由低到高、剂量逐渐增加来与过敏患者进行反复接触,使患者对该过敏原的耐受性逐步提高,从而控制或者减轻过敏症状。

脱敏疗法一般从小剂量开始逐渐增加剂量(通常加倍),给药间隔在 15～30 min,脱敏之前常使用抗组胺类药物联合激素治疗。查阅文献发现,脱敏疗法不仅适用于克唑替尼引发的皮疹,对克唑替尼引发的肝功能损伤同样有效。

四、随访与结果

换用色瑞替尼(450 mg, po, qd)5 d,未出现明显皮疹,给予出院继续治疗。出院后 1 周,电话随访患者,患者诉用药后有食欲减退、腹胀、偶有腹痛,无腹泻、呕吐等其他症状,无皮疹。药师给患者用药宣教:①因色瑞替尼也有发生皮疹的可能性,日常仍需继续严格防晒,并做好皮肤保湿措施;②由于胃肠道不适是色瑞替尼比较常见的不良反应,嘱患者严格按照服药要求进行服药,如每日固定一餐随餐服药。饭后可适当活动,以增加胃肠蠕动,帮助缓解腹胀症状,同时可少食多餐、清淡高蛋白饮食,缓解食欲减退带来的营养摄入不足。

五、总结与体会

ALK 靶向药物引起的皮疹较为常见,处理措施往往需要根据患者治疗效果、不良反应程度及药物可获得性等方面综合衡量、个体化处理。若继续 *ALK* 靶向药物治疗,换药时需要针对该类药物的疗效、相关不良反应进行横向比较,选择更为合适的药物。同时,若没有药物可更换,为了给患者一个治疗的机会,也可以尝试文献报道的脱敏疗法,也许可以给原本治疗有效却因不良反应无法继续治疗的患者一个机会。

（李　琴）

参考文献

［1］ Cui S, Zhao Y, GU A, et al. Efficacy and tolerability of crizotinib in the treatment of ALK-positive, advanced non-small cell lung cancer in Chinese patients ［J］. Med Oncol, 2015, 32(6):626.

［2］ Yang S, Wu L, Li X, et al. Crizotinib-associated toxic epidermal necrolysis in an ALK-positive advanced NSCLC patient ［J］. Mol Clin Oncol, 2018, 8(3): 457-459.

［3］ Dong-Wan K, Ranee M, Daniel S W, et al. TanIntracranial and whole-body response of ceritinib in ALK inhibitor-naïve and previously ALK inhibitor-treated patients with ALK-rearranged non-small-cell lung cancer （NSCLC）: updated results from the phase 1, multicentre, open-label ASCEND-1 trial ［J］. Lancet Oncol, 2016, 17(4):452-463.

［4］ Jesse Elliott I D, Bai Z, Hsieh S C, et al. ALK inhibitors for non-small cell lung cancer: Asystematic review and network meta-analysis ［J］. Plos One, 2020, 15(2):e0229179.

［5］ Awad M M, Lax T P, Slawski B R, et al. Successful desensitization of two patients with ALK-positive lung cancer and hypersensitivity to crizotinib ［J］. J Thorac Oncol, 2014, 9(11):1726-1728.

［6］ Sánchez-López J, Viñolas N, Muñoz-Cano R, et al. Successful Oral Desensitization in a Patient with Hypersensitivity Reaction to Crizotinib ［J］. J Invest Allergol Clin Immunol, 2015, 25(4):307-308.

［7］ Yasuda Y, Nishikawa Y, Sakamori Y, et al. Successful oral desensitization with crizotinib after crizotinib-induced hepatitis in an anaplastic lymphoma kinase-rearranged non-small-cell lung cancer patient: A case report ［J］. Mol Clin

Oncol, 2017, 7(2):295-297.

[8] Zhu Q, Hu H, Weng D S, et al. Pooled safety analyses of ALK-TKI inhibitorin ALK-positive NSCLC [J]. BMC Cancer, 2017, 17:412-422.

点评一　临床药师

ALK 类靶向药物引起的皮疹,目前在临床上比较常见,然而由于此类药物临床上市时间不长,对此类皮疹的处理,目前尚无统一方法。

首先,判断皮疹是否由 ALK 类靶向药物引起? ①该患者确诊肺癌后,一直使用克唑替尼进行治疗,皮疹发生与药物治疗之间,存在时间相关性;②患者暴晒后出现皮疹,暴晒作为诱发因素,可能导致或加重了皮疹的发生,有发生皮疹的诱发因素;③克唑替尼停药后,皮疹有所好转;④患者复用克唑替尼后,再次出现皮疹。依据不良反应关联性评价,该患者出现皮疹很可能是由于使用克唑替尼引起。

其次,如何处理皮疹? 目前,对于 ALK 类靶向药物引起的皮疹尚无统一的治疗方法。皮疹发作时主要采用对症治疗,包括除去诱发因素(日晒),暂停靶向药物使用,使用抗过敏、激素类药物等。

最后,患者后续治疗方案如何制订? 常用的处理方法包括换药,减少给药剂量或频次,以及脱敏疗法等。无论采用哪种方式,均需考虑尽量减小对疗效的影响,同时避免不良反应的再次发生。该患者换用色瑞替尼后,随访皮疹未再发。待后续疗效评估和不良反应观察,为今后处理此类问题提供中国人群的临床资料。

(吴　委)

点评二　临床医师

随着 ALK 靶向药物在临床的广泛使用,皮疹等不良反应不仅影响患者的生活质量,还对后续治疗方案的选择造成困扰。换药时需考虑两点:①不影响患者后续治疗疗效;②选择已知不良反应发生率低的药物。结合药师建议,我们将该患者的治疗方案换为色瑞替尼。目前,随访患者主要为胃肠道的不良反应,皮疹未再发。国外文献报道的脱敏疗法,既不必担心因换药或减量影响疗效,同时也可降低患者再次发生过敏的概率,提供了处理该类棘手问题的另外一条思路。

(叶　伶)

病例 29　患者的低钾血症何以纠正不了?
——异甘草酸苷引起的低钾血症

关键词　复方甘草酸苷,低钾血症

一、病史摘要

患者,男性,52 岁,身高 1.60 cm,体重 35 kg。

因"咳嗽、咳血、发热 1 个月余"入院。1 个月前,患者受凉后出现阵发性咳嗽、咳痰,起初为黄黏痰,逐渐痰中带血,为暗红色血痰,每日 5~6 次,伴有发热,体温最高 39 ℃。于外院就诊,胸部 CT:右上肺炎。先后予左氧氟沙星 0.5 g, qd + 头孢他啶 2 g, ivgtt, bid, 5 d;哌拉西林他唑巴坦治疗 4.5 g, ivgtt, bid, 11 d,但治疗效果不佳。行支气管镜检查,灌洗液 GM 2.4(+)。痰培养示黑曲霉。静脉给予伏立康唑 200 mg 后出现全身瘙痒伴红色皮疹,予停伏立康唑、止痒、抗过敏治疗,症状缓解。10 d 后予米卡芬净抗真菌治疗,3 d 后患者咳嗽、咳血、发热症状无明显改善。复查胸部 CT 示右肺病灶较前明显进展。为进一步诊治收治入我院治疗。1 个月内患者体重减轻 5 kg。

患者既往有强直性脊柱炎 20 余年,具体治疗不详。近 3 年曾口服"沙利度胺",每日 1 粒(剂型规格不详),近半年停服。否认高血压、糖尿病等慢性病史,无烟酒不良嗜好,无食物过敏史,有伏立康唑过敏史。

体格检查:T 37.8 ℃,P 80 次/分,R 20 次/分,BP 112/76 mmHg。患者神志清晰,应答流畅,查体合作。双肺听诊右肺呼吸音较低,可闻及少量湿啰音。

实验室检查:

血常规:Hb 110 g/L, WBC 13.14×10⁹/L, N 85.1%;肝功能:ALB 28 g/L,

ALT 64U/L，AST 47U/L；血电解质：Na⁺ 132mmol/L，K⁺ 4.3mmol/L，Cl⁻ 93 mmol/L；尿常规及肾功能正常；CRP 90.5mg/L。

入院诊断：①肺部感染；②肺曲霉病；③强直性脊柱炎。

治疗经过：初始治疗方案：①卡泊芬净 50mg(首剂 75mg)，ivgtt，qd；②美罗培南 1g，ivgtt，q8h；③氨甲苯酸(止血芳酸)0.4g＋酚磺乙胺(止血敏)2g，ivgtt，qd；④人血白蛋白 10g，ivgtt，qd。

入院第 5 日，患者体温恢复正常，咳嗽、咳痰、痰血较前好转。入院第 8 日晚患者咳嗽加重，并间断咯血痰，共约 40mL。随访血指标，肝功能：ALT 64U/L、AST 51U/L。给予：①垂体后叶素 36U 缓慢持续静滴；②还原型谷胱甘肽 1.8g，ivgtt，qd；③复方甘草酸苷注射液 60mL，ivgtt，qd。

入院第 13 日，患者仍咳鲜红色血痰，食欲缺乏、乏力。查血电解质：Na⁺ 117mmol/L，K⁺ 3.0mmol/L，Cl⁻ 72mmol/L；遂予补钾补钠治疗。入院第 20 日，患者间断咯暗红色血，无发热，无恶心、呕吐，仍有乏力。查血电解质：Na⁺ 128mmol/L，K⁺ 2.5mmol/L，Cl⁻ 88mmol/L；肝功能 ALT、AST 均在正常值范围。尽管补钾补钠治疗 7d(表 29‐1)，但电解质紊乱未纠正，且血钾进一步下降，临床药师考虑复方甘草酸苷长期大量使用会引起难以纠正的低血钾，目前患者肝功能已恢复正常，建议停用。医师采纳建议，停用复方甘草酸苷，继续补钾、补钠治疗。入院第 22 日，血电解质均恢复至正常范围，随后每隔 1d 复查血电解质，未再出现电解质紊乱。患者入院期间 24d 主要用药及血电解质指标变化(图 29‐1)，患者共住院 41d。

表 29‐1　入院第 13～20 日口服＋静脉补充电解质情况

项目	入院时间							
	第13日	第14日	第15日	第16日	第17日	第18日	第19日	第20日
口服＋静脉补充氯化钾/g	3	0	0	1.5	7.5	3	3	9
口服＋静脉补充氯化钠/g	9	3	3	6	6	3	3	6

二、主要问题

（1）患者在治疗过程中发生电解质紊乱是什么原因引起的？

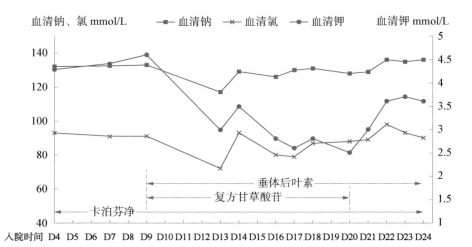

图 29-1　入院 24 d 主要用药及血电解质指标变化

（2）经过补钠、补钾治疗后，患者低钾血症为什么难以纠正？

三、分析与建议

（一）患者在治疗过程中发生电解质紊乱是什么原因引起的

本例患者发生电解质紊乱类型主要表现为低钠血症、低钾血症。临床上，诊断低钠、低钾血症的实验室检查依据分别是：血清钠＜130 mmol/L、血清钾＜3.5 mmol/L。分析该患者电解质紊乱的原因：①病情因素。患者肺部感染伴发热，因纳差、食欲缺乏，可导致电解质摄入减少，出现低钾低钠的可能；同时患者咳嗽咳痰，痰量每日 40～50 mL，多次咯血，最大咯血量达 150 mL，咯血也可引起体内电解质的丢失。但患者在住院的开始几天，血钠略低于正常值，血钾在正常范围，表明疾病状态并非引起电解质失衡的主要原因。②药物因素。利尿剂、抗感染药物、皮质激素等均可诱发药源性低钾血症，脑垂体后叶素及其类似物、5-羟色胺再摄取抑制剂、卡马西平等可引起药源性低钠血症。结合患者入院期间使用的药物及电解质紊乱发生的时间，考虑可能与卡泊芬净、垂体后叶素及复方甘草酸苷相关。

根据药物不良反应关联性评价原则，逐一评价卡泊芬净、垂体后叶素、复方甘草酸苷与电解质紊乱的相关性。首先，卡泊芬净常见不良反应有腹泻、恶心和呕吐、过敏反应、低血钾、肝酶升高等。在几个关于卡泊芬净治疗肺部真菌病研究中,发生低钾血症例数分别为 4/32、13/20、4/21,疗程 3~20 d,平均 15 d,积极补钾治疗后低钾血症可及时纠正。本例患者在入院第 13 日查电解质发现低钾血症,符合不良反应出现的时间相关性,但患者用药开始 9 d 血钾水平较平稳,其低钾血症通过补钾治疗并未纠正,与文献报道的卡泊芬净相关性低钾不符,综合评估认为卡泊芬净对患者的血钾影响较小。其次是垂体后叶素,其主要成分为抗利尿激素和催产素,常见不良反应有血压升高、腹痛、心悸、胸闷等。近年来,垂体后叶素引起低钠血症报道逐渐增多。据报道,733 例咯血患者使用垂体后叶素后,低钠血症发生率为 56.62%。有临床报道垂体后叶素致电解质紊乱,通常发生在使用该药后的第 2~5 日,平均为 2.96 d,在不停用垂体后叶素的前提下,予补钠治疗,电解质紊乱纠至正常的有效率达 70%。本例患者在使用垂体后叶素第 4 日发现严重低钠血症,符合上述报道该不良反应出现的时间。在未停用垂体后叶素的前提下给予补钠后,低钠血症及时纠正,可见垂体后叶素引起的水潴留而引起的稀释性低钠血症是患者电解质紊乱的主要因素。最后是复方甘草酸苷。说明书中提到增大药量或长期连续使用,可增加低钾血症发生率(血钾值降低发生率为 0.29%),并可能出现重度低钾血症。有临床研究显示,复方甘草酸苷总体低钾血症的发生率为 34.7%,一般发生在用药的第 4~7 日,长期或短期大量应用、用药前血钾值偏低、联合排钾利尿剂会增加低钾血症发生的风险。本例患者在使用复方甘草酸苷第 4 日发现血钾降低,符合时间相关性,故复方甘草酸苷是影响患者血钾的主要因素。

（二）经过补钠、补钾治疗后,患者低钾血症为什么难以纠正

入院 13 d 发现患者出现电解质紊乱加重,持续补钾补钠治疗 7 d,低钠血症基本纠正,但血钾进一步下降。成人低钾血症常见的原因之一是尿中钾丢失过多,长期摄入甘草制剂可导致盐皮质激素活性增加,而出现高血压、低钾血症、代谢性碱中毒等症状。复方甘草酸苷属于甘草制剂,其主要活性物质甘草酸,在体内被葡萄糖苷酶水解为甘草次酸。甘草次酸与醛固酮具有相似的化学结构,与肝脏 δ4 - 5β -还原酶亲和力强,可抑制醛固酮的灭活,诱发假性醛固酮增多症,从而影响水、电解质代谢,促进了水钠潴留,排钾作用增强,因而引起血钾降低、血压升高及水肿等许多症状。且复方甘草酸苷导致的低钾血症很难通过补钾得到纠正,一般需要停用该药。本例患者使用复方甘草酸苷第 5 日出现低钾血症,积极补钾治疗 7 d 血钾未能及时纠正,并呈持续下降趋势。比较符合复方甘草酸苷引起的低钾血症不良反应。针对复方甘草酸苷引起低钾

血症的治疗可采取两种方案：①停用复方甘草酸苷，补钾治疗，<1周低钾血症纠正；②应用保钾利尿剂阻断盐皮质激素作用。本例患者入院第20日查肝功能已恢复正常，故建议停用复方甘草酸苷，继续补钾治疗。

四、随访与结果

入院第20日，医师采纳药师建议，停用复方甘草酸苷，继续补钾、补钠治疗。入院第22日，血电解质均恢复至正常范围，随后每隔1 d复查血电解质，未再出现电解质紊乱。

五、总结与体会

药物既能纠正电解质紊乱，也能引起电解质紊乱，特别是重症患者。当怀疑多种药物均可能影响电解质时，需逐个分析，分清主次。

（史文秀）

参考文献

［1］ 陈慧君，朱齐兵.60例药源性低钾血症文献分析［J］.中国医院药学杂志，2009，29(10)：862-863.

［2］ 雷招宝.药源性低钠血症及其防治［J］.药物不良反应杂志，2002(4)：233-234.

［3］ 斯威曼SC.马丁代尔药物大典［M］.李大魁，金有豫，汤光，等，译.2版.北京：化学工业出版社，2013，9：503.

［4］ 赵慧瑾，钱樱，陈丽，等.卡泊芬净经验性治疗血液疾病合并真菌感染32例临床观察［J］.内科理论与实践，2011，6(6)：435-438.

［5］ 杨华，黄文荣，王书红，等.卡泊芬净治疗恶性血液病患者化疗或移植过程中肺真菌感染临床研究［J］.军医进修学院学报，2010，31(11)：1063-1064.

［6］ 席楠，郭梦园，崔向丽，等.733例咯血患者垂体后叶素致低钠血症文献分析［J］.临床药物治疗杂志，2017，15(4)：61-64.

［7］ 江苔，杨仁辉，冯元凤，等.垂体后叶素治疗大咯血致电解质紊乱20例临床分析［J］.中国实用内科杂志，2015，35(增1)：44-45.

［8］ 李洁.不同甘草酸制剂引起低血钾的风险因素分析［D］.北京中医药大学，2014，75-81.

［9］ 宋亚红，蒋剑敏.复方甘草酸苷致假性醛固酮增多症的防范与措施［J］.北方药学，2015，12(11)：24-25.

[10] 姜霞.复方甘草酸苷致低钾血症1例[J].实用医药杂志，2011，28（11）：1051.

点评一 临床药师

这个病例涉及的药学问题是药物不良反应问题。在这个病例中使用的药物，如卡泊芬净、伏立康唑等抗真菌药物和垂体后叶素的不良反应是临床医师熟知的，但是像一些保肝药物或者其他辅助用药，相对来讲不良反应较少，往往被临床医师所忽略。而临床药师在治疗团队中可以利用其自身药学思维优势，进行用药风险评估，可发现药物存在的或潜在的不良反应。

这个病例中出现的药物不良反应与时间的关联性较强，是在使用垂体后叶素和复方甘草酸苷4d后出现的低钠和低钾血症。低钠主要由垂体后叶素引起的稀释性低钠，通过补钠治疗得以纠正，而复方甘草酸苷引起的低钾血症，补钾治疗效果不佳，必须停药才能恢复。

（陈泳伍）

点评二 临床医师

临床处理可疑的不良反应往往需要思考3个问题：首先为"是不是"，即患者出现低钠、低钾血症，是不是卡泊芬净、垂体后叶素、复方甘草酸苷这3个药物引起的不良反应，究竟是哪一个药物引起的。其次为"停不停"，怀疑是这3个药物引起的不良反应，考虑需不需要停药，例如垂体后叶素引起的低钠血症，在不停用垂体后叶素的前提下，通过对症治疗血钠便可以得到纠正，而复方甘草酸苷引起的低钾血症非停药不可。最后为"比一比"，本例患者复查肝功能已恢复正常，可以停用保肝药物。但是在临床实践中，常常会遇到患者疾病状态还需该药物治疗，而不能停药。那就需要把同类药物进行比较，比较同类药物之间不良反应的差别，选择其中不良反应最小，疗效又佳的药物。

（胡莉娟）

第三章

特殊人群的药物治疗

概　　述

特殊人群主要包括不同生理特点(如新生儿、婴幼儿、儿童、妊娠期、哺乳期及老年人等)和不同病理状态(如肥胖症、心功能不全、肝肾功能不全、低蛋白血症及过敏体质等)的患者,因其生理、病理等状况与普通人群存在较大差异,有着不同的药动学和药效学特征,故其用药也应该有所不同。如新生儿、低龄幼儿脏器功能未发育完全,对药物敏感,易造成脏器功能损害;老年人脏器功能开始减退,药物代谢排泄减慢,药物剂量或者药物的选择需要斟酌;老年人合并基础疾病概率较高,合并用药较多,需要警惕药物与药物、药物与疾病间的相互作用;肝肾功能不全者,需要避免使用对肝肾有毒性的药物或因代谢排泄下降可能导致蓄积的药物;低蛋白血症者使用蛋白结合率高的药物,可能导致游离药物浓度增高而不良反应增加;妊娠期妇女用药,既要考虑疾病的危害,还要考虑药物对于胎儿的不良影响。

我们在临床实践中发现,很大一部分患者并非只有简单的一种疾病治疗,多多少少会合并一二种或多种特殊情况,或者一开始是比较简单的单一疾病治疗,但在药物治疗过程中出现了其他问题,如肝肾功能的损害、电解质紊乱等。特殊人群药物治疗更需要个体化的评估和监护,及时发现和处理药物治疗中的矛盾、风险。解决这类治疗的困难,更需要多学科诊疗团队的参与。

病例 30　pro-BNP 持续上升的罪魁祸首是病情还是药物

关键词　社区获得性肺炎,心功能不全,异甘草酸镁,溶媒

一、病史摘要

患者男性,61岁,身高170cm,体重71kg。

因"间歇发热10d,伴咳嗽、痰血3d"入院。患者10d前因劳累受凉后出现发热,体温最高40℃。外院血常规检查示WBC 6.63×10^9/L, N% 73.9%。CRP 4.24mg/L。胸部CT示右肺下叶大片斑片影。先后予"头孢他啶、左氧氟沙星、亚胺培南西司他丁、莫西沙星"抗感染治疗,症状无明显好转。转入我院ICU治疗。

患者既往有高血压病史10年,口服培哚普利(4mg, po, qd)控制血压,近期测血压偏低,未服用降压药。20余年前曾患甲肝。无其他基础疾病。吸烟史30年,10支/d。

体格检查:T 36.8℃,P 86次/分,R 26次/分,BP 106/66mmHg。神清,呼吸急促,精神可。双肺叩诊呈清音,听诊右下肺可闻及广泛湿性啰音。心前区无隆起,心界不大,心率86次/分,律齐。腹平软,肠鸣音4次/分。

实验室检查:

血常规:WBC 6.49×10^9/L, N% 89.8%;

肝肾功能:Alb 31g/L, ALT 78U/L, AST 88U/L, Scr 92μmol/L;

电解质:Na^+ 133mmol/L, K^+ 3.3mmol/L, Cl^- 96mmol/L;

动脉血气分析(鼻吸氧2L/min):pH 7.52, PaO_2 56mmHg, $PaCO_2$ 32mmHg, HCO_3^- 26.1mmol/L, BE 3.6mmol/L, SaO_2 92%;

CRP 189.7mg/L;

PCT 1.32ng/mL;

BNP 243.7pg/mL;

痰培养、呼吸道九联等病原学检测均为阴性。

入院诊断:①社区获得性肺炎;②呼吸衰竭(低氧血症型);③高血压病;④电解质紊乱。

患者入院后给予莫西沙星(0.4g, ivgtt, qd)联合亚胺培南西司他丁(1g, ivgtt, q12h),甲泼尼龙(40mg, q12h, iv)治疗,并予化痰、护胃、补钾(氯化钾1g, tid, po)等支持治疗。同时,考虑到患者合并肝功能异常,使用莫西沙星抗感染治疗可能引起肝功能受损加重,给予异甘草酸镁联合多烯磷脂酰胆碱保肝治疗。

入院第 3 日,患者诉咳嗽咳白痰,气急伴发热。查体:神清精神萎,气促,右下肺可闻及湿啰音,心率 100 次/分,律齐,双下肢轻度水肿。复查血常规 WBC 上升至 15.63×10⁹/L,N%较前相似,PCT、CRP 显著下降,BNP 由入院时的 243.7 pg/mL 上升至 1153 pg/mL,指脉氧饱和度下降至 90%(面罩吸氧 10 L/min),夜间无法平卧。考虑患者可能因重症肺炎治疗过程中出现心脏功能不全,加用呋塞米(20 mg,iv,bid)利尿。患者住院期间相关检验指标变化见表 30-1。

表 30-1　患者住院期间主要检验指标

住院时间	D1	D3	D4	D6	D8
WBC($\times 10^9$/L)	6.49	12.18	15.63	16.07	24.13
N/%	89.80	84.40	80.00	85.50	91.50
CRP/(mg/L)	189.70	66.70	33.00	10.60	5.40
PCT/(ng/mL)	1.32	0.53	0.23	0.07	0.05
ALT/(U/L)	78.00	457.00	733.00	353.00	210.00
AST/(U/L)	88.00	607.00	363.00	74.00	46.00
BNP/(pg/mL)	243.70	1153.00	839.60	162.40	96.60
K^+/(μmol/L)	3.30	3.40	3.70	4.20	5.20

二、主要问题

(1)患者入院后进行了积极的抗感染治疗,CRP、PCT 等炎症指标较入院时明显下降,但 BNP 显著上升提示可能有心功能受损,其中是否存在药物因素?

(2)患者目前心功能不全,如何在保证治疗的同时减少因用药引起的水、钠摄入?

三、分析与建议

(一)患者入院后对其进行了积极的抗感染治疗,CRP、PCT 等炎症指标较入院时明显下降,但 BNP 显著上升,提示出现心功能不全,其中是否存在药物因素

该患者既往有高血压病史,无心功能不全病史,此次入院后 BNP 上升,考虑心脏功能下降。引起心功能受损的原因可能包括宿主因素、疾病因素和药物因素三方面。

1. 宿主因素　患者既往有高血压病史 10 年，无结构性心脏病或心衰体征。高血压为心衰的高危因素，长期高血压可导致心脏结构重塑，心脏后负荷增加，心肌代偿性肥厚，左室舒张功能受损。该患者长期服用培哚普利降压，血压控制良好。培哚普利为肾素-血管紧张素-醛固酮系统（renin-angiotensin-aldosterone system，RAAS）抑制剂，能够在降压的同时降低心室前、后负荷，逆转心肌重构，改善舒张功能。因此，患者此次心功能受损与其基础疾病相关性较低。

2. 疾病因素　感染是心功能受损的重要诱因，除致病微生物及其代谢产物产生大量氧自由基及炎症介质直接损伤心肌外，感染引起的发热可导致交感神经兴奋，增加心率和心肌耗氧量。加之本病例患者为肺部重症感染，入院时已出现低氧血症型呼吸衰竭，更进一步减少了心肌供氧，增加心脏功能下降的风险。患者入院后，医师给予亚胺培南西司他丁联合莫西沙星的双联抗感染治疗，该方案能够有效覆盖多数引起社区获得性肺炎的常见病原体。经过 3 d 治疗，患者 C 反应蛋白（CRP）由 189.7 mg/L 下降至 33 mg/L，降钙素原（PCT）由 1.32 ng/mL 下降至 0.23 ng/mL，提示抗感染治疗有效。因此，在治疗期间患者因感染加重引起心功能恶化的可能性相对较低。

3. 药物因素　异甘草酸镁属甘草酸类抗炎保肝药，是目前临床应用最多的保肝药物之一。假性醛固酮增多是甘草酸类药物的重要不良反应，其机制是其会抑制肾皮质管状上皮胞浆中糖皮质激素的代谢酶 11β-羟基类固醇脱氢酶，使活性糖皮质激素未被代谢成无活性糖皮质激素就进入盐皮质激素受体所在区并与之结合，发挥内在盐皮质激素作用，导致患者出现水钠潴留、高血压、低血钾等一系列症状。本例患者在使用异甘草酸镁期间，出现 pro-BNP 升高、双下肢轻度水肿、顽固性低钾难以纠正等情况，符合异甘草酸镁引起的假性醛固酮增多的特点。

该患者存在低钾血症合并心功能不全，持续使用异甘草酸镁可能导致血钾进一步降低以及水钠潴留引起心功能恶化加剧。因此，不适宜选择此类药物进行保肝治疗。还原型谷胱甘肽是由谷氨酸、半胱氨酸和甘氨酸组成的一种三肽，能够参与体内三羧酸循环及糖代谢，提供能量，也可参与体内氧化还原过程，与过氧化物和自由基结合，通过解毒、抗炎、抗氧化、防治缺血再灌注损伤等方式保护肝细胞。由于还原型谷胱甘肽不会对循环容量或电解质平衡造成影响,更适合本例患者的保肝治疗。

(二)患者目前心功能受损,如何在保证治疗的同时减少因用药引起的水、钠潴留

在肺部感染合并心功能受损的患者的治疗过程中,液体量是重要的环节,在制订用药方案时除了考虑药物疗效外,也应注意避免选择可能加重患者水钠潴留、增加循环容量负荷的药物,同时限水限钠,保持每日出入量负平衡。

2016 版《心力衰竭合理用药指南》提出无明显低血容量因素的急性心衰患者,每日摄入液体量一般宜少于 1500 mL,不应超过 2000 mL,保持每日出入量负平衡(约 500 mL),同时限制钠摄入<2 g/d。患者入院第 3 日 CRP、PCT 改善,WBC 虽升高可能与全身激素的使用相关,考虑肺炎并未进一步加重。但出现气促加重,不能平卧,氧合下降,综合评估不能排除心衰。讨论时,药师针对药物使用提出建议:①减少多烯磷脂酰胆碱注射液溶媒体积,从 250 mL 5% GS 减少到 100 mL;②将仅能静脉滴注使用的兰索拉唑调整为能够静脉推注的奥美拉唑,减少液体总量;③将氨溴索注射液溶媒由 NS 调整为 5% GS,在不影响药品稀释稳定性的前提下减少钠摄入(表 30 - 2)。

表 30 - 2　治疗药物调整

调整前(D1 - D3)	调整后(D4)
5%GS 100 mL + 异甘草酸镁 150 mg, ivgtt, qd	5%GS 100 mL + 还原型谷胱甘肽 2.4 g, ivgtt, qd
NS 100 mL + 兰索拉唑 30 mg, ivgtt, qd	专用溶剂 10 mL + 注射用奥美拉唑 40 mg, iv, qd
5%GS 250 mL + 多烯磷脂酰胆碱 465 mg, ivgtt, qd	5%GS 100 mL + 多烯磷脂酰胆碱 465 mg, ivgtt, qd
NS 100 mL + 氨溴索 90 mg, ivgtt, qd	5%GS 100 mL + 氨溴索 90 mg, ivgtt, qd

四、随访与结果

患者在调整用药后病情稳定,每日液体入量减少约 250 mL,钠摄入量减少 0.7 g,尿液量增加 300～500 mL。感染控制后心功能显著好转,BNP 在 D8 最低降至 86.2 pg/mL。

五、总结与体会

重症感染的患者往往面临药物治疗方案复杂、液体入出量大、肝肾功能不全等情况，是发生药物不良反应的高危人群。在临床治疗过程中，治疗所用的药物可能引起或加重相关的并发症。在本例治疗过程中，患者各项检验检查结果提示感染得到一定控制，但在每日补钾 3g 的情况下低钾血症仍持续存在，需要考虑药物因素引起的顽固性低钾。

本例患者在肺部感染的同时并发心功能、肝功能不全，在进行保肝治疗时经验性选用了异甘草酸镁这一抗炎类甘草酸制剂。在考虑其治疗效果的同时忽略了该药物的重要不良反应——假性醛固酮增多。这一不良反应可导致患者水钠潴留、顽固性低钾以及高血压等一系列症状，因此该药应禁用于严重低钾血症和心力衰竭的患者。

对于心功能不全的重症患者，如何在保证药物治疗的同时尽可能兼顾限水限钠是体现临床药师对药物治疗精细化管理水平的一个重要方面。在本例患者的治疗过程中，通过调整药物品种、更换药物溶媒和给药途径等方式，有效减少了患者的水钠摄入。

（乐可佳）

参考文献

[1] Walley K R. Deeper understanding of mechanisms contributing to sepsis-induced myocardial dysfunction. [J]. Critical Care, 2014, 18(3):1-2.

[2] 宋佳伟, 邢蓉. 异甘草酸镁的药理与临床 [J]. 中国新药与临床杂志, 2012, 10:578-582.

[3] Xu R, Xiao Q, Cao Y, et al. Comparison of the exposure of glycyrrhizin and its metabolites and the pseudoaldosteronism after intravenous administration of alpha- and beta-glycyrrhizin in rat [J]. Drug Res (Stuttg), 2013, 63(12):620-624.

[4] 刘爱华. 还原型谷胱甘肽的作用机制及其临床应用 [J]. 中国医药指南, 2013, 9:391-393.

[5] 国家卫生计生委合理用药专家委员会, 中国药师协会. 心力衰竭合理用药指南 [J]. 中国医学前沿杂志, 2016, 8(9):19-66.

点评一 临床药师

ICU患者在治疗过程中常存在一般情况差、用药品种多、输液量大的情况,容易引起用药安全风险。药物可以治疗疾病,同时也可能导致药源性疾病的发生。临床药师在参与药物治疗的过程中,应注意识别可能的药源性疾病,及时为医师提供药物治疗方案的调整建议。此外,医师在选择静脉药物的溶媒时往往有习惯的组合,但对于某些特殊疾病的患者(如心衰、糖尿病等),药师在审核医嘱时不能仅仅关注药物与溶媒间是否存在配伍禁忌,更要根据患者情况进行调整。药师在参与临床治疗实践时应更多关注这些容易被忽略的用药细节,协助医师更好地制定药物治疗方案,保障患者用药的安全、合理。

(朱　虹)

点评二 临床医师

临床医师面对合并多系统疾病的患者或危重患者时,往往需要关注本科室的疾病或者是治疗中的主要矛盾。本例患者的主要问题是肺炎合并呼吸衰竭。经过治疗后炎症指标 CRP、PCT 显著下降,但病程中患者出现气促加重、夜不能平卧、下肢水肿,伴随氧合下降、BNP升高。结合患者病史及辅助检查考虑合并心功能不全(患者本身就有高血压这一危险因素)。在积极保肝的前提下患者转氨酶升高应考虑是心功能不全所致。面对患者出现的心功能不全,临床药师积极梳理了用药情况,发现了症结所在。甘草酸制剂是临床上常用的保肝药物,但可以出现假性醛固酮增多的不良反应。而此前患者入院时即存在低钾血症,甘草酸制剂又会加重低钾血症。在临床药师的建议下,调整了用药,同时减少补液量,从而使患者的病情得以改善。有鉴于此,一方面临床医师在考虑治疗时,特别是面对危重患者时要通盘考虑治疗方案,要对所用药物的常见不良反应了然于心;另一方面应加强与临床药师的合作,如此可有助于临床医师合理地制订治疗方案,保证患者的用药安全。

(叶　伶)

病例 31　携带乙肝病毒的晚期肺癌患者，用药有何讲究

关键词　肺癌，乙肝病毒携带者，化疗，糖皮质激素，抗病毒

一、病史摘要

患者，男性，62 岁，身高 1.75m，体重 62.5kg，体表面积 1.76m²。因"咳嗽、咳痰 2 年余，胸痛 10d"就诊。患者 2 年前无明显诱因出现咳嗽、咳白色泡沫样痰，量不多，易咳出。当时未予重视，未行任何诊治。10d 前，患者出现咳嗽、咳痰，痰中带血 1 次，伴有右侧胸痛，程度不剧烈。胸部 CT 提示右肺下叶占位。为进一步明确病因，于 2016 年 6 月 15 日收住入院。

患者既往否认有高血压、糖尿病等病史，否认肝炎、结核等传染病史，否认食物药物过敏史，有吸烟史 40 包/年。

体格检查：T 36.3℃，P 106 次/分，R 20 次/分，BP 113/84 mmHg。神志清晰，精神尚可，呼吸平稳，营养中等。全身皮肤无黄染，浅表淋巴结无肿大。双肺叩诊清音，听诊呼吸音清。心界不大，心律齐。腹部平软，肝脾肋下未及，肝肾区无叩击痛。

入院诊断：肺部阴影待查。

入院后辅助检查血常规、尿常规、粪便常规、肝肾功能及电解质、血沉、超敏 CRP 未见明显异常；肿瘤标志物示癌胚抗原 196.3 ng/mL；糖类抗原 125 110.6 U/mL；细胞角蛋白 19 片段 11.6 ng/mL；乙肝 5 项检查：乙肝表面抗原（+）3172 Col，乙肝病毒 e 抗体（+）0.003 Col，乙肝病毒核心抗体（+）0.005 Col；乙肝病毒 DNA：6.51×10³ U/mL。胸部增强 CT：右肺下叶 MT 伴节段性不张，两肺多发转移，肺门及纵隔淋巴结肿大，右侧胸腔少量积液；骨全身显像核医学：顶骨放射性轻度浓聚灶；头颅增强 MRI 检查：脑内未见占位性病变。6 月 17 日行支气管镜检查，病理报告：（右肺下叶后基底段）肺腺癌。免疫组化：ALK[克隆号 D5F3，Ventana]（-），ALK-N（-），CK7（+），EGFR-E746（-），EGFR-L858（-），Ki-67（10%阳性），P63（-），TTF-1（+）。

诊断：原发性支气管肺癌[右下肺腺癌 cT3N2M1a(肺)Ⅳ期 PS0 分]。确诊后，拟行 PP 方案（培美曲塞二钠 0.8g d1 + 顺铂 130mg d1）化疗。制订方案时，

药师提出患者为乙型肝炎病毒携带者,且该患者的 HBV-DNA 载量为 6.51×10^3 U/mL,建议化疗前给予预防性抗病毒治疗。

二、主要问题

(1) 晚期肺癌要化疗,乙肝病毒携带者需要预防性抗乙肝病毒治疗吗?

(2) 如需抗乙肝病毒治疗,治疗方案又该如何制订?

三、分析与建议

(一) 携带乙肝病毒的晚期肺腺癌患者化疗同时需要抗乙肝病毒治疗吗

患者肺腺癌晚期诊断明确,首选化疗,方案选择培美曲塞联合顺铂。药师发现患者为乙肝小三阳,HBV DNA 为 6.51×10^3 U/mL,肝功能正常。这是一个特殊患者的化疗,引起了药师的关注。对于乙肝病毒携带者,化疗可能会导致乙肝病毒再激活,主要原因如下:①有研究显示接受化疗和放化疗的患者会增加 HBV 再激活的风险,可能与化疗药物的细胞毒作用造成 B 淋巴细胞和 T 淋巴细胞持久耗竭,并造成细胞毒性 T 细胞介导的特异性反应的启动有关;也可能与化疗药物的使用,引起肿瘤坏死因子- α 释放增加产生的基因多态性导致 HBV 复制有关。②培美曲塞联合顺铂的化疗方案,其预处理过程需要口服糖皮质激素(如使用培美曲塞前 1 日、给药当天和给药后 1 日连续 3 d 口服地塞米松 4 mg, bid)。糖皮质激素的联合使用会使 HBV 再激活的风险增加更大,这可能是由于 HBV 基因组中的糖皮质激素反应元件激发了病毒复制和转录活性导致。《2014 年慢性乙型肝炎特殊患者抗病毒治疗专家共识》建议:HBsAg 阳性患者应用免疫抑制剂或细胞毒性药物治疗时,即使 HBV DNA 低于检测下限且 ALT 正常,也应在治疗前开始时应用核苷酸类似物(NAs)预防性治疗。目前,多项研究表明,有 HBV 再激活风险的患者进行预防性抗病毒治疗能够获益。

考虑到患者化疗时肝炎病毒激活的风险,所以临床药师建议在化疗同时予以抗乙肝病毒治疗。

(二) 如需抗乙肝病毒治疗,治疗方案又该如何选择

抗乙肝病毒治疗的药物主要为核苷酸类似物(NAs)和干扰素。NAs 常用的有拉米夫定、恩替卡韦、替诺福韦酯及阿德福韦酯等。因拉米夫定有出现抗病毒药物耐药性突变体的风险,优选恩替卡韦或替诺福韦。鉴于骨髓抑制效

应,应避免使用干扰素-α。美国肝病研究学会(AASLD)颁布的《2009 年指南》建议:对于预期治疗持续时间较短(≤12 个月)血清 HBV-DNA 位于基线水平以下,可应用拉米夫定或替比夫定,对于预期治疗持续时间较长者优选恩替卡韦或替诺福韦;对 HBV-DNA 基线水平低于 2000 U/mL 的患者,应在化疗或免疫抑制治疗完成后继续抗病毒治疗 6 个月,HBV-DNA 基线水平较高(>2000 U/mL)的患者,应继续进行治疗直到他们如同免疫功能正常患者一样达到治疗终点为止。对于本例患者,初始 HBV-DNA 检测为 6.51×10^3 U/mL,药师建议选用恩替卡韦预防性抗病毒治疗,且治疗应持续直至达到治疗性终点。与医师进行交流讨论后,同意上述观点,并于当日开始给予抗乙肝病毒治疗方案:恩替卡韦片 0.5 mg, po, qd。

四、随访与结果

患者于 6 月 24 日顺利完成 pp 方案化疗,并于当日出院。嘱其出院后继续服用恩替卡韦,并于出院后每周两次随访血常规,每周 1 次随访肝肾功能。

五、总结

这是一例由于患者的特点导致的药物治疗的风险。即晚期肺腺癌患者需要化疗,但患者是乙肝病毒携带者,化疗可能导致乙肝病毒再激活,引起肝炎活动。临床药师对药学问题有着较高的敏感性,及时发现这一治疗风险。通过检索文献并与医师沟通,解决了这一药物治疗问题,共同为患者制订了合理的治疗方案。

（陈元娜）

参考文献

[1] Cheng J C, Liu M C, Tsai S Y, et al. Unexpectedly frequent hepatitis B reactivation by chemoradiation in postgastrectomy patients [J]. Cancer, 2004, 101(9):2126 - 2133.

[2] Kim M K, Ahn J H, Kim S B, et al. Hepatitis B reactivation during adjuvant anthracycline-based chemotherapy in patients with breast cancer: a single institution's experience [J]. Korean J Intern Med, 2007, 22(4):237 - 243.

[3] Yeo W, Chan P K, Zhong S, et al. Frequency of hepatitis B virus reactivation

in cancer patients undergoing cytotoxic chemotherapy：a prospective study of 626 patients withidentification of risk factors ［J］. J Med Virol，2000，62(3)：299 - 307.

［4］ Lazdina U，Alheim M，Nystrom J，et al. Priming of cytotoxic T cellresponses to exogenous hepatitis B virus core antigen is B cell dependent ［J］. J Gen Virol，2003，84(Pt 1)：139 - 146.

［5］ 张天成.肿瘤坏死因子- α 在消化疾病发生与治疗中的新认识［J］.中华消化志，2009，29(5)：355 - 358.

［6］ Chou C K，Wang L H，Lin H M，Chi C W. Glucocorticoid stimulates hepatitis B viral gene expression in cultured human hepatoma cells ［J］. Hepatology，1992，16(1)：13 - 18.

［7］ 慢性乙型肝炎特殊患者抗病毒治疗专家委员会.慢性乙型肝炎特殊患者抗病毒治疗专家共识：2014 年更新［J］.中国肝脏病杂志(电子版)，2014，6(1)：77 - 83.

［8］ Loomba R，Rowley A，Wesley R，et al. Systematic review：the effect of preventive lamivudine on hepatitis B reactivation during chemotherapy ［J］. Ann Intern Med，2008，148(7)：519 - 528.

［9］ Lok A S，McMahon B J. Chronic hepatitis B：update 2009 ［J］. Hepatology，2009，50(3)：661 - 662.

点评一　临床药师

这是一个由于患者特点引起药物治疗风险的案例。患者晚期肺腺癌需要化疗,但同时携带乙肝病毒,肝功能正常,HBV-DNA 为 $6.51×10^3$ U/mL,未经过规范的抗 HBV 治疗。对于普通的 HBeAg 阳性，HBV DNA＞2000 U/mL 和 ALT 正常的患者一般是不考虑抗病毒治疗的,但对于合并有恶性肿瘤的患者却非如此。因为手术、放疗、化疗都会对身体造成巨大的打击,降低自身免疫力,使 HBV 再活动。而肝炎活动一旦损害肝功能,反过来又影响抗肿瘤计划的实施,造成治疗矛盾。因此,不论是合并乙肝的肿瘤患者,还是合并肿瘤的乙肝患者,在以抗肿瘤治疗为主的同时,全程需要辅以慢性 HBV 感染规范管理。

与常规的抗 HBV 感染不同,肿瘤患者需要根据化疗的时间、疗程及患者的免疫情况选择合适的抗 HBV 药物及治疗的疗程。根据国内外指南推荐,应优先选用耐药屏障高(如恩替卡韦、替诺福韦及丙酚替诺福韦)的药物,而不是选择耐药屏障低的抗 HBV 药物。在符合治疗指征的情况下,应尽可能地在接受免疫抑制剂治疗前或最晚同时开始预防性抗 HBV 治疗。一旦治疗开始,预防性抗 HBV 治疗应贯穿整个免疫抑制治疗的始终,并根据 HBV DNA 基线水平调整停药时间。药师利用自身对药学问题的敏感性,发现了患者这一治疗问题,积极查询资料,与临床医师共同为患者制订了合理的治疗方案。

(顾永丽)

点评二　临床医师

原发性支气管肺癌是我国发病率最高的恶性肿瘤之一,同时我国也是乙肝大国,因此在临床上会碰到肺癌合并乙肝的患者。对于乙肝病毒携带者,抗肿瘤治疗(如化疗、靶向药物治疗、免疫治疗等)会导致机体免疫功能降低,从而导致乙肝病毒再激活。而一旦出现肝功能损害,轻者导致抗肿瘤治疗推迟,影响肿瘤预后,重者出现暴发性肝炎,危及生命。一般在抗肿瘤治疗前,常规会查肝功能、乙肝"二对半"。对于 ALT 有升高的乙肝患者,临床医师常会引起警觉,给予抗 HBV 治疗。但对于 ALT 正常的乙肝患者,很多临床医师缺乏抗病毒的意识。本例中临床药师发挥了主观能动性,参与到了治疗决策中。临床药师结合指南对于选用何种抗 HBV 药物以及疗程多久给出了合理的建议。对于临床医师而言,需要提高对抗肿瘤治疗患者进行预防性抗 HBV 治疗的认识水平,在治疗过程中密切随访肝功能。

(叶　伶)

病例 32　肝损伤患者合并耶氏肺孢子菌肺炎,药物治疗如何决策

关键词　耶氏肺孢子菌肺炎,磺胺类药物,肝功能不全

一、病史摘要

患者,男性,48 岁,身高 169 cm,体重 75 kg。

患者因"发热9d伴咳嗽、气喘"入院。9d前患者无明显诱因下出现发热，体温在38℃左右，伴有干咳。遂至我院急诊就诊。查血常规示WBC 9.91×10^9/L，N% 70.1%；CRP 20.9mg/L。予头孢曲松抗感染治疗6d，效果不佳。体温进一步升高，最高达39.5℃。3d前患者出现胸闷气喘。复查血常规示WBC 11.89×10^9/L，N% 83.4%；CRP 42.1mg/L；PCT 0.88ng/mL。换用左氧氟沙星+头孢吡肟抗感染治疗2d。患者发热、气喘仍无好转。查动脉血气分析示pH 7.44，$PaCO_2$ 34.6mmHg，PaO_2 59.2mmHg，SaO_2 90.9%。胸部CT提示两肺弥漫性炎症。为进一步诊治，收入RICU。病程中否认流涕、打喷嚏、胸痛及咯血。

患者既往有肝功能不全病史2个月余。2个月余前因自服"补肾胶囊"10余日，感冒药（具体不详）数日，出现皮肤、巩膜黄染伴有全身乏力明显。查肝功能示TBIL 184.5μmol/L、DBIL 104.1μmol/L、ALT 807U/L、AST 760U/L，入住消化科。入院后查腹部MRI片示：肝损伤伴汇管区水肿（药物性可能）。完善相关检查排除其他导致肝功能异常的原因后，诊断为药物性肝损伤。予复方甘草酸苷注射液、注射用丁二磺酸腺苷蛋氨酸、熊去氧胆酸胶囊保肝退黄治疗7d后效果欠佳。加用注射用甲泼尼龙琥珀酸钠（80mg，ivgtt，qd）。出院口服激素序贯：甲泼尼龙片（24mg，qd），逐渐减量，本次入院前已减量至16mg，qd。此外，联合熊去氧胆酸胶囊、双环醇片、甘草酸二胺肠溶胶囊等保肝治疗。否认吸烟、饮酒等不良嗜好。

体格检查：T 36.9℃，P 78次/分，R 25次/分，BP 127/81mmHg。神清，精神萎靡，推入病房。呼吸稍促，口唇无发绀，球结膜无充血水肿。两肺可闻及明显干湿啰音。心率78次/分，律齐。腹部平软，肠鸣音4次/分。双下肢无水肿。

辅助检查：

血常规：WBC 9.11×10^9/L，N% 88.9%，其余基本正常；

肝功能：TBIL 39μmol/L，DBIL 29.3μmol/L，ALT 16U/L，AST 107U/L，ALP 72U/L；

肾功能：正常；

ESR：43mm/h；

CRP：122.7mg/L；

PCT：1.01ng/mL；

动脉血气分析(吸氧 8 L/min)：pH 7. 46，$PaCO_2$ 33 mmHg，PaO_2 61 mmHg，SaO_2 92%；

G 试验：1 294. 1 pg/mL；

结核感染 T 细胞斑点试验(T-spot. TB)、支原体抗体、隐球菌荚膜抗原：均阴性；

床旁胸部 X 线片：两肺弥漫炎症，两侧胸腔少量积液可能。

诊断：①重症肺炎；②呼吸衰竭(低氧血症型)；③药物性肝损伤。

入院后，初始抗感染和保肝治疗方案为：

(1) 注射用美罗培南 1 g + NS 100 mL，ivgtt，q8 h；

(2) 盐酸莫西沙星氯化钠注射液 0. 4 g，ivgtt，qd；

(3) 熊去氧胆酸胶囊 250 mg，po，tid；

(4) 双环醇片 50 mg，po，tid；

(5) 甘草酸二铵肠溶胶囊 100 mg，po，tid。

结合患者既往病史，全身激素使用 1 个月余；按细菌感染治疗近 10 d，无缓解；辅助检查及影像结果提示肺部病灶进展迅速，呼吸衰竭加重，结合胸部影像学检查和 G 试验，临床医师高度怀疑存在耶氏肺孢子菌肺炎(pneumocystis jiroveci pneumonia，PJP)感染可能，但未证实。鉴于患者病情较重，且药物性肝损还在治疗中，肝功能未恢复正常，医师药师共同探讨该病例后续治疗方案。

二、主要问题

(1) 高度怀疑 PJP，但有过药物性肝损伤病史，且肝功能未恢复正常，抗 PJP 方案如何选择？

(2) 使用磺胺药物期间，是否需要调整保肝治疗方案？

三、分析与建议

(一) 高度怀疑 PJP，但有过药物性肝损伤病史，且肝功能尚未恢复正常，抗 PJP 方案如何选择

首先，对患者目前肝功能损伤恢复情况进行评估。患者 2 个月余前，因自服药物后，出现急性肝功能不全，肝功能示 TBIL 184. 5 μmol/L，DBIL 104. 1 μmol/L，ALT 807 U/L，AST 760 U/L，后诊断为药物性肝损伤。1 个月余前，因保肝退黄效果欠佳，加用注射用甲泼尼龙琥珀酸钠。出院后口服序贯为甲泼尼龙片。本次入院时肝功能示 TBIL 39 $\mu mol/L$，DBIL 29.3 $\mu mol/L$，ALT 16 U/L，AST 107 U/L，ALP 72 U/L。目前，患者肝功能虽较前明显好转，但仍未恢复正常，特别是胆红素指标依然较高。

其次，对患者 PJP 可能性以及治疗方案进行评估。经与主治医师沟通，考虑患者既往服用激素治疗 1 月余，免疫功能可能受损；症状上急性起病、发热、气喘，伴有呼吸衰竭；实验室指标提示血象、PCT 仅轻度升高，G 试验：1294.1；胸部 CT 提示双肺弥漫性磨玻璃样病变。从患者既往病史、症状、实验室检查以及影像结果分析，目前为重症感染，怀疑 PJP 可能性大。同时，相关研究证据表明，对于非 HIV 感染的免疫功能受损患者，PJP 感染症状更紧急、病情进展更快、预后更差、病死率更高。因此，对于临床怀疑 PJP 感染的患者，建议尽快启动经验性治疗。对于 PJP，首选一线治疗药物为甲氧苄啶/磺胺甲噁唑（TMP/SMZ）；二线治疗药物包括：喷他脒、克林霉素、伯氨喹、氨苯砜及棘白菌素类。因此，结合患者病情，应用甲氧苄啶/磺胺甲噁唑前主要治疗矛盾是重症感染，且 PJP 病情进展迅速，需尽快给予经验性治疗，应给予首选药物甲氧苄啶/磺胺甲噁唑（TMP/SMZ），同时，考虑患者病情危重，可选择联合用药方案。

但磺胺类在用药过程中可能引起肝功能损伤，以胆汁淤积型为主。这是由于磺胺类药物在代谢和乙酰化过程中存在个体差异，易感个体具有异常的乙酰化表型，导致高脂溶性的 N^1－SMZ 产生增多，损伤细胞膜和在溶酶体中的累积导致胆汁淤积和磷脂沉积。也就是说，在抗 PJP 治疗过程中，使用磺胺类药物，可能会进一步加重患者的肝功能损伤，故存在治疗上的矛盾。但综合考虑患者病情和肝功能情况，目前，考虑主要矛盾是重症感染，临床药师建议足量使用甲氧苄啶/磺胺甲噁唑（1.92 g，po，tid）。同时，联合使用二线抗 PJP 治疗用药卡泊芬净（第 1 日负荷剂量 70 mg，ivgtt，qd；维持剂量 50 mg，ivgtt，qd），以增强治疗效果。

（二）使用磺胺药期间，是否需要调整保肝治疗方案

考虑目前患者肝功能未恢复正常，以胆红素偏高为主，且抗 PJP 治疗药物甲氧苄啶/磺胺甲噁唑（TMP/SMZ），可能引起胆红素进一步升高，临床药师建议调整目前保肝治疗方案，加强保肝利胆治疗。首先，对于利胆类药物，临床中常用的主要有 S－腺苷蛋氨酸（SAMe）和熊去氧胆酸（UDCA）。其中，SAMe 通过消除因腺苷蛋氨酸合成酶活性降低而造成的代谢阻滞，促进肝内淤积胆汁的排泄，达到退黄、降酶及减轻炎症的作用。UDCA 主要通过亲水性的、无细胞毒性的熊去氧胆酸来相对替代疏水性的毒性胆汁酸,有促进肝细胞的分泌作用,起到保护肝细胞膜和利胆作用。由于两类药物作用机制的不同,多项研究结果表明,两药一起联用,相对于单药治疗,对于降低胆红素、肝酶指标以及改善患者肝功能具有更好的效果。其次,目前患者处于重症感染状态,伴有呼吸衰竭,肝功能异常虽以胆红素偏高为主,但为避免肝酶指标进一步升高,需加强现有降酶药物强度。因此,具体药物调整建议为:加用利胆药物注射用丁二磺酸腺苷蛋氨酸(500 mg, ivgtt, bid),以增强利胆药物强度;停用口服用保肝药双环醇片和甘草酸二铵肠溶胶囊,更换为静脉用药异甘草酸镁注射液(150 mg, ivgtt, qd),以提高降酶药物效果。同时,密切监测患者肝功能,一旦出现肝功能进一步下降,及时调整治疗方案。

四、随访与结果

患者抗 PJP 治疗 4 d 后,咳嗽、气喘较前明显好转。查体:双肺呼吸音粗,未闻及明显干湿啰音。血常规:WBC 13.65×10^9/L, N% 84.3%;ESR 14 mm/h, CRP 4.0 mg/L, PCT 0.30 ng/mL。肝功能:TBIL 20.8 μmol/L, DBIL 15.4 μmol/L, ALT 17 U/L, AST 45 U/L, ALP 75 U/L;动脉血气分析(高流量吸氧):pH 7.48, $PaCO_2$ 32 mmHg, PaO_2 172 mmHg, SaO_2 100%;G 试验:1022.5。

患者抗 PJP 治疗 6 d 后,肺泡灌洗液 NGS 回报:耶氏肺孢子虫,属相对丰度55.03%。PJP 诊断明确。

患者抗 PJP 治疗 10 d 后,已无发热、咳嗽及气喘等不适。复查血常规:WBC 10.60×10^9/L, N% 81.4%;ESR 20 mm/h;CRP 0.5 mg/L;PCT 0.11 ng/mL。肝功能:TBIL 19.7 μmol/L, DBIL 16 μmol/L, ALT 51 U/L, AST 36 U/L, ALP 80 U/L。动脉血气分析(鼻导管 3 L/min):pH 7.46, $PaCO_2$ 33 mmHg, PaO_2 119 mmHg, SaO_2 99%。G 试验:235.7。胸部 CT 提示两肺少许炎症,较前明显吸收好转。

五、总结与体会

磺胺类药物在使用过程中容易引起肝功能损伤,但对于已经存在药物性肝损伤,又不得不使用磺胺类药物抗感染治疗的患者,临床药师应从以下方面综合考虑与评估:首先,应根据患者具体病情,个体化评估;其次,在警惕药物治疗风险的同时,需综合评估权衡利弊,优先解决当前主要治疗矛盾;第三,在药物治疗过程中,需注意对药物疗效和不良反应密切监护,及时调整药物治疗方案。

（郑婷婷）

参考文献

[1] Li M C, Lee N Y, Lee C C, et al. Pneumocystis jiroveci pneumonia in immunocompromised patients: delayed diagnosis and poor outcomes in non-HIV-infected individuals [J]. J Microbiol Immunol Infect, 2014, 47(1):42－47.

[2] Ricciardi A, Gentilotti E, Coppola L, et al. Infectious disease ward admission positively influences P. jiroveci pneumonia (PjP) outcome: A retrospective analysis of 116 HIV-positive and HIV-negative immunocompromised patients [J]. Plos One, 2017, 12(5):e176881.

[3] Salzer H, Schafer G, Hoenigl M, et al. Clinical, Diagnostic, and treatment disparities between HIV-infected and non-HIV-infected immunocompromised patients with pneumocystis jirovecii pneumonia [J]. Respiration, 2018, 96(1):52－65.

[4] Bartlett J G, Auwaerte P G. Johns Hopkins POC-IT ABX Guide [M].北京:科学文献出版社, 2012.

[5] Dennis K, Anthony F. Harrison's Infections Diseases [M].上海:上海科学技术出版社, 2019.

[6] Munoz S J, Martinez-Hernandez A, Maddrey W C. Intrahepatic cholestasis and phospholipidosis associated with the use of trimethoprim-sulfamethoxazole [J]. Hepatology, 1990, 12(2):342－347.

[7] Wunsch E, Raszeja-Wyszomirska J, Barbier O, et al. Effect of S-adenosyl-L-methionine on liver biochemistry and quality of life in patients with primary biliary cholangitis treated with ursodeoxycholic acid. A prospective, open label pilot study [J]. J Gastrointestin Liver Dis, 2018, 27(3):273－279.

[8] 张改玲.丁二磺酸腺苷蛋氨酸联合熊去氧胆酸对慢性乙肝合并黄疸患者肝功能及胆红素的影响[J].中国合理用药探索, 2019, 16(6):50－52.

[9] Zhang Y, Lu L, Victor D W, et al. Ursodeoxycholic Acid and S-adenosylmethionine for the Treatment of Intrahepatic Cholestasis of Pregnancy: A Meta-analysis [J]. Hepat Mon, 2016, 16(8):e38558.

[10] 中华医学会肝病学分会药物性肝病学组.药物性肝损伤诊治指南[J].中华肝脏病杂志, 2015, 23(11):810－820.

点评一 临床药师

这是一个存在药物治疗矛盾的病例，其治疗矛盾在于既怀疑 PJP，需要行抗 PJP 药物治疗；但患者已经存在药物性肝损，能不能使用磺胺类药物以及如何使用。

对于这样的矛盾，从病情特点来看，患者既往使用全身激素，为免疫功能受损患者。此次起病的症状、实验室指标以及肺部病灶的进展程度，高度怀疑 PJP 可能。且病情进展很快，病情严重，必须立即针对可能的病原体开展治疗。从患者特点来看，患者既往有药物性肝损伤，经过治疗肝功能虽较前明显好转，但仍未恢复正常。从药物特点来看，磺胺类药物为治疗 PJP 的首选药物，但使用过程中可能进一步加重肝功能损伤。使用磺胺类药物治疗 PJP 和患者肝功能之间的确存在着一定的矛盾，但从患者治疗的全局角度分析，患者当前主要治疗矛盾是重症感染。因此，应抓住治疗关键，解决主要矛盾，积极进行抗感染，给予足量足疗程的磺胺类药物。与此同时，还应从药物治疗和药学监护的角度，尽可能地兼顾次要矛盾，增强保肝药物治疗强度，以及密切监护患者肝功能，以降低肝功能进一步恶化的风险。

由此可见，在处理药物治疗矛盾过程中，要抓住对患者治疗进展起决定性作用的主要矛盾，同时，又要注意统筹兼顾，不要忽视次要矛盾。

（李　琴）

点评二 临床医师

临床上，常存在治疗矛盾的疾病。该患者因为药物性肝损，用糖皮质激素治疗。激素减量过程中患者急性起病，出现发热、气喘。结合病史及辅助检查，临床考虑 PJP 可能大。治疗 PJP 的首先药物是磺胺类药物，但该药可能会加重肝损伤。而患者本来就存在肝损伤。面对这一矛盾，临床医师在治疗抉择上一定要分清主次。患者已经出现呼吸衰竭，如果不争分夺秒将危及生命。相比之下，肝损是次要矛盾。因此，在患者及家属充分理解的基础上必须及时治疗 PJP，且用药应足量足疗程。但临床医师也需要积极应对磺胺类药物的不良反应,从而做到统筹兼顾。保肝药物种类繁多,临床药师根据患者的病情以及所使用的磺胺类药物导致肝损的作用机制,选择了相应的保肝药物,为 PJP 的治疗提供了保驾护航。最终在临床医师和药师的通力协作下,患者转危为安。由此可见,临床药师在临床工作中亦可以发挥重要作用。

（叶　伶）

病例 33　肾功能不全患者,EGFR-TKI 治疗有讲究

关键词　酪氨酸激酶抑制剂,肾功能不全,药物调整

一、病史摘要

患者,女性,71 岁,身高 152 cm,体重 50 kg,体表面积 1.45 m²。

患者 1 个月前无明显诱因出现气促,伴咳嗽、咳黄白黏痰,无发热、胸痛、咯血,不伴夜间不能平卧。就诊我院门诊,查 SpO_2 90%,心率 102 次/分。胸片示:右侧胸腔积液,左肺少许慢性炎症。门诊予托拉塞米利尿,头孢唑肟钠抗感染治疗后,患者症状无明显好转。患者为进一步治疗收入院。病程中,患者精神差,胃纳差。

患者既往有慢性肾功能不全:肾小球滤过率(GFR)9.4 mL/(min · 1.73 m²),尿素 13.2 mmol/L,肌酐 755 umol/L。目前,行血液透析治疗(每周 3 次,每次 3～4 h)。

体格检查:T 36.6℃,P 101 次/分,R 22 次/分,BP 117/56 mmHg。神志清晰,呼吸平稳,营养中等。右下肺叩诊浊音,听诊呼吸音低。心律齐。腹部平软,肝脾肋下未及,神经系统检查(-)。

血常规:RBC 5.30×10^{12}/L, Hb 168 g/L, Plt 376×10^9/L, WBC 14.44×10^9/L, N% 84.5%;肝功能:ALB 35 g/L; CRP 9.7 mg/L。

入院后行超声引导下右胸腔积液置管引流,引流出淡黄色液体。胸腔积液生化:ADA 28.0 U/L; CEA>1000 ng/mL。胸腔积液脱落细胞见恶性肿瘤细

胞,倾向腺癌。血及胸腔积液基因检测均见 *EGFR* 21 L858R(＋)。

入院诊断:原发性支气管肺癌[肺腺癌,T4N2M0,ⅣB期(胸腔积液), *EGFR* 21 L858R(＋),PS3分];慢性肾功能不全。

患者拟用表皮生长因子受体-酪氨酸激酶抑制剂(EGFR-TKI)治疗。

二、主要问题

(1) 本例肾功能不全(行血液透析替代治疗)患者,不同 EGFR-TKI 的有效性及安全性如何?

(2) 本例患者宜选择哪个 EGFR-TKI?

三、分析与建议

(一) 该例肾功能不全(行血液透析替代治疗)患者,不同 EGFR-TKI 的有效性及安全性如何

该患者肾功能检查示:尿素氮 13.2 mmol/L,肌酐 755 μmol/L,肾小球滤过率(GFR)9.4 mL/(min・1.73 m²)。目前,行血液透析治疗(每周 3 次,每次 3～4 h),根据慢性肾脏病(CKD)分期(表 33 - 1),患者处于肾衰竭期。要选择 EGFR-TKI 治疗,首先考虑的是具对肾功能不全患者有效性和安全性如何?

表 33 - 1　慢性肾脏病根据肾小球滤过率的分期

分期	肾功能	GFR/[mL/(min・1.73 m²)]
1	正常	＞90
2	轻度 GFR 下降伴肾脏损害	60～89
3	中度 GFR 下降伴肾脏损害	30～59
4	重度 GFR 下降伴肾脏损害	15～29
5	肾衰竭	＜15

一般来说,考虑在肾功能不全患者中药物是否需要剂量调整,应从以下 3 个点来考虑:药物清除途径、血浆蛋白结合率和药物分布容积。①药物清除途径:肾脏药物清除率/总清除率＞30% 的药物为主要经肾脏清除的药物;如果不是主要经肾脏清除的药物,透析对其清除影响小,无须调整药物剂量。②血

浆蛋白结合率：血浆蛋白结合率高的药物透析清除率较差。因此，蛋白结合率高及非主要经肾脏清除的药物，一般不需药物剂量调整。相对分子质量小于1000的药物易被透析清除。比如庆大霉素相对分子质量小，蛋白结合率低，易被清除。③药物分布容积（V_d）：V_d = 药物剂量/药物血浆浓度，与脂溶性/水溶性有关。脂溶性药物 V_d 大，与组织亲和力高，不易被透析清除（如地高辛）。V_d 小的药物透析清除率高（<0.7 L/kg）（如庆大霉素）。

但实际应用时应从 3 个方面综合考虑：一个药物即使只有 10% 的蛋白结合率，但分布容积大，也不易被血透清除，因为游离药物大多分布在组织中，而不是在血液中。

基于以上知识，我们来看看几种常用的 EGFR-TKI 说明书上的肾脏清除比例的说明：

1. 吉非替尼　总的血浆清除率约为 500 mL/min，主要是通过粪便排泄，少于 4% 通过肾脏以原型和代谢物的形式清除。在癌症患者进行的以人群为基础的数据分析中，未发现预期的稳态血药谷浓度与患者年龄、体重、性别、种族和肌酐清除率之间有任何关系。

2. 厄洛替尼　口服 100 mg 剂量后，可以回收到 91% 的药物，其中粪便中为 83%，尿液中为 8%（原形药占给予剂量的 0.3%），尚未进行肾功能损伤患者的疗效和安全性研究。基于药代动力学数据，轻中度的肾损伤患者不需要剂量调整，不推荐严重肾损伤的患者使用厄洛替尼。在肾功能异常的患者中未进行临床试验。

3. 奥西替尼　本品以 20 mg 的剂量单次口服给药后，截至第 84 日收集样品结束时，从粪便中收集的剂量占总剂量的 67.8%（1.2% 为原型药物），从尿液中收集的剂量占总剂量的 14.2%（0.8% 为原型药物）。奥西替尼原型约占清除总量的 2%，其中经尿液和粪便清除的分别占 0.8% 和 1.2%。轻中度肾功能损害患者使用本品时无须进行剂量调整。重度肾功能损害患者使用本品的数据有限。终末期肾病（经 Cockcroft 和 Gault 方程计算的 Ccr<15 mL/min）或正在接受透析的患者使用本品的安全性和有效性尚不明确。患有重度或终末期肾功能损害的患者应慎用本品。

4. 埃克替尼　主要通过粪便与尿液排泄（79.5%），粪便排泄占 74.7%，尿液排泄占 4.8%，尚未有针对肝肾功能损伤人群进行药代动力学研究。

根据以上药品说明书内容及权威参考文献，总结肾脏对 EGFR-TKI 的清除情况如表 33－2 所示。可见吉非替尼、埃克替尼、阿法替尼及厄洛替尼的肾清除率均很低（＜9％）。

表 33－2　肾脏对 TKI 的清除情况

药物	肾 清 除 率	
	总量/%	原型/%
厄洛替尼	8	＜1
吉非替尼	4	＜1
奥西替尼	14.2	＜1
埃克替尼	4.8	＜1
阿法替尼	5	＜1

在本例肾功能不全的患者，使用 EGFR-TKI 是否会进一步造成肾脏毒性呢？参考权威教科书，资料较少，只有吉非替尼和阿法替尼有所提及（表 33－3）。

表 33－3　EGFR-TKI 制剂对肾脏的毒性

药物	肾脏毒性	肾毒性发生情况
吉非替尼	急性肾损伤	仅有 1 例急性肾损伤和 1 例肾病综合征被报道，可能原因是免疫过敏反应
阿法替尼	肾损伤	只被报道为普通的不良反应，并无更多信息追踪

以上分析了 EGFR-TKI 在肾功能不全患者的有效性和安全性，但临床药师还考虑到了一个特殊情况：EGFR-TKI 是小分子物质，游离药物易被血透清除。因为药物在体内发挥疗效或者毒性主要由游离性药物浓度决定，也就是血浆蛋白结合率越高，药物在血液中的游离浓度越低，而慢性肾功能衰竭患者易发生低蛋白血症，影响蛋白结合率，进而改变血浆中游离的 EGFR-TKI 浓度。其机制可能为：①合成的蛋白不足以代偿失去的白蛋白。②肾小管分解能力增加。肝脏合成的蛋白质大约有 10％在肾小管分解；近端小管摄取和分解滤过蛋白质明显增加，肾内代谢可增加 15％～30％。③严重水肿。胃肠道的严重水肿导致患者吸收能力下降。④年龄、病程、原发疾病、营养状况均可影响血浆白蛋白的水平。由表 33－4 可见，大部分 EGFR-TKI 的蛋白结合率是很高

的,但必须注意:肾功能不全的患者如果发生血浆蛋白的改变,会进一步影响药物的蛋白结合率,从而影响游离药物被血透的比例,最终影响药物疗效。本例患者并未合并低蛋白血症,故无须特殊考虑。

表 33-4　常用的 EGFR-TKI 的蛋白结合率

药物名称	厄洛替尼	吉非替尼	奥西替尼	埃克替尼	阿法替尼
相对分子质量	430	447	494	391	718
蛋白结合率/%	92～95	>90	>98	>98	95

(二) 本例患者宜选择哪个 EGFR-TKI

由以上分析可见,EGFR-TKI 制剂肾清除率大多较低,蛋白结合率较高,一般对肾功能不全患者不会引起严重的不良反应。临床药师进一步查阅相关文献,继续探索国内外和本例患者类似情况的病例报道并作参考。

1. 吉非替尼　意大利报道了 2 例患者,第 1 例为 70 岁患者,基础肌酐清除率 24.3 mL/min,肺癌转移(Ⅳ:T2N0M1)。该患者用了 4 个月以上的吉非替尼,在此期间肾功能每 2 周检查一次,肌酐清除率在 22～26.2 mL/min。第 2 例为 72 岁患者,基础肌酐清除率为 25.9 mL/min,肺癌转移(Ⅳ:T3N2M1)。在此期间肾功能每 2 周检查一次,肌酐清除率在 21.1～33.4 mL/min。可见在全程随访期间:2 例患者的肾功能并未恶化;且 2 例被观察的患者的后续生存天数分别为 141 d 和 359 d。

日本报道了 1 例 58 岁的女性患者,诊断肺腺癌(PS 评分 3 分),使用吉非替尼 250 mg,qd。患者为慢性肾功能不全患者,每周 3 次血液透析,一共维持 8 年。研究者对吉非替尼在血透患者中的药代动力学做了研究,结果显示:药物代谢动力学(pharmacokinetics,PK)的规律与肾功能正常的患者无异。88.7% 的吉非替尼血透后仍保留在患者血浆中。吉非替尼的血浆蛋白结合率超过 90%,故血透后仍有约 90% 的药物保留在血液中是合理的。

以上研究显示,肌酐清除率和吉非替尼体内肾脏清除没有显著相关性,建议轻中度肾小球滤过率(CRF)患者服用吉非替尼不必调整剂量。重度 CRF 患者需加强临床监测,慎重使用。

2. 厄洛替尼　意大利报道了 3 例用厄洛替尼治疗的患者:例 1,66 岁,PS2,透析前 CCr 28 mL/min,用药过程 CCr 25～28 mL/min;例 2,62 岁,PS2,透析前 CCr 37.42 mL/min，2 次/周 HD，透析疗程中 CCr 34.3～41.1 mL/min；例 3,76 岁，透析前 CCr 28 mL/min，用药过程 CCr 28～34.2 mL/min

以上 3 例患者观察了用厄洛替尼 227 d 左右，肌酐清除率并无明显变化。

日本报道了一项厄洛替尼在血透患者中的药代动力学研究。研究组：3 例血透患者；厄洛替尼 150 mg qd；血透：一周 3 次。对照组：5 例非小细胞性肺癌（non-small cell lung cancer，NSCLC），肾功能正常；厄洛替尼 150 mg，qd。结果显示：在体内的厄洛替尼几乎不受血透影响。故研究结论支持：在血透的 NSCLC 患者中使用厄洛替尼是无须剂量调整的。

以上病例的研究结果显示：轻、中度、重度肾功能不全的患者与正常肾功能的患者的数据药动学数据无差异，在体内的厄洛替尼几乎不受血透影响。在血透的 NSCLC 的患者中使用厄洛替尼是安全有效的。

由以上分析可见，目前，文献和病例均认为轻中度肾功能不全/透析不影响药物代谢动力学（pharmacokinetics，PK）/药物效应动力学（pharmacodynamics，PD），也不会引起严重不良反应，但有个例因皮肤毒性而减量，故临床应用仍需谨慎。

在临床使用中要注意个体化用药：根据患者肾小球滤过率、蛋白水平、合并疾病及药物、透析剂量等综合考量，必要时可测患者和药物的血浆蛋白结合率，精准分析游离性药物浓度，以便剂量调整。此外，PK 分析在肾功能不全患者的 TKI 使用中起很大价值，提供宝贵数据及药动学依据。

基于药物疗效及安全性资料的完整性，考虑到吉非替尼主要通过粪便排泄，且少于 4% 通过肾脏以原型和代谢物的形式清除；且文献报道肌酐清除率和吉非替尼体内肾脏消除没有显著相关性，建议 CRF 患者服用吉非替尼不必调整剂量。吉非替尼在血透患者的 PK 的规律与肾功能正常的患者无异。对于本例血透患者的具体情况，最终临床药师建议医师给予本例患者吉非替尼的治疗方案。

四、随访和结果

2 周后患者肾小球滤过率（GFR）9.0 mL/(min·1.73 m^2)，尿素 11.2 mmol/L，肌酐 745 μmol/L，与治疗前相比无明显改变。继续维持血透，患者口诉未出现其他不适。用药 2 个月后，咳嗽气促症状好转，复查胸部 CT 示病灶吸收。随访显示患者疗效和安全性均可。

五、总结和体会

临床药师在参与药物治疗过程中,要综合考虑药物代谢动力学和药效学,并注意理论与实际相结合,考察患者在实际临床中的指标的改变,分析病理生理变化与药动学/药效学的关系。说明书中未明确写明 EGFR-TKI 在肾功能不全患者的临床使用的注意事项,药师需在传统药理学的基础上(药物清除途径、分子大小、蛋白结合率及表面分布容积等),同时检索国内外权威文献及结合本案例观察,全面关注用药的有效性和安全性,真正做到患者能够得到安全、合理的用药。

（卢　进）

参考文献

［1］Dan L, Anthony S, Kasper D L, 等.哈里森内科学手册［M］.北京:北京大学医学出版社, 2017.

［2］杨宝峰.药理学［M］.北京: 人民卫生出版社, 2012.

［3］Porta C, Cosmai L, Gallieni M, et al. Renal effects of targeted anticancer therapies［J］. Nat Rev Nephrol, 2015, 11(6):354－370.

［4］Rossi A, Maione P, Del G F.哈里森肿瘤学分册［M］.北京: 北京大学医学出版社.

［5］Rossi A, Maione P, Del G F, et al. Safety profile of gefitinib in advanced non-small cell lung cancer elderly patients with chronic renal failure: two clinical cases［J］. Lung Cancer, 2005, 47(3):421－423.

［6］Shinagawa N, Yamazaki K, Asahina H, et al. Gefitinib administration in a patient with lung cancer undergoing hemodialysis［J］. Lung Cancer, 2007, 58(3):422－424.

［7］Gridelli C, Maione P, Galetta D, et al. Safety profile of erlotinib in patients with advanced non-small cell lung cancer with chronic renal failure［J］. J Thorac Oncol, 2007, 2(1):96－98.

［8］Tamura T, Takagi Y, Okubo H, et al. Plasma concentration of osimertinib in a non-small cell lung cancer patient with chronic renal failure undergoing hemodialysis［J］. Lung Cancer, 2017, 112:225－226.

点评一 临床药师

本案例是个非常典型的病例,即肾功能不全进行透析的患者应用 EGFR-TKI,如何调整药物治疗方案。在说明书未有明确说明的情况下,药师如何根据患者实际情况及结合现有的文献给予临床医师建议?

首先,要明确肾功能不全对药物 PK/PD 的影响在哪些方面? 此外,肾功能不全患者易合并低蛋白血症,而后者可能通过影响药物血浆蛋白结合率来影响血浆中游离药物浓度,从而影响疗效和安全性。因此,需比较 EGFR-TKI 制剂的药动学参数(如蛋白结合率、肾清除率)。

其次,临床药师需关注 EGFR-TKI 制剂本身对肾脏有没有毒性? 可能由于 EGFR-TKI 制剂对肾脏的影响相对较小,故肾损伤的相关资料不多。资料相对较全的是吉非替尼和阿法替尼。

第三,EGFR-TKI 制剂在 CKD 患者中的使用是否需要剂量调整? 临床药师归纳总结了日本、意大利等报道的 EGFR-TKI 制剂在肾功能不全的患者中使用的药动学及临床观察研究,尤其关注患者 CKD 的分期、肺癌的分期、EGFR-TKI 使用的剂量、随访年限、患者生存年限、安全性系数。结果显示:在现有的研究中,轻、中度、重度肾功能不全的患者与正常肾功能的患者的药动学数据并无差异,在体内的 EGFR-TKI 几乎不受血透影响。血透在 NSCLC 的患者中使用是安全且有效的。

最后,临床药师根据以上分析和资料,基于疗效及安全性考虑,认为吉非替尼主要通过粪便排泄,且少于 4% 通过肾脏以原型和代谢物的形式清除;且文献报道肌酐清除率和吉非替尼体内肾脏清除没有显著相关性,轻中度慢性肾衰竭(CRF)患者服用吉非替尼不必调整剂量。且吉非替尼在血透患者的 PK 的规律与肾功能正常的患者无异。故认为吉非替尼可能最适合该患者。

（徐　嵘）

点评二 临床医师

很多患者常合并多种疾病。因此,临床医师在诊治过程中需要通盘考虑问题。面对肾功能不全的患者,用药需要慎重:①尽量避免使用造成肾毒性的药物,建议选择主要经肝胆系统排泄的药物;②根据肌酐清除率调整主要经肾排泄的药物的用药剂量;③血浆蛋白结合率高的药物透析清除率较差。因此,对于透析患者,临床医师需要参考药品说明书调整用药剂量。EGFR-TKI 主要经肝胆系统排泄,罕有造成肾毒性的药品不良事件的报道。EGFR-TKI 与血浆蛋白结合率均大于 90%,因此不受透析的影响。结合本例接受血透治疗的非颅内转移的肺癌患者,临床药师在查阅不同类型 EGFR-TKI 的药品说明书及参考文献后,向临床医师提出吉非替尼是疗效与安全性最佳的 EGFR-TKI。临床药师与医师的通力合作,能为患者的治疗提供更好的保驾护航。

（叶　伶）

病例 34　高钠血症患者不能忽视药物含钠量的影响

关键词　高钠血症,药物,含钠量

一、病史摘要

患者,男性,54 岁,身高 160 cm,体重 55 kg。

因"脑出血开颅术后气管切开,伴咳嗽咳痰、发热 1 个月余"入院。患者 1 个月余前因右侧基底节脑出血于外院接受开颅清血肿术,术后行气管切开,接呼吸机辅助通气。后出现咳嗽、咳黄痰伴发热(最高 38.9 ℃)。术后 2 周痰培养示:肺炎克雷伯菌。胸部 CT 示两肺炎症,左侧胸腔积液。先后给予"比阿培南、头孢哌酮/舒巴坦、替加环素、美罗培南及头孢他啶"等抗感染治疗后,患者体温恢复正常。抗感染治疗第 18 日,患者再次出现高热。痰培养:肺炎克雷伯菌、光滑念珠菌。加用卡泊芬净抗真菌,患者病情无明显缓解。抗感染治疗第 24 日随访 CRP 119.2 mg/L, PCT 4.54 ng/mL。为进一步治疗,转入我院。

患者既往有糖尿病史 5 年,皮下注射胰岛素及口服降糖药,血糖控制不佳。

否认高血压等其他慢病史及食物药物过敏史。吸烟史 40 年,80 包/年。

查体:T 36.4℃,P 103 次/分,R 20 次/分,BP 85/57 mmHg。患者消瘦,脱水貌,嗜睡,呼之可睁眼,查体不能合作。双肺听诊呼吸音粗,可闻及少许粗湿啰音。心律齐。脑膜刺激征阴性。

入院后辅助检查:

血常规:WBC 9.45 × 10^9/L,N% 82.6%,N 7.8 × 10^9/L;CRP 188 mg/L;

肝肾功能:ALB 31 g/L,TBIL/ALT/AST 正常,尿素氮 18.5 mmol/L;

血电解质:Na^+ 175 mmol/L,K^+ 3.3 mmol/L,Ca^{2+} 2.19 mmol/L,Cl^- 134 mmol/L;

动脉血气分析:pH 7.50,PaO_2 67 mmHg,$PaCO_2$ 44 mmHg,HCO_3^- 37.6 mmol/L,SaO_2% 97%;

床旁胸部 X 线片:两肺散在炎症渗出。

入院诊断:重症肺炎,呼吸衰竭,糖尿病,右侧基底节出血术后,高钠血症,营养不良。

入院后主要药物治疗方案:

布地奈德 2 mg + 异丙托溴铵 2.5 mL,q8 h,射流雾化吸入;

盐酸溴己新 8 mg + NS 100 mL,ivgtt,qd;

美罗培南 1 g + NS 100 mL,ivgtt,q8 h;

万古霉素 1 g + 5%GS,250 mL,ivgtt,q12 h;

氟康唑注射液 0.4 g,ivgtt,qd;

甲泼尼龙琥珀酸钠 40 mg,iv,qd;

奥美拉唑钠 40 mg,iv,qd;

NS 1000 mL,ivgtt,qd;

乳酸钠林格注射液 500 mL,ivgtt,qd;

TPF-DM(康全力)鼻饲 2500 mL/d;

并给予口服补钾等对症支持治疗。

二、主要问题

(1)造成该患者入院时高钠血症的原因是什么?

(2)针对该患者高钠血症,如何调整用药方案?

三、分析与建议

（一）造成该患者入院时高钠血症的原因是什么

钠离子是体内最重要的阳离子之一，来源于饮食摄入和消化道分泌液的重吸收，主要由肾脏排出。正常血清钠浓度在 135～145 mmol/L，临床上高钠血症是指血清钠浓度大于 145 mmol/L。钠离子的紊乱主要通过渗透压的改变影响机体的代谢和功能。美国住院患者高钠血症发生率大约为 1%，ICU 中为 2%，而病死率可达 42%～60%。高钠血症是临床上常见的电解质紊乱之一，血电解质是在疾病发展过程中一个较为重要的指标。

造成该患者高钠的可能原因主要包括疾病因素和药物因素。疾病因素包括：①开颅术后，气管插管意识障碍不能自由摄入水分，且为了避免脑水肿加重，补液量受到限制，有效血容量往往相对不足；②头部创伤、缺血性脑病等使下丘脑-神经垂体系统受损，导致中枢性尿崩症，而补液量往往相对不足引起高钠血症；③灼伤、高热、气管插管接呼吸机辅助通气的不显性失水；④胃肠道减压、引流等引起胃肠源性液体丢失；⑤重度感染与电解质紊乱形成恶性循环等。药物因素包括：①摄入钠过多造成水钠潴留；②使用大量脱水剂、利尿剂，失水多于失钠。

（二）针对该患者高钠血症，如何调整用药方案

该患者入院时血钠 175 mmol/L，入院后行肠内营养支持。钠的摄入量主要来源于药物，包括含钠溶媒、含钠补液、肠内外营养及奥美拉唑和甲泼尼龙琥珀酸钠等药物中的钠。患者开颅术后气管切开接呼吸机辅助通气及高热等不显性失水，对该患者血钠升高可能在一定程度上影响血钠，但现阶段无法消除，故考虑从药源性角度尝试消除该患者的高钠血症进一步加重或持续的因素。

首先，在治疗上应注意避免摄入过多的钠，比如溶媒中尽量少用含钠溶媒（生理盐水、林格氏液等）；同时还需要注意药物及肠内营养中的含钠量。临床药师罗列了该患者初始治疗药物中摄入的钠总量（表 34 - 1），入院当日患者摄入钠总计为 7.6 g。

表34-1 方案调整前后的治疗药物含钠量

时间	参数	TPF-DM（康全力）	0.9%氯化钠注射液	乳酸钠林格注射液	奥美拉唑钠	甲泼尼龙琥珀酸钠
调整前	用量	2500 mL	1200 mL	500 mL	40 mg	40 mg
	含钠量/g	1.9	4.2	1.5	0.0024	0.0019
调整后	用量	2500 mL	0	500 mL	0	40 mg
	含钠量/g	1.9	0	1.5	0	0.0019

为减少钠的摄入，从平衡治疗获益和风险角度出发，建议尽量减少含钠溶媒的摄入量，同时保留必要的治疗用药，减少不必要的辅助用药。具体建议为：①减少含钠溶媒摄入量：美罗培南的溶媒并未限定必须使用0.9% NaCl溶液（生理盐水），建议换成不含钠的5%葡萄糖溶液；患者能自行咳出痰液，建议停用盐酸溴己新，或者将溶媒换成5%葡萄糖溶液。②患者无消化道溃疡等基础疾病，目前并无胃肠道不适症状，也无消化道出血前兆，建议停用含钠药物奥美拉唑钠。③少钠补液，停用1000 mL生理盐水，鼻饲温开水。

四、随访与结果

从第4天开始，血钠基本达到正常范围（表34-2）。

表34-2 调整医嘱前后血钠等指标的变化

日期	WBC（×10⁹/L）	N/%	CRP/mg/L	血钠/mmol/L	入液量	出液量	尿素/mmol/L	肌酐/μmol/L	肾小球滤过率/[mL/(min·1.73 m²)]
D1	9.45	82.6	188.0	175	5813	2650	18.5	57	111
D2	—	—	—	153	5004	3650	10.3	44	>120
D3	14.70	89.0	75.2	152	4494	3950	9.1	42	>120
D4	18.66	92.7	58.5	142	3735	3800	8.9	40	>120
D5	21.99	97.1	28.7	139	3461	3450	—	—	>120
D7	17.93	93.7	21.2	137	3616	3800	5.8	44	>120
D9	10.33	94.4	70.2	144	3886	3650	3.0	43	>120

续　表

日期	WBC（×10⁹/L）	N/%	CRP/mg/L	血钠/mmol/L	入液量	出液量	尿素/mmol/L	肌酐/μmol/L	肾小球滤过率/[mL/(min·1.73m²)]
D14	8.74	85.2	53.5	133	2506	2000	3.2	38	＞120
D25	6.44	67.7	7.8	132	3063	3300	3.8	37	＞120
D35	10.38	76.2	24.1	136	2506	2400	5.5	34	＞120

入院第 35 日，患者神志清楚，精神可，无发热、偶有咳嗽，咳黄白色黏痰，胸部 CT 示肺炎较前好转。

五、总结与体会

本案例提示，在处理高钠血症患者时，除了关注疾病的影响采取相应措施外，还需要充分关注药物的影响。溶媒中的钠含量比较容易引起医师警惕，而治疗药物中的钠量往往容易被忽视（如本案例中的奥美拉唑钠和甲泼尼龙琥珀酸钠）。临床药师有责任指出药物可以治疗电解质紊乱，也会导致或加重电解质紊乱。

（朱　虹）

> 参考文献

[1]　朱蕾，于润江.水、电解质与酸碱平衡紊乱［M］.上海：上海科学技术出版社，2003.

[2]　Palevsky P M, Bhagrath R, Greenberg A. Hypernatremia in hospitalized patients ［J］. Ann intern Med, 1996, 124(2):197－203.

[3]　周伊南，盛华，符礼刚，等.呼吸监护病房老年患者高钠血症的临床分析［J］.老年医学与保健，2004，10(2):96－97＋107.

[4]　肖军，钟荣.监护病房中高钠血症并发症发生的危险因素及预后分析［J］.中国危重病急救医学，2001，13(2):110－112.

[5]　Kuroda T, Harada T, Tsutsumi, et al. Hypernatremia suppression of neutrophils ［J］. Burns, 1997, 23(4):338－340.

[6]　张剑.高钠血症的发生机制与临床处理［J］.检验医学与临床，2009，6(22):1965－1966.

点评一　临床药师

当临床药师处理电解质紊乱病例时,不但要考虑疾病因素,还要考虑药物因素,并进行相应处置。医师比较容易关注溶媒中的钠,而治疗药物中的含钠量往往容易被忽视(如本案例中的奥美拉唑钠和甲泼尼龙琥珀酸钠)。重症患者入住 ICU 往往使用多种药物,病情复杂。一方面,病情会导致电解质和酸碱失衡,经常需要相应药物支持治疗;另一方面,药物也会导致或加重电解质紊乱,影响预后。作为临床药师,有责任及时提醒临床医师注意,通过药学监护和干预,将患者的电解质调整至正常范围内。

（张捷青）

点评二　临床医师

对于电解质紊乱,临床医师往往关注的是血钾变化,而会忽视血钠变化。事实上,严重的低钠或高钠血症都会危及生命。此例中患者入院时的血钠已高达 175 mmol/L。导致该患者高钠血症的主要原因是摄入水分的不足以及使用脱水剂、利尿剂所导致的水分过多的丢失。面对严重的高钠血症,除了补充水分外应该尽量采用"无盐化补液"。临床药师及时的提醒使临床医师调整了治疗方案,患者钠盐的摄入明显减少,从而有助于纠正患者的高钠血症。

（叶　伶）

病例 35　合并心动过速的难治性哮喘怎样治疗

关键词　难治性哮喘;心动过速;比索洛尔

一、病史摘要

患者,男性,46 岁,身高 165 cm,体重 81 kg。

患者因"反复胸闷、气喘近 6 年,加重 1 个月伴心悸"就诊我院门诊。患者有哮喘病史近 6 年,平素规律使用布地奈德福莫特罗粉吸入剂和白三烯受体拮抗剂,但哮喘控制不佳,反复发作,需要经常性使用全身激素。2 个月余前心电图检查示窦性心动过速,心率 104 次/分,遂停用布地奈德福莫特罗粉吸入剂(320/9 μg),调整为布地奈德粉吸入剂 + 噻托溴铵粉吸入剂。1 个月余前患者胸闷、气喘加重伴心悸。近 20 余日于当地医院静脉输液,每日予以氨茶碱 0.25 g、地塞米松 5 mg,左氧氟沙星 0.2 g,头孢米诺 2 g。同时给予比索洛尔 5 mg,po,qd,控制心率。患者症状无好转,为求进一步诊治就诊我院呼吸科门诊。

患者既往高血压病 2 年,口服硝苯地平,血压控制尚可。高脂血症 2 年,口服辛伐他汀,但服他汀后血脂未监测。胃食管反流病史近 2 年,口服雷贝拉唑及莫沙必利 5 个月,控制可。有过敏性鼻炎,间断吸入糠酸莫米松鼻喷剂,控制不佳。长期接触二手烟。生活工作环境未发生变化,无明显过敏原接触史。

体格检查:T 36.6℃,P 110 次/分,R 22 次/分,BP 120/70 mmHg。神志清晰,精神尚可。双肺可闻及散在哮鸣音。心前区无隆起,心界不大,心率 110 次/分,律齐。

实验室检查:

血常规:嗜酸性粒细胞 0.3%,其余无异常;

IgE:70 U/mL;

肺功能:FEV_1/FVC 74.3%,FEV_1 2.79 L,占预计值 83.84%,支气管舒张试验:阴性;

胸部 CT:两肺下叶少许慢性炎症;

心超片:左房增大,肺动脉压力 31 mmHg;

心电图检查(7 个月前):心率 97 次/分;提示左心房负荷增大;

心电图检查(1 个月前):窦性心动过速,心率 114 次/分。

诊断:难治性哮喘,胃食管反流,高血压病,高血脂,窦性心动过速。

患者的用药情况详见表 35-1。

表 35-1　用药情况一览

药物名称	用法用量	用药情况
布地奈德福莫特罗粉吸入剂	320/9 μg 吸入,bid	以往规律用药,近 2 个月停用

续　表

药物名称	用法用量	用药情况
泼尼松(强的松)片	根据哮喘控制情况剂量5～40mg/d	近半年一直口服
孟鲁司特钠片	10mg, po, qn	规律用药
比索洛尔片	5mg, po, qd	近1个月余用药
布地奈德粉吸入剂	400μg吸入, bid	近2个月用药
噻托溴铵粉吸入剂	18μg吸入, qd	近2个月用药
氨茶碱针	0.25g, ivgtt, st	近1个月余用药
地塞米松	5mg, ivgtt, st	近1个月余用药
头孢米诺	2g, ivgtt, st	近1个月余用药
左氧氟沙星	0.2g, ivgtt, st	近1个月余用药

二、主要问题

(1) 该患者哮喘反复发作的可能原因是什么?

(2) 该患者心动过速的可能原因是什么?

三、分析与建议

(一)哮喘反复发作的可能原因

1. 疾病因素　患者哮喘反复发作,难以控制,考虑难治性哮喘。

2. 患者因素　患者 BMI 为 29.75kg/m² ,属于肥胖体型。肥胖患者容易并发睡眠呼吸暂停综合征、胃食管反流病等,可加重哮喘病情。有研究表明,无论在成人还是青少年哮喘控制方面,减肥干预均可获益。同时,患者长期接触二手烟,吸烟是成年哮喘患者发展为难治性哮喘的独立危险因素。2018 年,全球哮喘防治创议(GINA)已将肥胖和吸烟暴露列为哮喘控制不佳的独立危险因素。患者有过敏性鼻炎,不规律吸入糠酸莫米松鼻喷剂,控制不佳。过敏性鼻炎也可导致哮喘控制不佳。有胃食管反流病,规律服药,未控制饮食。本月2 次应酬后,晚上出现反流,并气喘发作。2018 年,GINA 中指出,胃食管反流病可以引起胃灼热、上腹痛、胸痛等症状,也是干咳的常见原因,胃食管反流病在哮喘患者中比在一般人群中更常见。

3. 药物因素 ①治疗心动过速用药:比索洛尔是一种高选择性 β_1 受体阻滞剂,但也可能引起哮喘患者气道痉挛,气喘发作。患者近 1 个月余心率过快,使用比索洛尔 1 个月余,哮喘症状加重并反复发作 1 个月,与比索洛尔使用有一定时间关联性。比索洛尔说明书中指出,比索洛尔可引起哮喘患者呼吸系统相关问题,对于有哮喘的患者,在使用比索洛尔前应告知医师。②更换哮喘治疗用药:近 2 个月吸入性糖皮质激素(inhaled corticosteroids,ICS)+ 长效 β_2 受体激动剂(long acting β_2 agonist,LABA)更换为 ICS + 长效抗胆碱能药(long acting antimuscarinic antagonist,LAMA),可能降低哮喘控制水平。因为 ICS/LABA 具有协同抗炎和平喘作用,可获得相当于或等于加倍剂量 ICS 的疗效,并可增加患者的依从性、减少大剂量 ICS 的不良反应,尤其适合于中重度持续哮喘患者的长期治疗。LAMA 具有一定的支气管舒张作用,但较 β 受体激动剂作用弱,起效也较慢。③其他用药问题:请患者演示布地奈德福莫特罗粉吸入剂吸药动作,发现吸入方法存在几个错误:首先,布地奈德福莫特罗粉吸入剂旋转时瓶身时未垂直;其次吸入前未充分吐气;第三,吸入时吸气快而短。由于吸入方法不当,可影响药效,也可导致哮喘控制不佳。

(二) 心动过速的可能原因

1. 药物因素 患者之前一直规律使用 ICS + LABA,并未出现心率加快不良反应,由于 2 个月余前心率快,停用 LABA,心率未出现下降,考虑心率加快与 LABA 关系可能不大。而最近 1 个月患者有 20 d 左右在静脉用药(左氧氟沙星、头孢米诺、地塞米松及氨茶碱),其中左氧氟沙星、氨茶碱及地塞米松都有加快心率的不良反应,可能进一步加重心律失常。

2. 疾病因素 患者哮喘控制不佳,近 1 个月余哮喘反复急性发作,心超检查提示左房增大,肺动脉压力 31 mmHg。心电图检查(1 个月前)提示窦性心动过速,心率 114 次/分。该患者心动过速可能与哮喘控制不佳、心脏本身疾病相关。

(三) 如何调整目前用药,使哮喘和心率得到有效控制?

患者哮喘控制不佳,近 1 个月余哮喘急性发作,大部分时间需要静脉用药,临床药师从疾病、患者、药物 3 个方面综合评估后,认为该患者哮喘控制不佳、心动过速的可能原因有如下几点:①哮喘难以控制可能与肥胖、二手烟、胃食管反流、比索洛尔应用有关;②心率加快可能与哮喘控制不佳、心脏本身疾病相关,近 1 个月的治疗药物左氧氟沙星、氨茶碱、地塞米松可能加重心律失常。故药师提出调整意见:①建议停用比索洛尔,换用地尔硫䓬片 30 mg, tid, po(或地尔硫卓缓释片 90 mg, qd, po),继续吸入布地奈德福莫特罗粉吸入剂(320/9 μg, bid)。②胃食管反流治疗药物雷贝拉唑、莫沙必利继续口服,消化科随访。③高血压及高血脂药物规律服用,注意监测血压和血脂,心内科随访。④指导患者吸入药物正确使用。⑤建议少油少盐低脂饮食,少食多餐,规律饮食,每日适当运动。

综合以上分析与建议,临床医师进一步调整治疗方案,具体见表 35 - 2。

表 35 - 2　治疗方案调整

药物名称	用法用量
布地奈德福莫特罗粉吸入剂	320/9 μg,吸入,bid
盐酸地尔硫卓缓释片	90 mg, po, qd
孟鲁司特钠片	10 mg, po, qn
雷贝拉唑钠肠溶片	10 mg, po, qd
枸橼酸莫沙必利片	5 mg, po, tid

四、随访与结果

2 周后电话随访,患者诉哮喘控制较前好转,双下肢水肿稍有好转,心率较前减慢,最快 100 次/分。胃食管反流控制可,血压控制可,血脂未监测。

五、总结与体会

该患者为难治性哮喘合并心动过速,引起该患者哮喘控制不佳主要与肥胖、二手烟、胃食管反流、比索洛尔应用有关,该患者心动过速可能与哮喘控制不佳、心血管基础疾病和某些药物有关。最终建议停用比索洛尔,换用地尔硫䓬,并恢复使用布地奈德福莫特罗粉吸入剂(320/9 μg, bid),少油少盐低脂饮食,少食多餐,规律饮食,每日适当运动。

(卢克鹏)

参考文献

[1] Fitzpatrick S, Joks R, Silverberg J I. Obesity is associated with increased asthma severity and exacerbations, and increased serum immunoglobulin E in inner-city adults [J]. Clin Exp Allergy, 2010, 42:747 - 759.

[2] Boulet LP, Franssen E. Influence of obesity on response to fluticasone with or without salmeterol in moderate asthma [J]. Respir Med, 2007, 101:2240 - 2247.

[3] Lavoie K L, Bacon S L, Labrecque M, et al. Ditto B. Higher BMI is associated with worse asthma control and quality of life but not asthma severity [J]. Respir Med, 2006, 100:648 - 657.

[4] Saint-Pierre P, Bourdin A, Chanez P, et al. Godard P. Are overweight asthmatics more difficult to control? [J] Allergy, 2006, 61:79 - 84.

[5] Sutherland E R, Goleva E, Strand M, et al. Body mass and glucocorticoid response in asthma [J]. Am J Respir Crit Care Med, 2008, 178:682 - 687.

[6] Westerhof G A, Vollema E M, Weersink E J, et al. Predictors for the development of progressive severity in new-onset adult asthma [J]. J Allergy Clin Immunol, 2014, 134:1051 - 6. e2

[7] Lv N, Xiao L, Ma J, et al. Weight management interventions in adult and pediatric asthma populations: a systematic review [J]. J Pulm Respir Med, 2015, 5(232):1000232.

[8] 中华医学会呼吸病学分会哮喘学组.支气管哮喘防治指南(2016 年版)[J].中华结核和呼吸杂志, 2016, 39:675 - 697.

点评一 临床药师

疾病可影响药物治疗,而药物治疗也可影响疾病控制,这是一个关于如何发现疾病及药物之间相互影响的矛盾并解决该矛盾的案例,具有重要的教学意义。

患者哮喘反复发作,且合并多种疾病,那么,患者哮喘控制不佳且合并心动过速的原因是什么？从疾病、患者、治疗药物三方面分析,最终认为引起该患者哮喘控制不佳的原因与患者肥胖、长期接触二手烟、胃食管反流、使用比索洛尔可能有关;而引起该患者心动过速可能与哮喘控制不佳、心血管基础疾病以及使用某些药物可能有关。

通过停用比索洛尔，换用地尔硫䓬，并恢复使用 ICS/LABA 治疗哮喘，并改变生活方式，哮喘得到比较满意的控制。

（谢　宁）

点评二　临床医师

难治性哮喘临床症状控制不佳，常常与多种因素相关。比如疾病本身、环境、患者的心理、合并症、药物、药物的使用方法等。临床医师和临床药师要善于从蛛丝马迹中找到各种原因，并且理顺思路，发现因果关系，针对不同的问题，逐一进行解决。

慢病的管理中，积极主动地宣教是非常必要的，让患者一方面重视疾病的控制，一方面改变自己的生活习惯，才能最终实现疾病的良好控制，提高生活质量。

（胡莉娟）

病例 36　肾功能不全患者抗结核方案如何抉择

关键词　肾功能不全，抗结核药，药物选择

一、病史摘要

患者，男性，43 岁，身高 171 cm，体重 63 kg。

因"咳嗽、咳痰伴胸闷、气急 1 个月余"入院。患者 1 个月余前无明显诱因出现阵发性咳嗽、咳黄白脓痰，痰量中等，伴胸闷、气急，活动后加剧，夜间难以平卧，喜端坐位。无畏寒、发热、胸痛、心悸，无咯血、盗汗、消瘦。并逐渐出现全身水肿。10 d 前至当地医院住院治疗，查血常规：Hb 105 g/L，WBC 7.52×10^9/L，N% 83.1%，PLT 494.1×10^9/L；肝功能：ALB 18.2 g/L（其余指标不详）；肾功能：BUN 24.61 mmol/L，Scr 354.7 μmol/L，UA 422.3 μmol/L；血电

解质：K^+ 6.88 mmol/L，Na^+ 125.9 mmol/L，Ca^{2+} 1.90 mmol/L；CRP 29.8 mg/L；BNP＞25 000 pg/mL。动脉血气示 pH 7.16（其他不详）。胸部 CT 示：右肺上叶占位，两肺多发结节；左肺上叶部分不张，两侧胸腔积液伴邻近肺组织膨胀不全；心包积液。心脏超声示：左心增大，左心收缩功能稍减低（EF45%），心包微量积液。入院后给予抗感染、脱水利尿、维持水电解质酸碱平衡、控制血糖等对症治疗 10 d（具体用药名称不详）。症状较前有所改善，为进一步治疗转入 ICU。

既往有糖尿病史 14 年，起初控制不佳，8 个月前开始予胰岛素控制（具体药物名称不详），定期监测血糖，空腹血糖波动于 7～8 mmol/L，餐后血糖波动于 10～12 mmol/L。并发糖尿病性周围神经病、糖尿病肾病、慢性肾功能衰竭。高血压病史 1 年，规律服用非洛地平缓释片 5 mg，qd，控制血压，未定期监测血压。冠心病病史数年，具体情况不详。慢性胃炎病史 20 余年，未予正规诊治。

体格检查：T 37.1℃，P 116 次/分，R 27 次/分，BP 161/95 mmHg。神志清晰，精神尚可，呼吸平稳，听诊双肺呼吸音减低，双肺可闻及少许干湿啰音。双下肢重度水肿。

血常规：RBC $2.99×10^{12}$/L，Hb 88g/L，WBC $7.14×10^9$/L，N% 74.6%，PLT $423.1×10^9$/L；肾功能：BUN 20.62mmol/L，Scr 315.3μmol/L，UA 435.0 μmol/L；血电解质：K^+ 4.8 mmol/L，Na^+ 140 mmol/L，Ca^{2+} 0.95 mmol/L；CRP 10.69mg/L。胸部 CT 示：右肺上叶占位，两肺多发结节，较前片基本相似；左肺上叶部分不张，两侧胸腔积液伴邻近肺组织膨胀不全；心包积液。

入院诊断：①肺部感染；②多浆膜腔积液；③高血压；④心功能不全；⑤2 型糖尿病；⑥2 型糖尿病性肾病；⑦慢性肾功能衰竭；⑧2 型糖尿病性周围神经病；⑨低蛋白血症。

患者入院后出现反复低热，最高 37.9℃，24 h 尿液＞1 000 mL。辅助检查结果：

血常规：RBC $3.17×10^{12}$/L，Hb 94g/L，WBC $9.01×10^9$/L，N% 80.0%，PLT $447×10^9$/L；

肝功能：TBIL 3.7μmol/L，DBIL 0.8μmol/L，ALB 25 g/L，ALT 7 U/L，AST 18 U/L，ALP 48 U/L，γ-GT 12 U/L；

肾功能：BUN 23.2mmol/L，Scr 351μmol/L，UA 362μmol/L；

血电解质:K^+ 5.3 mmol/L，Na^+ 144 mmol/L，Ca^{2+} 2.09 mmol/L；

心功能:cTNT 0.400 ng/mL，BNP >35000.0 pg/mL；

动脉血气分析(鼻导管 5 L/min):pH 值 7.36，$PaCO_2$ 48.0 mmHg，PaO_2 75.0 mmHg，SaO_2 94.0%；

结核感染 T 细胞斑点试验(T-spot. TB):A 抗原 29，B 抗原 38；

多次痰、支气管肺泡灌洗液的细菌、真菌、结核培养阴性，抗酸染色阴性。

给予莫西沙星(0.4 g，ivgtt，qd)，比阿培南(0.6 g，ivgtt，q12h)联合抗感染治疗，胰岛素控制血糖，静脉补充白蛋白，托拉塞米(20 mg，ivgtt，qd)利尿改善心功能等治疗。并行 B 超引导下右肺低回声肿块穿刺活检，结果提示:肺组织抗酸染色(-)，结核培养(-)；组织病理检查示抗酸染色阳性，结核 PCR 强阳性，考虑结核。临床修正诊断为肺结核。拟行抗结核治疗。鉴于该患者基础疾病多，合并慢性肾功能衰竭，医师与临床药师一起针对抗结核方案如何选择进行了讨论。

二、主要问题

慢性肾功能衰竭患者的抗结核方案如何制订?

三、分析与建议

该患者诊断肺结核。根据《WHO 指南》，推荐肺结核初治患者的标准治疗方案为 2HRZE/4HR。但患者有糖尿病肾病，慢性肾功能衰竭，入院后多次查血 Scr 均>300 μmol/L，Ccr<24 mL/min。一线口服抗结核药物包括异烟肼、利福平、吡嗪酰胺、乙胺丁醇、利福喷丁及利福布丁。异烟肼、乙胺丁醇及吡嗪酰胺均通过肾脏排泄，患者肾功能不全时，药物的消除半衰期延长，不良反应相应增加，并增加肾脏负担。利福平通过胆汁和粪便排泄，肾功能不全时无须调整剂量。有研究显示，在肾衰竭患者中，异烟肼的神经毒性增加，但降低剂量会减低药效，增加耐药风险，不推荐减量；而乙胺丁醇在肾功能不全的患者中，视神经损害的风险会增加，推荐调整剂量；吡嗪酰胺会产生药物蓄积或延迟排泄，建议调整剂量。根据《ATS/CDC/IDSA 临床实践指南:药物敏感性结核的治疗》(2016 年)和《中国成人慢性肾脏病合并结核病管理专家共识》(2016 年)，对于肌酐清除率<30 mL/min 的患者，异烟肼和利福平无须调整剂量，吡嗪酰胺和乙胺丁醇则调整剂量，采用每周 3 次给药。有研究发现，相比于每日

一次,每周 3 次给药会增加治疗失败、结核复发及获得性药物耐药的风险,故推荐结核初治患者最佳给药频率为每日一次。因此,考虑到乙胺丁醇和吡嗪酰胺在肾功能不全时不良反应增加,且需要调整剂量和给药方式,加之患者尿酸偏高,存在糖尿病神经病变并发症。临床药师认为,不推荐该患者使用乙胺丁醇和吡嗪酰胺。针对该类患者,建议可按照耐药结核处理,从二线药物中选择对肾脏影响较小的药物联合使用。

在二线抗结核药物中,左氧氟沙星、莫西沙星和利奈唑胺最常用。左氧氟沙星主要通过肾脏排泄,且肾功能不全时,药物的清除率显著降低,发生跟腱炎的风险增加,建议调整剂量,莫西沙星通过肝肾双通道排泄,但肾功能不全时,肾脏消除与肝胆消除途径相平衡,无须调整剂量。利奈唑胺主要通过吗啉环氧化,其代谢清除基本不受肝肾功能影响,肾功能不全时,利奈唑胺在体内的清除率下降约 20%,可增加血小板降低和贫血的发生率,降低剂量可减少发生率。因此,可选择莫西沙星和利奈唑胺作为初始治疗替代药物。

根据《利奈唑胺抗结核治疗专家共识》,利奈唑胺一般用于耐药结核治疗,常规采用降阶梯疗法,即开始治疗剂量一般为 1 200 mg/d,4～6 周后减量为 600 mg/d,如出现不良反应可减量,也可采用中低剂量疗法,即使用 600 mg/d 治疗。有研究发现,肾功能受损会增加利奈唑胺的暴露,增加血小板减少的发生率,建议肾功能受损的患者调整剂量。该患者初次诊断肺结核,首先考虑为敏感性肺结核,为降低利奈唑胺发生血小板减少的的风险,建议利奈唑胺的给药剂量调整为 600 mg,qd。

采纳药师意见,制订该患者的抗结核治疗方案:异烟肼片(300 mg, po,qd),利福平胶囊(450 mg, po, qd),利奈唑胺片(600 mg, po, qd),莫西沙星片(400 mg, po, qd)。

四、随访与结果

治疗后,患者症状缓解,一般情况可,出院继续用药。出院 2 个月后,电话随访患者,一般情况较稳定。肾功能:BUN 21.47 mmol/L, Scr 425.1 μmol/L,UA 579.5 μmol/L。胸部 CT 示:左肺上叶占位,较前吸收;两侧胸腔积液伴邻近肺组织膨胀不全。综合评估患者肺部病灶有所吸收,继续抗结核治疗。肌酐较前升高,准备择期行血液透析治疗。

五、总结与体会

特殊人群用药是药物治疗中的一个难题,治疗风险较大,容易发生治疗矛盾。如本例患者,肾功能不全(CKD4 期)合并肺结核,多种抗结核药物经肾脏排泄,药物蓄积导致毒性增加,同时还可能进一步损害肾脏,加重基础疾病。若调整抗结核方案,还需考虑抗结核的疗效。故综合评估、平衡收益和风险是特殊人群用药需考虑的重点。

(陈 超)

参考文献

[1] WHO Library Cataloguing-in-Publication Data. Treatment of tuberculosis: guidelines-4th ed [S]. 2010, WHO/HTM/TB/2009, 420.

[2] Forget E J, Menzies D. Adverse reactions to first-line antituberculosis drugs [J]. Expert Opin Drug Saf, 2006, 5(2):231 - 249.

[3] Launay-Vacher V, Izzedine H, Deray G. Pharmacokinetic considerations in the treatment of tuberculosis in patients with renal failure [J]. Clin Pharmacokinet, 2005, 44(3):221 - 235.

[4] Chang K C. A nested case-control study on treatment-related risk factors for early relapse of tuberculosis [J]. Am J Respir Crit Care Med, 2004, 170(10): 1124 - 1130.

[5] Godoy-Santos A L. Fluoroquinolones and the risk of achilles tendon disorders: update on a neglected complication [J]. Urology, 2018, 113:20 - 25.

[6] Stass H. Pharmacokinetics of moxifloxacin, a novel 8-methoxy-quinolone, in patients with renal dysfunction [J]. Br J Clin Pharmacol, 2002, 53(3):232 - 237.

[7] Sazdanovic P. Pharmacokinetics of linezolid in critically ill patients [J]. Expert Opin Drug Metab Toxicol, 2016, 12(6):595 - 600.

[8] 中华医学会结核病学分会, 利奈唑胺抗结核治疗专家共识编写组. 利奈唑胺抗结核治疗专家共识 [J]. 中华结核和呼吸杂志, 2018, 41(1):14 - 19.

[9] Matsumoto K. Higher linezolid exposure and higher frequency of thrombocytopenia in patients with renal dysfunction [J]. Int J Antimicrob Agents, 2010, 36(2):179 - 181.

[10] 李洪. 中国成人慢性肾脏病合并结核病管理专家共识 [J]. 中国血液净化, 2016, 15(11):577 - 586.

点评一　临床药师

　　特殊人群用药问题在临床中很常见。对于肾功能不全的患者,在选择用药时要考虑到两点:第一,肾功能不全对药物的影响,可表现在吸收、分布、代谢和排泄 4 个方面,特别是排泄方面。比如该患者存在糖尿病肾病、慢性肾衰竭,一线抗结核药物异烟肼、吡嗪酰胺和乙胺丁醇主要通过肾脏排泄,肾功能不全时,它们的消除半衰期均会不同程度地延长,药物会产生不同程度的蓄积,不良反应也会相应增加;第二,药物对肾功能的影响。一线抗结核药物中,除了利福平会引起血尿素氮和血尿酸升高、蛋白尿、急性肾小管坏死等肾功能损害外,其余 3 种药物的肾毒性都非常少见。但利福平引起的肾功能损害目前认为是一种免疫反应,通常发生在间歇治疗或治疗中断后重启利福平治疗时。最后在选择用药时,应遵循肾功能不全药物选择的原则,即避免使用肾毒性大的药物,可选择肾毒性小的或肝肾双通道排泄的药物,病情需要不得不使用肾毒性的药物时应根据肌酐清除率调整给药剂量。该患者在一线药物乙胺丁醇和吡嗪酰胺非最优选择的情况下,选择了二线药物中肾毒性较小、经肝肾双通道排泄的莫西沙星和非肾脏途径排泄的利奈唑胺作为替代,既保证了抗菌的活性,又避免加重肾脏的损害。

（陈元娜）

点评二　临床医师

　　肺结核是常见的呼吸道传染性疾病。但临床上面对的患者有时会合并其他基础疾病,这对临床医师的用药提出了较高的要求。本例中的患者合并慢性肾功能不全,CKD 4 期。一线抗结核药物异烟肼、吡嗪酰胺和乙胺丁醇主要通过肾脏排泄。因此,患者肾功能不全时药物会产生不同程度的蓄积,从而增加了不良反应。面对两难的境地,临床药师提出了从二线药物中选择对肾脏影响较小的药物替换吡嗪酰胺、乙胺丁醇。这样既保证了疗效,又减少了不良反应的发生。临床药师在特殊患者用药上发挥了重要作用。

（叶　伶）

病例 37　重症肌无力患者抗菌药物选择有讲究

关键词　重症肌无力,肺部感染,抗菌药物选择

一、病史摘要

患者,男性,42 岁,身高 175 cm,体重 42 kg。

因"反复咳嗽咳痰 4 个月余,胸腺瘤术后"入院。患者 4 个月前咳嗽、咳白痰,不伴发热、盗汗、呼吸困难及胸痛等。至当地医院就诊,胸 X 线片示:右下肺少许炎症。予头孢菌素、克拉霉素抗感染治疗,治疗后稍好转。此后患者反复出现咳嗽,夜间为重,伴咳白痰。2 个月前至我院门诊就诊。胸部 CT 示:胸部术后改变,两下肺小结节,右侧慢性炎症。医师考虑患者可能为咳嗽变异性哮喘,先后给予酮替芬、复方甲氧那明、氨溴索、布地奈德/福莫特罗及孟鲁司特钠片等药物治疗,效果不佳,咳嗽、咳痰无好转。故收入我院做进一步诊治。

患者于 2007 年行胸腺瘤切除术。2012 年,因胸腺瘤复发再次行胸腺瘤切除术,右下肺转移结节楔形切除术。在术后的放射治疗过程中发现重症肌无力,一直服用溴吡斯的明 30 mg～60 mg, po, tid 至今,症状控制可。

体格检查:体温 36.8 ℃,心率 100 次/分,呼吸 22 次/分,血压 120/77 mmHg。双肺听诊未及干湿啰音。

辅助检查结果:血常规检查基本正常;肝肾功能基本正常;CRP:9.4 mg/L;Th 淋巴细胞 CD4 28.0%;痰培养:阴性;动脉血气分析(未吸氧):pH 7.40,$PaCO_2$ 46.0 mmHg, PaO_2 80.0 mmHg, SaO_2% 96.0%;肺功能:FVC 2.86 L,FEV_1 2.17 L, FEV_1/FVC 75.9%, FEV_1 占预计值百分比 61.0%,支气管舒张试验阴性;胸部平扫 CT:胸部术后改变,两肺炎症,两下肺小结节。

入院诊断:肺部感染;重症肌无力。

入院后医师考虑存在肺部感染,拟予以左氧氟沙星经验性治疗。

二、主要问题

(1)该患者抗菌药物选用是否合理?

(2)对于重症肌无力患者,哪些抗菌药物需要谨慎使用?

三、分析与建议

（一）该患者肺部感染抗菌药物选用是否合理

该患者有过两次胸腺瘤手术史及右下肺楔形切除史，CD4 细胞偏低，提示免疫力可能较低。本次考虑为社区获得性肺炎（community acquired pneumonia，CAP），抗感染治疗是需要的。

根据《中国成人社区获得性肺炎诊断和治疗指南（2016 年版）》，该患者肺部感染可能的病原菌为肺炎链球菌、流感嗜血杆菌、卡他莫拉菌、金黄色葡萄球菌、肺炎衣原体、支原体等致病菌。推荐的治疗药物：二三代头孢菌素类/头霉素类/氧头孢烯类或 β-内酰胺类/β-内酰胺酶抑制剂；上述药物联用多西环素/米诺环素或大环内酯类；单用呼吸喹诺酮类；单用大环内酯类。针对该患者感染病情不重，近 2 个月在外院未使用过抗菌药物，根据指南推荐可选择二三代头孢菌素联合大环内酯类或单用喹诺酮类。但患者有重症肌无力（myasthenia gravis，MG）病史，药物有可能诱发或加重 MG 症状。

左氧氟沙星属于氟喹诺酮类药物，有使 MG 恶化的风险。2012 年，加拿大卫生部曾警告称氟喹诺酮类抗生素具有使 MG 恶化的风险。美国 FDA 于 2011 年出了黑框警告：氟喹诺酮类药物可能加重 MG 患者的肌无力症状，应避免已知有 MG 病史的患者使用氟喹诺酮类抗菌药物。氟喹诺酮类药物可能是通过以下机制影响 MG 患者：①具有拟箭毒作用，争夺受体位点，使递质对运动终板膜不能产生去极化作用；②降低运动终板膜对乙酰胆碱的敏感性及其反应性；③促进乙酰胆碱的免疫原性，提高乙酰胆碱受体抗体滴度；④喹诺酮类抗菌药物可与二价阳离子如 Ca^{2+} 形成复合物，从而直接抑制突触前膜乙酰胆碱释放。

故该患者肺部感染不建议选用左氧氟沙星。

（二）对于 MG 患者，哪些抗菌药物需要谨慎使用

为了合理选取对 MG 患者影响较小的抗菌药物，除了不建议使用的喹诺酮类药物，临床药师将其他各类抗菌药物及其对 MG 的影响进行了查询及总结。

1. 氨基糖苷类　有使 MG 恶化风险。其有神经肌肉阻滞作用，可通过以下机制影响 MG 患者：①药物与 Ca^{2+} 络合，使体液内的 Ca^{2+} 含量降低；②与 Ca^{2+} 竞争，抑制神经末梢 ACh 的释放，并降低突触后膜对 ACh 敏感性；③促进

乙酰胆碱受体（acetylcholine receptor，AChR）的免疫原性，提高乙酰胆碱受体抗体（acetylcholine receptor antibody，AChRab）滴度，阻滞乙酰胆碱与受体的结合、加重肌肉神经接头处 AChR 的丢失或破坏运动终板突触前、后膜结构有关。故 MG 患者应避免使用氨基糖苷类药物，仅在绝对必要且严密监测下方可使用。

2. 大环内酯类　是否会引起 MG 症状加重至今还未得到定论。目前，仅有个案报道：①有 2 例患者曾被报道过红霉素诱发 MG 危象，停药后恢复。其中 1 例患者改善后再次低剂量使用红霉素，再次出现肌无力症状；②克拉霉素也有类似报道；③泰利霉素可以抑制烟碱型乙酰胆碱受体，可能加重 MG，并引起视觉障碍和肝功能衰竭。泰利霉素导致 MG 的出现或恶化已有若干病例报道，常在首剂后 2 h 内发生。"泰利霉素不应用于 MG 患者"已被作为黑框警告加入其药品标签中；④有 2 个病例由阿奇霉素导致下肢肌力减退，甚至呼吸衰竭，但此 2 例患者并无 MG 病史，相关性并不明确。

3. β-内酰胺类　β-内酰胺类药物对于 MG 患者相对安全。曾有报道，2 例病例因应用氨苄西林而使肌无力症状加重。

4. 其他　克林霉素、林可霉素、多黏菌素、碳青霉烯-西司他丁合剂、奎宁及四环素类均有导致 MG 加重的报道，具体机制不明。不能排除其具有神经-肌肉阻滞作用。也有研究认为 MG 症状的加重可能与呼吸道感染本身有关。

综上，对 MG 患者，氨基糖苷类、氟喹诺酮类及大环内酯类都应谨慎使用。

四、随访与结果

综合评估后，给予患者头孢曲松（2 g，qd，ivgtt）3 d，咳嗽、咳痰症状好转，出院继续序贯口服头孢呋辛片。

五、总结与体会

本例患者为一名有特殊合并症的患者。临床药师作为临床治疗团队中的一员，发挥了药学知识的优势，在制订治疗方案时协助医师选用了既对症、又能避免加重合并症的药物，并得到了医师和患者的认可。临床药师及早介入治疗方案的制订不仅可以减少用药风险，使患者受益，更能减轻医师负担。

（南　李）

参考文献

[1] 国家食品药品监督管理总局.药物警戒快讯 2012 年第 3 期 [EB/OL].(2011 - 04 - 19) [2016 - 10 - 11].http://www. sda. gov. cn/WS01/CL0389/72166. html.

[2] US Food and Drug Administration. FDA Safety Information：Risk of fluoroquinolone-associated Myasthenia Gravis Exacerbation February 2011 Label Changes for Fluoroquinolones [EB/OL].(2011 - 03 - 15) [2016 - 10 - 11].http://www. fda. gov/safety/medwatch/safetyinformation/ucm247115. htm.

[3] 陈顿,彭丹涛,钱璐璐,等.药物对重症肌无力的影响 [J].国神经免疫学和神经病学杂志, 2015, 22(1):71 - 75.

[4] 邓敏,胡芳,王云甫,等.氨基糖苷类抗菌药物致重症肌无力加重反应机制的实验研究 [J].中华医院感染学杂志, 2004, 14(12):3.

[5] Van Berkel M A, Twilla J D, England B S. Emergency department of a Myasthenia Gravis patient with community-acquired pneumonia：does initial antibiotic choice lead to cure or crisis [J]. J Emerg Med, 2016, 50(2):281 - 285.

[6] Cadisch R, Streit E, Hartmann K. Exacerbation of pseudoparalytic myasthenia gravis following azithromycin(Zithromax) [J]. Schweiz Med wochenschr, 1996, 126(8):308 - 310.

[7] Pradhan S, Pardasani V, Ramteke K. Azithromycin-induced myasthenic crisis：reversibility with calcium gluconate [J]. Neurol India, 2009, 57(3):352 - 353.

[8] Argov Z, Brenner T, Abramsky O. Ampicillin may aggravate clinical and experimental myasthenia gravis [J]. Arch Neurol, 1986, 43(3):255 - 256.

[9] Sonawalla A B, Lance J W. Relapse of myasthenia gravis after amoxicillin therapy [J]. J Pak Med Assoc, 1989, 39(1):18 - 19.

点评一　临床药师

这是一个患者有特殊合并症,故用药存在矛盾。对于社区获得性感染(CAP),需要考虑非典型病原体,氟喹诺酮类是 CAP 的常用药物。但该患者同时合并有 MG,喹诺酮类药物使用有禁忌。临床治疗中经常会碰到药物治疗矛盾,这是临床药师工作的一个难点,也是一个介入点。本病例感染并不明确或者感染不重,治疗方案相对比较容易确定。但是如果该患者是明确且较重的CAP,同时合并MG,鉴于大环内酯类对肺炎支原体高耐药性的现状,选择方案时可能不得不选择氟喹诺酮类药物。遇到药物治疗矛盾时,要看主要矛盾是什么,本病例主要矛盾是MG,故不得使用禁忌药物。若主要矛盾是感染,那可能会不得已而为之,需要在密切监测下谨慎使用氟喹诺酮类。

（高宁舟）

点评二　临床医师

临床上,经常遇到合并各种疾病的患者,除了考虑多种药物之间的相互作用,还需要考虑药物对其他合并症的影响,选择药物的时候需要权衡利弊,既要达到治疗效果,又要避免加重治疗药物诱发的合并症。这些对药学知识有很高的要求,这恰恰是临床药师的强项,其在细微之处发现问题。对于特殊疾病的病例,在制订治疗方案的时候,邀请临床药师尽早介入,如此可以在进行治疗的同时,尽量减少用药风险,使患者获益最多。

（胡莉娟）

病例38　隐球菌肺炎治疗后乳胶凝集试验滴度不降,方案如何抉择

关键词　肺部隐球菌、氟康唑、病原体乳胶凝集试验滴度

一、病史摘要

患者,女,25岁,身高170cm,体重60kg。

患者半个月前因"确诊库欣综合征,左肾上腺腺瘤"入住当地医院。住院期间行胸部CT检查提示右肺下叶感染性病变。患者无发热,无明显咳嗽咳痰气喘等呼吸道症状。查血常规、CRP、PCT无明显异常,痰细菌/结核培养

（－），痰结核分枝杆菌 DNA（－），T－SOPT（－），隐球菌荚膜抗原（＋），GM 试验（－）。行纤维支气管镜检查肺泡灌洗液查隐球菌抗原（＋），灌洗液找真菌孢子（＋），灌洗液培养隐球菌（＋）、细菌/结核（－）。给予氟康唑 0.4 g，qd，po，抗真菌治疗。治疗半个月左右，为进一步治疗入住我院。患者无其他基础疾病，无食物药物过敏史。半年内患者体重增加 15 kg。

体格检查：T 36.1℃，P 88 次/分，R 18 次/分，BP 113/77 mmHg。神志清晰，精神可。满月脸、水牛背、双下肢及腰部可见皮肤紫纹。无其他明显阳性体征。

实验室检查：

血常规、肝肾功能、血电解质：无明显异常；

血沉、CRP：正常；

血清隐球菌荚膜抗原（＋），病原体乳胶凝集试验 1∶40，G 试验 15.7 pg/mL。

入院后予氟康唑 0.4 g，qd，ivgtt，抗隐球菌治疗。氟康唑治疗 2 周，查隐球菌荚膜抗原定性检测（＋），病原体乳胶凝集滴度 1∶40。胸部 CT 提示病灶较前相仿。治疗 3 周，评估病情较稳定，考虑左肾上腺腺瘤手术的紧迫性，遂行腹腔镜左侧肾上腺全切除术，术后给予氢化可的松替代治疗，手术期间自行暂停氟康唑治疗 5 d。

术后 3 d，患者出现发热，体温最高 38.3℃，无明显其他呼吸道症状，给予氟康唑 0.4 qd，po，继续治疗，体温恢复正常。治疗 4 d，血常规检查示 WBC、N 正常，L 偏低（0.8×10^9/L）；CRP 为 61 mg/L；PCT 为 0.07 μg/mL；隐球菌荚膜抗原（＋）；病原体乳胶凝集滴度 1∶640；胸部 CT 示右肺下叶感染性病变较前片进展，左侧胸腔少量积液并左下肺少许不张。讨论时，药师建议更改治疗方案为：氟康唑 0.6 g，ivgtt，qd＋氟胞嘧啶片 1.5 g，qid 抗隐球菌治疗。治疗 10 d后，病原体乳胶凝集滴度降至 1∶10。氟康唑减量至 0.4 g ivgtt qd＋氟胞嘧啶 1.5 g，po，qid。氟康唑减量治疗 7 d 后，病原体乳胶凝集滴度升高至 1∶320，胸部 CT 片与前相比无明显差异。药师建议更改回原方案：氟康唑 0.6 g，ivgtt，qd＋氟胞嘧啶片 1.5 g，qid。并监测氟康唑血药浓度，用药 3 d 后测浓度为 15.7 mg/L。更改方案后治疗 10、14 及 21 d，测病原体乳胶凝集滴度均为 1∶1280。通过腰椎穿刺脑脊液检查，排除隐球菌脑膜炎。其间查血常规等感染指标均正常，胸部 CT 示部分病灶较前有所缩小。考虑患者病灶慢慢吸收，且病情稳定,不更改治疗方案。继续用药 1 周,复查病原体乳胶凝集滴度降至 1：640。评估患者病情有所好转,给予出院。

二、主要问题

(1) 乳胶凝集试验滴度在隐球菌感染诊治中的作用。

(2) 当氟康唑治疗后,乳胶凝集试验滴度不降,治疗方案如何抉择？

三、分析与建议

(一) 乳胶凝集试验滴度变化在隐球菌感染治疗疗效判断中的作用

我院使用的隐球菌乳胶凝集试验方法为侧流免疫层析法（lateral flow immunoassay，LFA）。LFA 用于定性、半定量检测血清、脑脊液、中段尿中隐球菌荚膜多糖抗原（cryptococcal capsular polysaccharide antigen，CrAg），操作简单、报告快速,其敏感度为 99.5%,特异度为 98%,可用于隐球菌感染的初筛和早期诊断。有研究发现血清 CrAg 滴度的变化能比较可靠地反映非人类免疫缺陷病毒（HIV）感染者肺部隐球菌病的疾病进展和治疗反应。因此,通过血清隐球菌乳胶凝集滴度变化可初步判断治疗效果。临床上,在隐球菌感染的诊断和治疗效果判断中应用比较广泛。但值得注意的是,由于死亡的隐球菌菌体仍持续释放荚膜多糖抗原,而机体清除此类抗原相对较慢,即使在有效治疗数月后,患者体液多次真菌涂片及培养转阴后,体液的抗原检测仍可阳性,可见抗原检测是否转阴可能不能作为隐球菌病是否治愈的唯一标准。转而推测,乳胶凝集试验滴度下降可以作为疗效评估的参考指标,还需根据患者感染病灶及其临床症状体征变化综合判断。

库欣综合征患者,免疫功能受到抑制,容易合并感染。该患者合并肺隐球菌感染,隐球菌治疗期间测乳胶凝集试验滴度有波动,特别是左肾上腺切除术后,出现滴度值升高至 1：640,胸部 CT 评估感染病灶进展。加大抗隐球菌治疗力度（氟康唑 0.6 g, qd＋氟胞嘧啶 1.5 g, qid）后,滴度快速下降至 1：10,中间由于减少了氟康唑的剂量,滴度值复又回升,随即恢复氟康唑 0.6 g, qd,但滴度值持续升高,多次结果为 1：1280。评估该患者基础免疫功能受限,由于病情所需,在隐球菌感染未治愈情况下行手术治疗,感染较难控制,根据《隐球菌病处理临床实践指南：2010 年美国感染病学会更新》推荐需要做腰椎穿刺以排除脑膜炎。患者行脑脊液检查排除了隐球菌脑炎。尽管多次随访乳胶凝集试验滴度为 1∶1280,提示治疗效果可能不佳,但患者无明显咳嗽等呼吸道症状,血常规等感染指标均正常,胸部 CT 片示部分病灶较前有所缩小,综合评估提示病情仍有所好转。

综上,乳胶凝集试验滴度较高需要行脑脊液检查以排除隐球菌脑膜炎,特别是对于免疫功能受限患者。同时,在判断疗效上,滴度值是否下降可以初步判断是否有效,但不是唯一指标,还需要依据其他检查指标及患者临床表现综合评估。

(二)当氟康唑治疗后,乳胶凝集试验滴度不降,治疗方案如何抉择

氟康唑是隐球菌感染首选治疗药物,单药治疗脑膜炎和非脑膜炎的有效率为 90%,常规剂量为 400 mg/d。依据中国侵袭性真菌耐药监测网(CHIF-NET)报告,2010—2014 年 645 株新生隐球菌氟康唑敏感率 74%,耐药率 9.8%。当氟康唑标准剂量治疗效果不佳可考虑:①增加氟康唑给药剂量(400～800 mg/d);②氟康唑联合氟胞嘧啶(25 mg/kg, po, qid);③若增加氟康唑剂量或联合用药效果扔不佳的时候,可考虑更换治疗药物,如换用伊曲康唑口服溶液 200～400 mg, qd 或两性霉素 B 0.3 mg/(kg·d)iv + 氟胞嘧啶 25 mg/kg, po, qid,或伏立康唑(200 mg bid po)或泊沙康唑口服液。当然,监测氟康唑血药浓度是评估氟康唑剂量是否合适的一个较好的参考,一般在 6～20 mg/L,若血药浓度未达目标浓度范围,则增加氟康唑剂量,若浓度过高,则需要警惕药物不良反应。

治疗方案的抉择需要先进行综合评估:①病情评估:本例患者存在氟康唑治疗后乳胶凝集试验滴度较高、持续不降的情况,但总体病情较稳定,无发热、咳嗽、咳痰等呼吸道症状,也无脑膜刺激相关症状,脑脊液检查排除隐球菌脑膜炎,其他实验室检查提示感染相关炎症指标无明显异常。且胸部 CT 提示部分病灶较前有所缩小。初步认为虽然乳胶凝集试验滴度较高,但隐球菌感染的病情有所控制。②患者评估:患者年轻女性,库欣综合征,考虑免疫功能受限,隐球菌感染期间行左肾上腺切除术,进一步增加了感染加重或治疗不佳的可能性。③药物评估:患者增加氟康唑剂量至 600 mg/d,同时联合使用氟胞嘧啶 1.5 g, qid,治疗有效,乳胶凝集试验滴度降至 1∶10。减少氟康唑剂量为 400 mg/d 后,滴度值快速升高,虽然胸部 CT 无明显变化,但也反映了治疗效果可能有所下降。氟康唑剂量复又增加至 600 mg/d, 3 d 后测血药浓度为 15.7 mg/L,在目标浓度范围,继续用药至 3 周,胸部 CT 提示病灶有所吸收,考虑治疗有效。有文献报道,氟康唑耐药常与其血液浓度不足相关。提示,对于血药浓度足够的患者,随着给药时间的延长,疗效逐渐体现。提示对于氟康唑治疗短期效果不佳的患者,通过监测其血药浓度,可为是否换药或增加给药剂量等提供参考。

四、随访和结果

患者治疗有效,病情稳定出院,出院后继续氟康唑 0.6 g,qd,po + 氟胞嘧啶 1.5 g,qid,po。服药过程中未出现明显不良反应。出院 1 个月后门诊随访,无明显呼吸道症状。血常规、肝肾功能、血电解质基本正常;隐球菌荚膜抗原(＋);病原体乳胶凝集滴度 1∶640;胸部 CT 提示病灶进一步吸收。遂继续原方案治疗并门诊随访。

五、总结和体会

该患者比较复杂和特殊,因为库欣综合征可能存在免疫功能受限,合并肺隐球菌感染。而隐球菌感染并未治愈的情况下,又由于病情因素需行肾上腺手术,增加了感染控制的难度。乳胶凝集试验滴度在隐球菌感染的诊断和治疗中有非常重要的参考价值。该患者在治疗过程中出现滴度值的波动及后期滴度值长时间较高,一般情况下我们会考虑治疗效果不佳,给予更换治疗方案。但是更换为其他治疗方案如伏立康唑、两性霉素等药物,患者不仅经济负担更重,同时不良反应也相对较多。所以,在评估疗效时不能只看滴度值,而需要综合评估,包括患者临床表现、其他实验室检查指标、胸部影像学等。

（卓　嘎、叶晓芬）

参考文献

[1] 中国医药教育协会感染疾病专业委员会.感染相关生物标志物临床意义解读专家共识 [J].中华结核和呼吸杂志, 2017, 4(40):243‐257.

[2] Gassiep I, Aye C, Armstrong M, et al. Correlation between serum cryptococcal antigen titre and meningitis in immunocompetent patients [J]. J Med Microbiol, 2018, 67(10):1515‐1518.

[3] 中华医学会感染病学分会.隐球菌性脑膜炎诊治专家共识 [J].中华内科杂志, 2018, 5(57):317‐323.

［4］ 曾正培.库欣综合征［J］.国外医学内分泌分册,2005,25(5):358－360.

［5］ 周颖杰,李光辉,译.隐球菌病处理临床实践指南:2010 年美国感染病学会更新［J］.中国感染与化疗杂志,2010,10(3):161－166.

［6］ Perfect J R, Dismukes W E, Dromer F, et al. Clinical practice guidelines for the management of cryptococcal disease:2010 update by the infectious diseases society of America ［J］. Clin Infect Dis, 2010, 50(3):291－322.

［7］ Fan X, Xiao M, Chen S, et al. Predominance of Cryptococcus neoformans var. grubii multilocus sequence type 5 and emergence of isolates with non-wild-type minimum inhibitory concentrations to fluconazole:a multi-centre study in China ［J］. Clin Microbiol Infect, 2016, 22(10):887.

［8］ Limper A H, Knox K S, Sarosi G A, et al. An official American Thoracic Society statement:Treatment of fungal infections in adult pulmonary and critical care patients ［J］. Am J Respir Crit Care Med, 2011, 183(1):96－128.

［9］ Henao-Martinez A F, Chastain D B, Franco-Paredes C. Treatment of cryptococcosis in non-HIV immunocompromised patients ［J］. Curr Opin Infect Dis, 2018, 31(4):278－285.

［10］ Vena A, Munoz P, Guinea J, et al. Fluconazole resistance is not a predictor of poor outcome in patients with cryptococcosis ［J］. Mycoses, 2019, 62(5):441－449.

点评一　临床药师

　　本病例讲述了抗隐球菌治疗时评估疗效要综合评估症状、体征、影像学变化和实验室检查指标等,不能仅仅看乳胶凝集试验滴度值的变化。第一次手术后滴度值升高且 CT 提示病灶进展,考虑手术影响及期间停用氟康唑等导致隐球菌病情进展,在治疗强度并不大(氟康唑 0.4g/d)的情况下,增加治疗强度(氟康唑 0.6g/d 联合氟胞嘧啶)是需要的。第二次在联合用药的情况下多次测滴度值较高,且氟康唑浓度在目标浓度范围,是否换药? 首先,脑脊液检查排除隐球菌脑膜炎,且综合评估后判断隐球菌感染的病情是有所好转的;其次,若更换药物(如伏立康唑、两性霉素 B 等),其相对价格较高、耐受性较差。最后决策维持原方案,观察治疗反应,滴度值有所下降,病灶进一步吸收。

（李　琴）

点评二　临床医师

隐球菌乳胶凝集试验是一项常被用于评估治疗隐球菌感染疗效的重要指标。一般治疗有效患者的乳胶凝集试验滴度会下降。但本患者乳胶凝集试验的滴度波动非常大。这就需要临床医师具体分析原因,而不是简单地将其归咎于治疗无效。起初滴度升高的原因是患者进行了手术,在围手术期还停用了抗真菌治疗。但在临床药师指导下调整用药后滴度曾一度高至 1∶1 280。面对这种情况,临床上往往会考虑耐药,从而改用其他类型抗真菌药物。但患者体温平,血常规、CRP 等感染指标恢复正常,随访 CT 显示肺内病灶较前吸收。监测氟康唑血药浓度在治疗窗内。此外,行腰穿排除隐球菌脑膜炎。有鉴于此,综合判断治疗方案是有效的。此后的随访也证实了这点。通过本案例说明在评估疗效时需要综合评估。

（叶　伶）

第四章

药物治疗方案执行及其监护

概　　述

　　药物治疗是否合理,不仅仅要看治疗方案制订是否合理,还需要看执行方案是否合理、患者依从性是否良好以及药学监护措施是否完整等。我们往往更关注药物治疗方案本身,而执行情况和依从性问题则容易被忽略,而这也会直接影响药物疗效或增加药物不良反应。另外,药学监护过度或不足的情况也常常发生,造成医疗资源浪费或药物不良反应等不能及时被发现。临床治疗中,一般医师制订了药物治疗方案后,就由护士执行或患者自行用药,而目前大部分医院还不能做到医嘱系统中标注明确用药的注意事项。因此,执行方案往往取决于护士的经验,出现药物执行方案不恰当的并不少见,如应遮光滴注药物未严格遮光,应慢滴药物给予快速滴注,应现配现用的药物稀释后放置时间过长等。而患者回家自行用药则更容易发生用药错误,如慢性病治疗未按医嘱长期规律用药,一日一次给药误用为一日多次给药,把不应掰开的控缓释制剂掰开或嚼碎服用,将外用制剂口服使用,等等。另外,患者在住院期间一般都能得到恰当的药学监护,但是离开医院继续治疗时,就容易出现监护不到位的情况,如应随访肝肾功能者未及时监测,特殊药物使用方法错误未及时被医师或药师发现等。

　　可见,临床药学工作需要深入临床,这个深入不仅仅是指跟医师一起讨论和制订治疗方案,发现及处理临床药物治疗问题,协助解决治疗困难,还需要切切实实地走到床旁、走近护士和患者,关注药物治疗执行情况及患者用药依从性,实施适当的药学监护措施。

病例 39 关于伏立康唑给药间隔和给药剂量引发的思考

关键词 肥胖,伏立康唑,用法用量

一、病史摘要

患者,男性,61 岁,身高 170 cm,体重 75 kg。

因"反复憋喘 50 年,加重伴发热、咳嗽 4 个月"于 2017 年 12 月初入院。患者 50 余年来反复出现发作性憋喘,好发于受凉后以及季节交替时,能自行缓解或用药后缓解。2015 年于我院住院治疗。诊断为"支气管哮喘、侵袭性肺曲霉病",经抗炎平喘抗真菌等治疗后好转出院。4 个月前患者憋喘症状加重,有发热,最高 38 ℃,无寒战,伴咳嗽、咳黄脓痰。至当地医院就诊,给予抗炎平喘及抗感染(药物不详)治疗后症状有所缓解。此后患者上述症状多次反复发作,经治疗后可缓解。10 d 前患者再次因发热(最高 38 ℃)、憋喘在当地医院住院。经抗炎平喘抗感染等治疗后症状无缓解,体温不退,且咳嗽、咳痰症状加重,多为黄痰、量较多,20~30 次/d,不易咳出。为进一步诊治被收治入我院。自起病以来,患者神清,精神尚可,食纳、睡眠差,二便如常,体重无明显改变。

患者有高血压史 10 余年,最高 190/100 mmHg,不规则服药控制尚可。有左氧氟沙星过敏史。

体格检查:T 38 ℃,P 100 次/分,R 20 次/分,BP 135/80 mmHg。神清,精神尚可,呼吸稍促。口唇无发绀,球结膜无充血水肿。听诊右肺呼吸音低,左肺呼吸音清,两肺可闻及干湿啰音。心律齐。腹部平软,肠鸣音 4 次/分。双下肢无水肿。

辅助检查:

血常规:WBC 19.01×10^9/L, N 94.5%,其余基本正常;

尿常规、粪常规正常;

肝功能:ALT 66 U/L, AST 46 U/L, γ-GT 113 U/L;

肾功能、血电解质基本正常;

CRP:>90 mg/L;

PCT:1.06 ng/mL;

动脉血气分析（吸氧，4 L/min）：pH 7.46，$PaCO_2$ 19.2 mmHg，PaO_2 145 mmHg；

胸部 CT：两肺支气管扩张伴多发斑片影。

入院诊断：①肺部感染；②支气管哮喘急性发作期。

诊治过程：入院后完善痰培养等相关检查。给予美罗培南 1 g，ivgtt，q8 h，经验性抗感染治疗，并予以吸氧及抗炎平喘等对症支持治疗。用药 3d 后，体温降至正常，胸闷、憋喘症状稍有缓解。痰涂片：曲霉菌属 1＋；痰培养：烟曲霉 1＋。结合胸部 CT 影像学，临床考虑为肺曲霉感染。停用美罗培南，予伏立康唑（负荷剂量：400 mg，ivgtt，q12 h；维持剂量：300 mg，ivgtt，q12 h）抗曲霉治疗。

入院第 7 日（伏立康唑治疗第 4 日），患者未再发热，咳嗽、憋喘明显好转，但主诉夜间精神兴奋难以入眠。医师考虑伏立康唑 q12 h 给药，第 2 次给药结束时间约为 23：00，影响患者夜间休息，遂将伏立康唑给药间隔由 q12 h 调整为 bid，分别于 9：00 及 15：00 给药，患者失眠症状有所好转。入院第 9 日（伏立康唑治疗第 6 日），患者白天出现腹胀不适，饮食欠佳。医师和药师讨论后，考虑可能是伏立康唑 bid 用药，2 剂药物间隔时间较短，给药较集中，导致胃肠道不良反应增加。权衡后，将伏立康唑给药间隔恢复为 q12 h。入院第 10 日（伏立康唑治疗第 7 日），给药间隔恢复 q12 h 后，患者腹胀不适症状非但未见好转，反而有所加重，且出现恶心、纳差症状。血常规：WBC 17.85×10^9/L，N 90.3%；CRP：5.8 mg/L；肝功能：ALT 34 U/L，AST 12 U/L，ALP 142 U/L，γ-GT 113 U/L。讨论时，医师考虑白细胞升高是目前使用糖皮质激素所致。药师提出该患者比较胖，属于超重人群，目前按照实际体重计算给药剂量为 300 mg，q12 h，可能导致伏立康唑血药浓度过高，胃肠道不良反应增加。临床药师查阅伏立康唑的肥胖人群药代动力学资料后，建议医师将伏立康唑静脉给药剂量 300 mg 改为 200 mg。临床医师综合评估患者临床症状、炎症指标后，接受药师建议，并采取对症治疗，患者恶心等胃肠道症状明显改善。

二、主要问题

（1）伏立康唑静脉给药维持剂量的给药间隔究竟应当 q12 h 还是 bid？

（2）患者胃肠道不良反应加重是否与伏立康唑按照实际体重计算给药剂量过高有关？

三、分析与建议

（一）伏立康唑静脉给药维持剂量的给药间隔究竟应当 q12h 还是 bid

本例患者使用伏立康唑 3d 后，病情有所缓解，但诉夜间失眠。医师按国内说明书用法将伏立康唑用药间隔由 q12h 改为 bid。但药师对伏立康唑 bid 给药间隔 6h 未持肯定意见，因国外伏立康唑使用建议多间隔 12h，便查阅说明书并汇总于表 39-1。

表 39-1　国内外伏立康唑说明书关于静脉滴注给药间隔的比较

国家或地区	商品名	厂家	静脉滴注负荷剂量给药频率	静脉滴注维持剂量给药频率
中国	威凡	辉瑞	每 12h 给药 1 次	每日给药 2 次
美国	VFEND	辉瑞	每 12h 给药 1 次	每 12h 1 次
英国	VFEND	辉瑞	每 12h 给药 1 次	bid
日本	VFEND	辉瑞	1 日 2 次[#]	1 日 2 次[#]
中国台湾	VFEND	辉瑞	每 12h 1 次	每 12h 给药 1 次
加拿大	VFEND	辉瑞	bid[*]	bid[*]

[#] 在说明书参考文献注释中：1 日 2 次 = q12h（每 12h）。

[*] bid = 每日 2 次（间隔 12h）。

首先，q12h 和 bid 的给药间隔是不一样的。q12h 是严格要求给药间隔为 12h，而 bid 则为一日 2 次给药，一般以间隔 6h 为多。从表 39-1 可见，不同国家或地区说明书中关于伏立康唑负荷剂量的给药间隔都为 q12h，而其维持剂量的给药间隔则有不同（中国和英国并未强调 q12h）。再查阅《马丁代尔药物大典》（第 37 版），伏立康唑静脉给药维持剂量给药频率为每日 2 次。而大量临床研究给药方案中，静脉滴注维持剂量给药间隔均为 q12h。鉴于该药是美国原研，其说明书与参考文献中临床研究给药方案给药间隔均为 q12h，药师认为伏立康唑维持治疗时，q12h 给药间隔可能更为合适。

其次，伏立康唑给药间隔与临床疗效的关系。伏立康唑主要药物代谢动力学（pharmacokinetics，PK）/药物效应动力学（pharmacodynamics，PD）参数为

AUC/MIC。一项伏立康唑治疗念珠菌感染Ⅲ期临床试验证实，当 $AUC_{0\sim24h}/MIC>25$ 时，临床有效治愈率约 80%；而当 $AUC_{0\sim24h}/MIC<25$ 时，临床治疗失败率高达约 45%。针对曲霉感染，也可用 AUC/MIC 可预计临床治疗效果。ANDES 等对念珠菌感染小鼠体内 PK/PD 研究显示，伏立康唑在体内杀菌效果不受给药次数和给药间隔影响，而与给药总剂量密切相关。因此，药师认为伏立康唑临床疗效与给药间隔的关系可能不大，而与给药总量密切相关。同时也解释了为什么国内外伏立康唑说明书关于静脉用药维持剂量给药间隔的要求并不一致。

第三，伏立康唑给药间隔与不良反应的关系。临床上，常监测伏立康唑的谷浓度来预测疗效及安全性。谷浓度 $=1\,\mu g/mL$ 可作为预测疗效的临界点，而谷浓度 $\geqslant4\,\mu g/mL$ 时肝毒性、神经毒性等不良反应风险便增加，故推荐谷浓度范围 $1\sim4\,\mu g/mL$。对曲霉感染伏立康唑治疗窗较窄，谷浓度范围在 $1\sim2\,\mu g/mL$ 时，临床治疗效果最佳。临床药师深入病房发现本例患者伏立康唑实际给药间隔仅有 $3\,h$。从理论上来说，该患者的给药间隔较短会引起血药浓度波动较大，可导致不良反应发生率的增加。患者在每日 2 次给药的第 2 日，出现腹胀不适症状，考虑可能是伏立康唑引起的胃肠道不良反应，为防止不良反应的进一步加重将给药频率由 bid 调整回至 q12h。

伏立康唑给药方案调整至 q12h 后，胃肠道不良反应理应会减轻，但是用药 $1\,d$，患者胃肠道反应反而加重。复查肝功能 ALT、AST 已恢复正常，甲泼尼龙继续减量为 $10\,mg$，ivgtt，qd。

（二）患者胃肠道不良反应加重是否与伏立康唑按照实际体重计算给药剂量过高有关

本例患者身高为 $170\,cm$，体重 $75\,kg$，体态偏胖，计算 BMI 为 $25.95\,kg/m^2$，属于超重。说明书中对于超重及肥胖患者是否需要调整剂量并没有特别说明。PAI 等研究证实，虽然伏立康唑相对亲脂性，但并不会广泛分布于脂肪组织，肥胖患者口服伏立康唑不需要根据体重调节给药剂量。DAVIES-VORBRODT 等回顾性地评价了肥胖、超重患者按照实际体重静脉给予伏立康唑的血药浓度变化情况，结果显示肥胖或超重患者根据实际体重给伏立康唑剂量偏高，可导致血药浓度过高，不良反应增加。KOSELKE 等对肥胖患者使用伏立康唑按照实际体质量、理想体质量、校正体质量给药，结果提示肥胖患者建议用校正体质量换算伏立康唑给药剂量。

本例患者按照校正体重计算伏立康唑给药剂量为每次 272 mg，考虑到伏立康唑代谢具有饱和性，多次给药后体内消除速率随给药剂量增加而降低，半衰期延长，产生药物蓄积。该患者伏立康唑剂量 300 mg/次已应用 5 d，应监测伏立康唑谷浓度来预测临床疗效及不良反应的发生风险。但本医疗机构尚未开展此项血药浓度监测，而按照理论推算 272 mg/次治疗可能会导致伏立康唑血药浓度过高，从而使不良反应并不减轻。王陶陶等的一项对侵袭性真菌感染患者群体药动学研究结果表明，伏立康唑 200 mg，ivgtt，q12 h 是经验性治疗曲霉感染最为合理的给药方案。故临床药师建议伏立康唑给药剂量调整为每次 200 mg。医师考虑到患者咳嗽咳痰、憋喘等症状好转，炎症指标已接近正常，也认为本次胃肠道不良反应与给药剂量可能相关。遂调整伏立康唑给药方案：维持剂量由 300 mg/次调整为 200 mg/次。并予对症治疗，胃肠道反应明显好转。

四、随访与结果

伏立康唑 200 mg，ivgtt，q12 h 继续治疗 13 d，患者无明显咳嗽、憋喘，无发热，未再出现恶心及其他消化道不良反应症状。复查血常规：WBC 7.67×10⁹/L，N% 82.5%。CRP：25.4 mg/L。胸部 CT：两肺支扩伴感染，右肺下叶病灶较前片略吸收好转。予出院，继续口服伏立康唑片 200 mg，q12 h，序贯治疗。

五、总结与体会

在本例患者药物治疗过程中，临床药师密切观察患者的病情，及时发现患者胃肠道反应与伏立康唑给药间隔和给药剂量之间的关系，并通过查阅文献充分分析后向临床医师提供调整伏立康唑给药间隔及减少给药剂量的建议，最后取得了满意的治疗效果。通过本例可见，对于给药间隔 bid 还是 q12 h，不仅需要根据药物使用的规范来给药，还应根据临床实际及时调整。同时，对于肥胖、超重等因素可能影响某些药物的药动学特征，若按实际体质量给药可能出现药物剂量过大。临床药师结合患者特殊生理病理特征及药物特点制订个体化给药方案，是参与临床团队的一项重要工作。

（史文秀）

参考文献

[1] 李大魁，金有豫，汤光，等译.马丁代尔药物大典：原著第 37 版［M］.2 版.北京：化学工业出版社，2013，9：523 - 524.

[2] Troke P F, Hockey H P, Hope W W, et al. Observational study of the clinical efficacy of voriconazole and its relationship to plasma concentrations in patients ［J］. Antimicrob Agents Chemother, 2011, 55：4782 - 4788.

[3] Walsh T J, Driscoll T, Milligan P A, et al. Pharmacokinetics, safety, and tolerability of voriconazole in immunocompromised children ［J］. Antimicrob Agents Chemother, 2010, 9：4116 - 4123.

[4] Pfaller M A, Diekema D J, Rex J H, et al. Correlation of MIC with outcome for Candida species tested against voriconazole：analysis and proposal for interpretive breakpoints ［J］. J Clin Microbiol, 2006, 44(3)：819 - 826.

[5] Lepak A J, Andes D, et al. Antifungal Pharmacokinetics and Pharmacodynamics ［J］. Cold Spring Harb Perspect Med, 2014, 11：1 - 23.

[6] Andes D, Marchillo K, Stamstad T, et al. In vivo pharmacokinetics and pharmacodynamics of a new triazole, voriconazole, in a murine candidiasis model ［J］. Antimicrob Agents Chemother, 2003, 47：3165 - 3169.

[7] Luong M L, Al-Dabbagh M, Groll A H, et al. Utility of voriconazole therapeutic drug montoring：a meta-analysis ［J］. J Antimicrob Chemother, 2016, 71(7)：1786 - 1799.

[8] 中国超重/肥胖医学营养治疗专家共识编写委员会.中国超重/肥胖医学营养治疗专家共识［J］.糖尿病天地临床，2016，10(9)：395 - 398.

[9] Pai M P, Lodise T P. Steady-state plasma pharmacokinetics of oral voriconazole in obese adults ［J］. Antimicrob Agents Chemother, 2011, 55(6)：2601 - 2605.

[10] 王陶陶，孙金钥，陈思颖，等.侵袭性真菌感染患者伏立康唑群体药动学研究及给药方案优化［J］.中国药学杂志，2014，49(3)：227 - 233.

点评一　临床药师

　　本病例用伏立康唑治疗肺曲霉感染中出现了两个药学问题。第一，给药间隔对疗效和不良反应的影响。q12 h 给药时晚上用药结束时间较晚，加上可能药物不良反应引起兴奋，影响患者睡眠。于是给予 bid 给药，将晚上用药提前到下午，结果用药对于睡眠的影响消除了，但是患者出现了胃肠道不良反应。临床药师从这一问题出发,提出 q12h 使用的药,改成 bid 到底好不好? 通过查阅文献,运用药代动力学及药效学知识解释了给药间隔时间与临床疗效、不良反应之间的关系,结果发现伏立康唑 q12h 与 bid 给药对临床疗效影响较小,但给药间隔短可引起血药浓度波动大,导致不良反应发生的风险增加。同时,药师关注并了解了临床实际用药时间,发现 bid 给药间隔实际上只有 3h。于是医师将给药间隔恢复到 q12h。但患者的消化道症状没有缓解反而加重。第二,超重与药物剂量的关系。理论上,伏立康唑亲脂性高,分布容积大(4.6L/kg),提示在组织中可广泛分布,也容易分布至脂肪组织。可能由于这个原因,说明书并没有特别提示对于肥胖患者需要校正体重计算剂量。本例患者的体态偏胖,计算 BMI,属于超重。按照实际体重计算该患者剂量为 300mg,q12h,临床药师考虑患者不良反应是否跟 300mg,q12h 的较大剂量使用相关? 当然还可能存在基因多态性的问题。由于本院没有伏立康唑血药浓度监测和基因多态性测定的条件,于是药师通过文献检索探索超重或肥胖者伏立康唑药动学的问题。发现肥胖或超重患者根据实际体重计算伏立康唑剂量时,剂量偏高,可能导致血药浓度过高,不良反应增加。最好按照校正体重计算给药剂量,并向临床医师提供给药剂量调整的建议,取得了满意的治疗效果并避免了不良反应的发生。

（陈泳伍）

点评二　临床医师

这是一个非常有教学意义的案例,通过该案例可以看出临床药师决不能看看医嘱、打打电脑键盘就可以发号施令,必须深入病房,参加临床团队,密切观察患者的病情,加强与医师、护士和患者及其家属的交流沟通,才能提出恰当的建议,提高合理用药的水平。该病例 q12h 用药时晚上用药影响患者睡眠,改为 bid 用药尽管睡眠改善却出现消化道不良反应,恢复到 q12h 用药后消化道症状并未减轻,便考虑与患者体型较胖造成剂量计算偏高是否有关。上述问题只有深入临床才能了解,而这些问题成为引导临床药师深入探索的线索和火花,也是临床药师显示其学科价值和学术优势的前提。我们的期望是:

"患者好像是溺水者,当医师和护士在水里忙着抢救时,临床药师不要站在岸边指手画脚,也要跳到水里去,才能提出好主意,您的话才有人要听。"伏立康唑可以按照实际体重给药,但是当遇到特殊人群的时候是否需要调整剂量?比如本病例属于超重人群。药师发挥了药学知识的强项,通过文献检索,探讨肥胖患者伏立康唑药动学的特点,提出肥胖患者如果根据实际体重计算剂量可能会造成剂量过高,增加不良反应的发生。建议医师按照校正体重计算剂量,实践显示减低剂量后消化道症状明显减轻,同时治疗效果也不错。

（胡莉娟）

病例 40　肺癌 TP 方案化疗,紫杉醇和顺铂给药顺序有讲究

关键词　紫杉醇、顺铂、滴注顺序

一、病史摘要

患者,男性,49 岁,身高 160 cm,体重 55 kg。

患者因"确诊右肺腺癌 3 个月余,拟行第 5 次化疗"于 2009 年 2 月入院。患者 3 个月余前因感冒后出现胸闷、乏力等症状,至当地医院住院治疗。胸部 CT 示:右下肺脊柱旁见团块影,恶性胸腺瘤（MT）可能,右侧胸膜增厚、粘连,右侧胸腔积液。行胸腔穿刺,胸腔积液检查示:CEA 1 000 ng/mL,脱落细胞见癌细胞。纤维支气管镜检查示:①右下肺背段管腔狭窄;②右下肺背段新生物。于右下肺背段病变组织活检,结合免疫组织化学标记结果病理诊断:肺腺癌。核素骨扫描:全身多处骨质见放射性浓聚,考虑肿瘤骨转移;颅脑及腹部 CT 未见明显转移灶;颈部 B 超检查:双侧颌下、颈血管旁及锁骨上未见明显占位。

诊断:右肺腺癌 cT4N0M1 Ⅳ 期（胸膜、骨转移）PS1 分。

予 TP 方案行 4 次化疗（紫杉醇 240 mg d1 ＋ 顺铂 60 mg d1～2,每 3 周 1 次）,曾出现 Ⅱ 度骨髓抑制。第 3 次化疗前病情评估病变稳定（SD）。近 1 周来患者自觉胸闷较前明显,无发热、咯血。现为行第 5 次化疗,入住我院。

患者否认高血压、糖尿病等慢性疾病史。否认食物药物过敏史。吸烟 20余年,平均每日 30 支,已戒 3 个月。有饮酒史,喜饮白酒,已戒。

体格检查:T 35.8℃,P 92 次/分, R 20 次/分, BP 114/72 mmHg。神清,精神可,呼吸平稳。全身浅表淋巴结无肿大。胸廓无畸形,右肺触觉语颤降低,右肺叩诊音浊,右肺呼吸音低,两肺无干湿啰音。心律齐。腹平软,肝脾未及。双下肢无水肿。

患者入院后完善相关检查,血常规检查:RBC 3.73×10^{12}/L, Hb 117 g/L, WBC 4.20×10^{9}/L, N 1.70×10^{9}/L, PLT 248×10^{9}/L。尿常规、粪常规正常。肝肾功能正常。D-二聚体:0.58 mg/L。肿瘤标志物:CEA 12.62 ng/mL。彩超检查示右侧胸腔积液。予以胸腔闭式引流以缓解患者胸闷症状。头颅 MRI检查:脑 MRI 未见转移征象;左侧上颌窦囊肿,右侧上颌窦炎症。胸部 CT 示:肺癌治疗后,右下肺脊柱旁团块影大致同前。排除禁忌后给予第 5 次 TP 方案(紫杉醇 240 mg d1 + 顺铂 60 mg d1~2,每 3 周 1 次)。化疗前予地塞米松、西咪替丁、盐酸异丙嗪预处理。

临床药师在查房的过程中,发现该患者化疗方案的滴注顺序为紫杉醇(30 mg,滴注时间 1 h)→顺铂(60 mg,滴注时间 3.2 h)→紫杉醇(210 mg,滴注时间 3.3 h)。

二、主要问题

(1) 本例 TP 化疗方案执行是否合理?

(2) 肺癌化疗方案执行方案依据哪些原则进行?

三、分析与建议

(一) 本例 TP 化疗方案执行是否合理

紫杉醇和铂类组成的化疗方案(TP 方案)目前常用于肺癌、乳腺癌及卵巢癌等实体肿瘤的治疗。有研究发现,紫杉醇联合铂类的化疗方案可以改善晚期非小细胞肺癌的生存率。它同时也是目前《CSCO 指南》推荐用于不可手术的Ⅲ期、无驱动基因的Ⅳ期原发性非小细胞肺癌治疗的一线方案。但该方案最常见的不良反应是骨髓抑制。在一项紫杉醇联合卡铂用于治疗非小细胞肺癌的Ⅱ期毒性、响应和生存分析的试验中发现,给予第 1 个周期后,有 57% 的患者发生了 3 级或 4 级粒细胞减少症,有 47% 和 33% 的患者分别发生了 3 级或 4 级血小板减少和贫血。

紫杉醇主要的不良反应包括骨髓抑制、神经毒性、心脏毒性和过敏反应。因此,为减轻紫杉醇的不良反应,在使用紫杉醇之前会进行严格的预处理,同时延长其输注时间至少 3 h。在临床的实际应用过程中,为减轻紫杉醇的不良反应(特别是过敏反应),同时避免药物的浪费,节省患者的医疗费用,护士会先静脉滴注一小部分紫杉醇(30 mg),若患者未发生过敏等不良反应,则静脉滴注剩下剂量的紫杉醇。

查阅紫杉醇的说明书,该药在体内主要通过 CYP2C8(主要代谢为 6α-羟基紫杉醇)和 CYP3A4(代谢为 3'-p-羟基紫杉醇和 6α-3'-p-羟基紫杉醇)代谢,而顺铂对 CYP 信使核糖核酸(mRNA)表达有调节作用,能够抑制 CYP450。在紫杉醇 Ⅰ 期临床试验中,联合使用紫杉醇(110~200 mg/m²)和顺铂(50 mg/m² 或 75 mg/m²),先用顺铂后用紫杉醇方法(顺铂→紫杉醇)与先用紫杉醇后用顺铂方法(紫杉醇→顺铂)相比,"顺铂→紫杉醇"的滴注顺序使紫杉醇清除率降低约 33%,其骨髓抑制不良反应更严重。

因此,为避免引起更严重的骨髓抑制,紫杉醇应在顺铂之前给予,本例的给药方式会增加不良反应。

(二)肺癌化疗方案执行依据哪些原则进行

肺癌常用的一线化疗方案大部分是以铂类为基础的联合方案,对于很多无基因突变、没有靶向治疗机会的肺癌患者,联合化疗成了他们最主要的治疗方式。在护士执行医嘱的过程中,联合化疗方案的给药顺序有时候会影响药物的疗效发挥,增加药物的不良反应。因此,在执行化疗方案时,需从药物的有效性和安全性出发,依据药物的相互作用、不良反应以及细胞的动力学等原则合理地制订化疗方案的给药顺序。

1. 相互作用原则 药物的相互作用是指两种或两种以上的药物同时应用时所发生的药效变化,可产生协同、相加、拮抗作用,主要表现在药物的疗效和不良反应方面。如本病例的 TP 方案中,由于顺铂会影响紫杉醇主要代谢酶 CYP2C8、CYP3A4,先用顺铂后用紫杉醇(顺铂→紫杉醇),紫杉醇清除率减少,可加重骨髓抑制等不良反应。相同的,DP 方案中,多西他赛主要经 CYP3A4 代谢,先用顺铂后用多西他赛(顺铂→多西他赛),也可增加多西他赛在体内的浓度,增加其骨髓抑制等不良反应。

2. 不良反应原则 在临床的用药过程中,除了要关注药物的疗效外,也要关注药物的不良反应,尤其是对于肿瘤患者,因为不良反应的严重程度往往决定化疗方案是否可以继续使用。而在有些肿瘤化疗方案中,给药顺序的不同会影响药物不良反应的严重程度。比如,伊立替康和顺铂组成的 IP 方案,伊立替康为前药,在体内必须通过羧酸酯酶转化为活性代谢产物 7 - 乙基 - 10 - 羟基喜树碱(SN - 38)来发挥抗肿瘤活性,而 SN - 38 的细胞毒性较大,为伊立替康的 100～1000 倍。一项 Ⅱ 期临床研究评估了 IP 方案两种不同给药顺序的疗效、不良反应和药代动力学,研究发现,恶心、呕吐等不良反应与 SN - 38 的 C_{max} 及 AUC 呈正相关,伊立替康→顺铂(简称 I - P)与顺铂→伊立替康(简称 P - I)相比,SN - 38 的 C_{max} 和 AUC 没有太大的差异,只有轻微升高,但是恶心、呕吐、腹泻、中性粒细胞减少的发生率却大大升高。这可能与 SN - 38 较高的血浆浓度和较低的清除率有关。因此,为减少 IP 方案不良反应的发生率,建议其滴注顺序为先给予顺铂,再给予伊立替康,即顺铂→伊立替康。

3. *细胞动力学原则* 生长较慢的实体瘤处于增殖期的细胞较少,G0 期的细胞较多,先用周期非特异性药物杀灭一部分肿瘤细胞,使其进入增殖期再用周期特异性药物。如顺铂与依托泊苷联用时,依托泊苷的作用靶点是 DNA 拓扑异构酶 Ⅱ,抑制有丝分裂,是细胞分裂停止于 S 期或 G2 期,属于细胞周期特异性药物;而顺铂为细胞周期非特异性药物。因此,当顺铂与依托泊苷联用时,应先给予顺铂,再给予依托泊苷。

四、随访与结果

该患者在行第 6 周期 TP 方案化疗时,预先给予了严格的预处理,然后先静脉滴注紫杉醇注射液,静滴时间＞3 h,后静脉滴注顺铂,用药过程中未见明显不适,也未出现明显的骨髓抑制。

五、总结与体会

在临床的用药过程中,临床医师往往仅关注药物的疗效、不良反应等,而忽略了药物的给药顺序。本案例中,紫杉醇与顺铂给药顺序的影响,是药物代谢方面相互作用的结果,紫杉醇用于顺铂之后,影响了紫杉醇在体内的清除,使其在体内的清除率下降约 33%,从而增加了药物的浓度,使其不良反应也相应地增加。因此,正确的给药顺序为紫杉醇用于顺铂之前。临床药师在参与药物治疗过程中,除了要关注药物的不良反应、相互作用外,还要关注药物的给药顺序,特别是联合用药方案。

（陈　超）

参考文献

[1] Langer C J, et al. Paclitaxel and carboplatin in combination in the treatment of advanced non-small-cell lung cancer：a phase Ⅱ toxicity, response, and survival analysis ［J］. J Clin Oncol, 1995, 13(8)：1860－1870.

[2] 中国临床肿瘤学会指南工作委员会.原发性肺癌诊疗指南［M］.北京：人民卫生出版社, 2018.

[3] FDA. TAXOL ［EB/OL］. ［2015－03－03］. https：//www. accessdata. fda. gov/drugsatfda_docs/label/2015/020262s051lbl. pdf.

[4] FDA. TAXOTERE（docetaxel）injection ［EB/OL］. ［2019－12－17］. https：//www. accessdata. fda. gov/drugsatfda _ docs/label/2019/020449s083lbl. pdf.

[5] Han J Y, Lim H S, Lee D H, et al. Randomized phase Ⅱ study of two opposite administration sequences of irinotecan and cisplatin in patients with advanced nonsmall cell lung carcinoma ［J］. Cancer, 2006, 106(4)：873.

[6] 王程程, 彭媛, 陈芙蓉等.肿瘤联合化疗与用药顺序［J］.中国药房, 2013, 24(26)：2470－2472.

点评一　临床药师

　　这是一个既有普遍性,又有特殊性的案例。其普遍性在于临床实际用药过程中存在药物相互作用的现象很普遍,特别是在药物代谢方面。本案例中,顺铂能够抑制 CYP450,而紫杉醇又是通过 CYP2C8 和 CYP3A4 代谢,若紫杉醇在顺铂之后给予,紫杉醇的代谢会受顺铂的影响,从而使紫杉醇的清除率降低,药物浓度升高,药物毒性也就相应增大。更换给药顺序,就可以在一定程度上可避免两个药物的相互作用,这也就是这个案例的特殊性。紫杉醇在顺铂之前给予,其在体内的清除受顺铂的影响减弱。除了滴注顺序,可能也与紫杉醇滴注时间长有关,药物在滴注的过程中,部分药物分布在靶组织发挥作用后,又逐渐被清除掉,只有剩下的一部分紫杉醇受顺铂的影响。

其实,对给药顺序的忽略,不仅体现在临床的实际工作中,也体现在药物的前期研究中。许多联合用药的临床试验甚至Ⅲ期试验都没有给出明确的用药顺序,对用药顺序的研究多在细胞试验和Ⅰ期临床试验中进行,但细胞试验与体内真实情况又并不尽相同,Ⅰ期试验也因入组人数较少不能得出令人信服的结论。因此,在以后的临床试验中,对于联合使用的药物,应重视给药顺序的研究。

（谢　宁）

点评二　**临床医师**

肺癌常用的一线化疗方案是以铂类为基础的双药联合方案。临床医师会依据指南并结合患者病情选择相应的治疗方案。化疗期间医师往往关注的是疗效以及药物的主要不良反应,但罕有医师会关注到两种化疗药物使用顺序的变化所导致的疗效及不良反应的差异。原因在于:①药品说明书上没有明确说明给药顺序;②指南中也未加以说明。面对药代动力学的复杂性,临床药师发挥着重要作用。特别是当给予一位患者多种药物治疗时,药物间是否有拮抗,是否会加重不良反应,用药顺序上有无讲究,这些都是应该被考虑的。因此,临床医师与临床药师间的密切合作能够为患者提供更加安全、有效的治疗。

（胡莉娟）

病例 41　**静脉注射液稀释后浑浊的原因是什么**

关键词　地西泮,助溶剂,浑浊

一、病史摘要

患者,男性,53 岁。慢性阻塞性肺疾病(COPD)急性加重入院。经治疗好转准备出院,突发意识障碍,呼之不应,双上肢强直性抽搐,双眼露白有气急。无呕吐,无两便失禁。既往有癫痫史,否认外伤及药物过敏史。

体格检查:T 36.9℃,P 110 次/分,R 28 次/分,BP 128/73 mmHg。患者神志不清,口唇无发绀,双侧对光反射迟钝,颈部略抵抗。两肺未闻及啰音。心律齐,未闻杂音。腹软,全腹压之无痛苦表情。四肢肌张力下降,四肢坠落征阳性,双侧巴氏征(−),双下肢无水肿。

急查血常规:WBC 11.4×10^9/L,N% 59%。肝肾功能正常,血清肌酸激酶、肌酸激酶-MB 同工酶、淀粉酶、CRP 均正常。测 SpO_2 92%(未吸氧)。头颅 CT 未见异常。

诊断:癫痫持续状态。

处理:给予降颅内压、保护胃黏膜、控制癫痫症状等治疗。

甘油果糖(甘油 25 g,果糖 12.5 g)250 mL,ivgtt,st;

20%甘露醇 250 mL,ivgtt,st;

奥美拉唑 40 mg,iv,st;

丙戊酸钠 400 mg + NS 40 mL 微量泵静脉输注 4 mL/h;

地西泮 60 mg + NS 40 mL 微量泵静脉输注 4 mL/h。

护士将 60 mg 共计 12 mL 地西泮注射液(天津金耀药业有限公司,批号:1712281)溶于 40 mL 生理盐水中,立即发现有乳白色浑浊沉淀形成。通知医师,并告知临床药师。护士确认整个配置过程操作规范,并重新取地西泮注射液稀释,仍然出现同样沉淀。

二、主要问题

(1)地西泮注射液稀释以后为什么会浑浊?
(2)临床上,应该如何使用地西泮注射液?

三、分析与建议

(一)地西泮注射液稀释以后为什么会浑浊

地西泮俗称安定,化学名为 1-甲基-5-苯基-7-氯-1,3-二氢-2H-1,4-苯并二氮杂䓬-2-酮。化学式为:$C_{16}H_{13}ClN_2O$,分子量为 284.74,属于长效苯二氮䓬类药物。《中国药典》对其溶解性的描述为在丙酮或三氯甲烷中易溶,在乙醇中溶解,在水中几乎不溶。地西泮注射液呈透明无色或黄绿色的澄明液体,不同厂家的辅料成分略有不同。如:天津金耀药业有限公司的辅料为丙二醇、乙醇、苯甲醇及乙酰胺;天津药业焦作有限公司的辅料为丙二醇、乙醇、苯甲醇及注射用水。注射液采用混合溶媒,丙二醇及乙醇等有机溶媒起助溶作用。当地西泮注射剂加入溶媒稀释时,原来的溶解平衡打破,助溶剂也被稀释使助溶效果降低,于是地西泮溶解度降低而析出,产生浑浊。

文献报道,有研究将地西泮注射液分别加入 0.9% 氯化钠注射液、5% 葡萄糖注射液、10% 葡萄糖注射液中,参照《注射剂手册》进行 1∶2.5～1∶50 倍稀释。结果显示地西泮注射液在 3 种溶媒稀释度低于 1∶25 时都会产生乳白色沉淀。当稀释倍数高于 25 倍时,混匀后澄清,且放置 8 h 后无块状沉淀或漂浮物生成。也有研究将地西泮注射液 A 厂家按 1∶5 和 1∶10 倍稀释后分别在 0.5 h 和 4 h 出现白色浑浊,B 厂家按 1∶5 和 1∶10 倍稀释后立刻生成肉眼可见白色浑浊,且随静置时间延长浑浊程度逐渐增加。而 A 厂家、B 厂家的产品按 1∶20～1∶100 倍稀释后溶液澄清且静置后无沉淀生成。可见地西泮注射液稀释后产生沉淀与否,与生产厂家和稀释比例有关。

(二) 临床上,应该如何使用地西泮注射液

总结归纳国内外药品说明书和药学专著,国内不同厂家(天津金耀药业有限公司、天津药业焦作有限公司、哈药集团三精制药股份有限公司)的说明书内容相似,均强调静注宜缓慢,每分钟 2～5 mg。《临床用药须知》(2015 版)、《新编药物学》(第 17 版)、《中国国家处方集》(2010 年)强调静脉注射宜缓慢,每分钟 2～5 mg。国外生产厂家(Hospira, Inc. 、武田药品工业株式会社)说明书,提及静脉注射应当选择粗静脉,不要与其他溶液或药物混合,每 5 mg(1 mL)至少需要 1 min,同时强调不要稀释。

目前,临床使用地西泮注射液抢救癫痫持续状态的常用静脉给药方法有静脉滴注、静脉注射和微量泵输注等方法。①用大量溶媒稀释后静脉滴注。文献报道,地西泮注射液稀释 20 倍以后溶液澄清。但目测澄清不表示没有肉眼看不见的微粒。②用原液缓慢静脉注射。2 mL(10 mg)的地西泮注射时间需要 2～5 min,手工推注给药速度较难控制,护士在执行医嘱时有困难。③稀释 4 倍左右采用微量泵输注,易产生沉淀。

笔者查阅说明书、药学专著和相关文献,以及生产厂家的技术支持,结合临床的实际操作可行性,提出"二步法"微量泵给药方案:用未稀释的地西泮原液经微量泵静脉给药。步骤一:负荷剂量 10 mg(2 mL),微量泵设定速度为

24～60 mL/h(即 0.4～1 mL/min),最初的 10 mg 可以用微量泵在 2～5 min 输注。步骤二:剩下剂量用微量泵输注,根据病情随时调节。如 50 mg(10 mL)地西泮 10 h 给药,则要求 2 mL/h 的速度输注。考虑到微量泵延长管有大约 3 mL 的液体残留在管腔内,不会泵入体内,医嘱可以多开 1～2 支(2～4 mL)地西泮。

四、随访与结果

医师采纳药师的地西泮注射液"二步法"微量泵给药方案,较好地控制患者的症状,也未发生沉淀,患者病情稳定后出院。

五、总结与体会

美国和日本的产品说明书特别注明地西泮注射液不能稀释或与其他溶液或药物混合。但国内厂家的药品说明书和国内药学专著大多未提及地西泮注射液能否混合或稀释以及稀释的溶媒。为了解医护人员对地西泮稀释后产生沉淀的认知情况,笔者调查本医疗机构医务人员共计 115 人,都来自经常使用地西泮注射液的科室部门,包括神经外科、神经内科、ICU 和急诊科。其中医师 45 名,护士 48 名,药师 22 名。形式为无记名填写问卷。结果显示 115 名医务人员中有 75 名人员不知道将地西泮加入生理盐水中稀释会发生浑浊沉淀。可以看出,所调查的医护人员多数不清楚地西泮注射液稀释后会产生浑浊沉淀。国外药学专著《马丁代尔药物大典》强调应遵循药品注册信息关于溶剂与地西泮浓度的指导,新鲜配制溶液,其原因也是存在地西泮沉淀的危险。为此,建议在学术活动和医药著作中强调地西泮注射液不能稀释的相关内容,国产地西泮注射液的说明书也应作相应修改,明确规定用原液给药,不得稀释,以确保地西泮注射液安全有效使用。

(杨其莲)

> 参考文献 ————————————————————————

[1] Lawrence A, Trissel. Handbook on Injectable Drugs [M]. 15th Edition. Amer Soc of Health System, 2009:746-749.
[2] 李光耀,刘维,翟所迪,等.循证制定地西泮注射液给药规范 [J].临床药物治疗杂志,2017,15(2):53-56.

［3］ 王丽昕，张茜，施彬彬.不同配置方法对地西泮注射液澄明度的影响［J］.中国药业，2018，27(23)：12－14.

［4］ 冯雁，谢文忠，陈灿辉.小剂量地西泮静脉注射方法实验研究［J］.齐鲁护理杂志，2011，17(13)：123－124.

点评一 临床药师

地西泮注射液稀释后可能出现沉淀浑浊，文献已有相关报道。但国内该药说明书大都并未明确规定该药是否能稀释以及稀释的溶媒选择。不同生产厂家地西泮注射液、不同的稀释倍数、不同的加药顺序，导致出现沉淀与否、沉淀多少量等结果不同。即使稀释足够倍数可达到澄清，但目测澄清并不代表微粒符合静脉给药的要求。说明书、教科书、药学手册、药学专著的注意事项也不完全相同，这就需要临床药师利用专业知识给出一个可行的用药建议来解决这个问题。按照规范要求，不能稀释，只能用原液，但同时对给药速度有要求，如果护士手推给药速度难以控制，用微泵控制给药速度就能很好解决这个问题。

（于　丽）

点评二 临床医师

癫痫持续状态(status epilepticus，SE)是一种以癫痫持续发作为特征的病理状态，其致残率、致死率极高，是一种神经科急症，一旦发作需要紧急处理。地西泮(安定)注射液具有安定、镇静、催眠、抗焦虑、抗惊厥和中枢肌肉松弛的作用，国内外指南均推荐使用地西泮注射液作为治疗 SE 的一线用药。临床医师在救治患者的过程中，重点关注药物迅速起效，缓解症状。临床医嘱使用地西泮注射液稀释后微泵给药的方法并非少见。微泵给药稀释一般在 5 倍左右，同样的给药方案，有的厂家地西泮注射液稀释后澄清，有的厂家的产品却出现了沉淀，医师需要了解其中的原因。临床药师给出了答案，不同厂家地西泮注射剂都含有助溶剂，但辅料和配比不同，造成在稀释后的澄明度有区别。地西泮稀释给药是否符合说明书要求？还是超说明书用药？应该选择怎样的给药方式？在这个例子中临床药师给出了这些问题的答案，帮助医护人员解决了问题。

（叶　伶）

病例 42　如何通过执行方案调整减少两性霉素 B 脂质体的肾损伤

关键词　肺毛霉菌病，两性霉素 B，肾损害，用药执行情况

一、病史摘要

患者，男性，38 岁，身高 180 cm，体重 76 kg。

2017 年 5 月，患者无明显诱因出现流涕，伴反复发热，最高 37.6℃，发热时有轻度气促，伴咳嗽、咳灰白色黏痰。血常规检查：WBC 12.98×10⁹/L，N% 85%，L 1.15×10⁹/L；肝肾功能、血电解质正常；空腹血糖：12.26 mmol/L；ESR：92 mm/h；CRP：169.6 mg/L；PCT 正常；G 试验（－）。胸部 CT 提示双肺炎性改变并多发空洞形成；双侧胸膜增厚，胸腔少量积液；心包少量积液。先后予"左氧氟沙星""米诺环素＋亚胺培南西司他丁""万古霉素＋美罗培南""奥司他韦""伏立康唑"等抗感染治疗。经治疗后症状无改善，仍反复发热，最高体温达 40℃。治疗期间监测血糖较高，予胰岛素控制血糖，治疗后空腹血糖波动在 10.4～28.4 mmol/L。

患者既往有口干、多饮、多尿症状 1 年余，未重视，未监测血糖，近 1 年体重下降约 20 kg；1 年前因"肛周脓肿"在当地医院行手术治疗，好转出院。有安乃近过敏史，其母亲 1 年前得过真菌性肺炎，病原体不明，抗真菌治疗后好转。长期务农，种植花生等植物；近 3 年从事打铁匠工作，余无殊。吸烟史：10 包/年。

体格检查：T 38.8℃，P 85 次/分，R 18 次/分，BP 101/63 mmHg。神清，精神可，呼吸平稳，营养中等。全身浅表淋巴结无肿大，颈软，气管居中，胸廓无畸形，双肺听诊可闻及少许啰音。心前区无隆起，心界不大，心率 85 次/分，律齐。其余无殊。

辅助检查：

血常规：WBC 11.18×10^9/L，N% 81.4%；

肝肾功能：无异常；

空腹血糖 13.3 mmol/L；糖化血红蛋白 13.9%；

ESR：72 mm/h；

CRP：90.7 mg/L；

IgE：219 U/mL。

结核感染 T 细胞斑点试验（T-spot. TB）：A0，B0；

痰抗酸杆菌（连找 3 次）：阴性；

曲霉菌抗原检测 2.73 μg/L，G 试验阴性；

胸部 CT：双肺炎性改变并多发空洞形成，边界模糊，洞腔见小液气平；纵隔见肿大淋巴结；双侧胸膜增厚，胸腔少量积液；心包少量积液。

纤维支气管镜检查，灌洗液病理提示毛霉菌感染。

诊断：①肺毛霉菌病；②2 型糖尿病。

入院后给予两性霉素 B 脂质体（liposomal amphotericin，L-AmB）抗毛霉菌治疗。剂量从 10 mg 开始，根据患者耐受情况逐渐增量爬坡。治疗后患者体温逐渐下降至正常，呼吸道症状明显好转，胸部 CT 提示肺部病灶逐渐吸收。治疗 22 d，L-AmB 的日剂量增至 100 mg/d，总剂量累计 1450 mg。患者血肌酐逐渐上升至 132 μmol/L，血 K$^+$ 3.1 mmol/L、Mg^{2+} 0.53 mmol/L。讨论时，医师提出了意见：患者目前 L-AmB 滴注时间为 6 h，进一步减慢 L-AmB 滴速是否可以降低药物不良反应？同时是否会影响药物稳定性？临床药师给予建议：可以将 L-AmB 分成 2 袋输液（每袋 500 mL 的 5%GS 稀释 50 mg L-AmB），告知静脉药物配置中心上午冲配一袋输液，待患者输液快结束时再联系静脉药物配置中心冲配另一袋药液送至病房输液。这样，既可减慢滴注速度，又可保证药物稳定性。另外，严格遮光也能增加药物稳定性。修改医嘱后，药师至床旁监护药物执行情况，发现：①严格避光工作做得非常好，用遮光袋和遮光皮条将输液管路全部遮盖；②虽然 100 mg L-AmB 分成 2 袋输液输注，但是护士执行时加快了滴速，总时间加起来竟然不到 6 h。药师就滴注速度问题跟护士充分沟通告知。

二、主要问题

（1）可以采取哪些措施减少两性霉素 B（AmB）所致肾损伤？

（2）为减少不良反应，可如何进一步调整该患者执行方案？

三、分析与建议

AmB 是治疗毛霉菌感染的首选药物，治疗疗程达数月。其肾损害是最常见不良反应之一，表现为肾血管收缩所致的肾血流量减少和肾小球滤过率降低、肌酐升高；还表现为肾小管内皮细胞膜通透性的增加，引起电解质异常。75% 以上患者使用 AmB 过程中可发生不同程度的肾损害。本例患者 L-AmB 的日剂量增至 100 mg，总剂量累计 1.45 g 时，肌酐升至 132 μmol/L，患者出现肾损害，同时出现血钾和血镁降低，最低分别为 3.1 mmol/L 和 0.53 mmol/L。结合该患者给药方案及执行情况，发现用药日剂量尚处于说明书规定范围，溶媒选择合适、严格遮光给药、滴注时间 6 h，针对是否还能进一步优化方案以减少药物不良反应，医师药师一起进行了讨论。

（一）可以采取哪些措施减少 AmB 所致肾损伤

AmB 导致的肾损害与患者基础肾功能、药物日剂量和累计剂量、合并用药、脱水、患者自身易感性等因素相关，也与 AmB 使用不当相关。AmB 导致肾损害不良反应是导致停药或换药的一个重要因素。如何减少用药过程中的肾损害及出现肾损害后的处理是我们需要重点关注的问题。①球管反馈（tubuloglomerular feedback，TGF）系统在 AmB 肾毒性中发挥重要作用。球管失衡可明显降低肾血流和 GFR，引起肾损伤。而扩张肾血管和盐负荷（AmB 给药前给予等渗盐水）已被证明可降低 TGF 系统的敏感性。因此，可采用生理盐水水化来预防和改善 AmB 引起的 GFR 下降。②动物实验显示 N-乙酰半胱氨酸被证明可保护 AmB 诱导的肾损害，保护 GFR 并减少肾小管细胞的凋亡。③另外，AmB 的正确使用（合理的执行方案）也是减少不良反应的重要措施之一，包括溶媒选择、给药速度、是否遮光等。AmB 适宜溶媒为 5%GS，给药速度宜缓慢，给药过程需严格遮光等，任何一个步骤的不适宜，都可能影响药物稳定性、增加药物不良反应。

（二）为减少不良反应，可如何进一步调整该患者执行方案

1. 进一步稀释 L-AmB，提高药液稳定性　浓度过高可能影响 L-AmB 稳定性从而增加不良反应。AmB 的溶解度差，稀释浓度不可超过 10 mg/100 mL。虽然 L-AmB 为脂质体剂型，制备时加入表面活性剂去氧胆酸钠增溶，溶解度和稳定性较 AmB 有所增加，但其说明书依然建议稀释浓度不宜大于

15 mg/100 mL。该患者日剂量为 100 mg，稀释至 500 mL，浓度为 20 mg/100 mL，超过说明书规定。浓度过高，可能导致药物溶解不充分，产生沉淀，更易出现不良反应。且该药输注时间长，使用过程中可能进一步导致稳定性下降。故建议做进一步稀释处理。讨论后，拟将药物稀释至 10 mg/100 mL，即 100 mg 药物稀释至 1000 mL（500 mL 5%GS 稀释 50 mg 剂量 L-AmB）。

2. 稀释后放置时间过长，影响药物稳定性　用个体化送药来解决。AmB 属于两性化合物，外界条件变化容易引起定向降解，产生无活性甚至有毒性的降解物，直接影响产品质量和临床用药的安全。AmB 对溶媒 pH 的要求较高，药品说明书规定稀释用 5%GS pH 值应在 4.2 以上。刘荣等考察 AmB 在不同 pH 的 5%GS 中配伍稳定性时发现，配伍后的药液放置 8 h 后，只有当 5%GS pH 值在 4.2 以上（pH＝4.36），与 AmB 配伍后溶液 pH 值始终保持在 6 以上，溶液中 AmB 的含量变化在 4% 以内，溶液依旧澄清，无沉淀及浑浊产生；其他配伍溶液（5%GS pH<4.2，配伍溶液 pH>6）中 AmB 的含量平均下降了 70%，且产生大量杂质。可见，除了适宜的溶媒，稀释后放置时间过长也会影响药物稳定性。那么该患者 1000 mL 的药液，将有 500 mL 是需要放置 6 h 以后用药，其稳定性如何保证？针对这一问题，药师与静脉药物配置中心沟通后给予解决方案：先配置 1 袋药液（50 mg/500 mL）送至病房使用，待第 1 袋用完后（滴注 6 h），再冲配剩余药液（50 mg/500 mL）送至病房使用。个体化送药，一方面可以将药品按要求进一步稀释，另一方面，可以在延长滴注时间的同时不影响药物稳定性。

3. 深入床旁监护，确认药物执行方案是否正确　经讨论并调整该患者给药方案后，药师对其执行情况进行监护，发现护士给予的实际输液滴速为 60 滴/分，1 袋药液（50 mg/500 mL）3 h 左右滴完，即 100 mg L-AmB 总输注时间少于 6 h，滴注速度过快。临床应用 L-AmB 推荐缓慢滴注，以减少急性输液反应和肾损害等不良反应的发生。药品说明书规定滴速不得超过 30 滴/分，滴注时间不少于 6 h。药师认为患者用药剂量较大，滴注速度较快，可能增加肾损害的风险，及时与护士沟通，将滴注速度调至 30 滴/分。

AmB 为浓度依赖型抗菌药物，如果按上述调整后的给药方案执行，则 1000 mL 的药液输注完毕需 12 h，那么，延长滴注时间是否影响疗效？Eriksson 等采用随机对照实验评价 AmB 持续输注 24 h 和快速静脉滴注 4 h 两种方案的毒性反应和疗效。研究结果表明，持续输注较快速滴注具有更低的肾毒性和病死率;可使炎症细胞因子的诱导或释放延迟发生,从而使其耐受性明显优于快速滴注;持续输注的疗效与快速滴注相似。因此,采用调整滴速输注 12 h 的方案可以在保证 AmB 疗效的同时有效降低肾毒性。

4. 严格执行遮光措施,定时巡查药液配伍变化并及时处理　AmB 属多烯大环内酯化合物,含有不饱和碳键,具有易氧化的结构,对光和热均不稳定,易光化降解。故其说明书要求,输液时静脉输液瓶应加黑布遮光,以避免药物效价降低。AmB 的 5%GS 溶液稳定性实验结果表明在光照下不稳定。因此,临床使用 AmB 滴注时必须临时配制,全程遮光滴注。药师监护中发现本例患者在用药过程中遮光措施较为完善,输液袋以及输液器外均加遮光装置(用黑色遮光袋)。值得注意的是,尽管增加遮光袋可以有效降低 AmB 的光化降解,但同时护士及患者无法及时观察到输液的配伍稳定性情况,可能出现无法及时发现药液发生理化性质变化未及时停药而对患者用药带来极大风险。因此,提醒护士在执行输液时应定时巡查遮光袋中药液是否为无色澄清,若发现输液装置中药液发生变化,及时停止输液并联系药学部门进行处理。

四、随访与结果

继续 L-AmB 100 mg/d 治疗至第 25 日,监测血肌酐继续升高至 157 μmol/L。考虑长期用药药物累积剂量及日剂量较大导致肾损害,遂将 L-AmB 日剂量从 100 mg/d 下调为 80 mg/d,同时继续水化,严格滴速及遮光,血肌酐值逐渐下降。至治疗 31 d 时,血常规、肌酐等恢复正常,维持 80 mg,qd 方案治疗。复查支气管镜和胸部 CT 较前明显好转。后续治疗中,患者血肌酐仍有反复升高,L-AmB 累计剂量达 4.55 g,血肌酐逐渐升至 189 μmol/L。评估病情控制和用药风险后,予停药出院。

电话随访患者:出院后 2 周,血肌酐 146 μmol/L,血糖控制可。出院后 3 周,血肌酐 123 μmol/L,出院后 4 周,血肌酐 121 μmol/L。继续停药,胸部 CT 提示病情进一步好转。后续未再继续 L-AmB 治疗,严格血糖控制,且肾功能恢复至正常。

五、总结与体会

临床治疗中出现药物不良反应,往往将其归因于药物本身特点(如治疗药物本身的药理学、药动学特性及不同的剂型特点),而忽略治疗过程中其他方面的因素,如临床用药执行不当时可以增加肾损害的概率及程度。临床药师在参与药物治疗过程中要做好全面的药学监护以保障用药安全,不仅可以在用药合理性方面进行监护,包括在药物治疗方案的选择、修改等方面提供建议。同时还可以监护用药执行情况,包括与患者沟通,指导其用药;与护士沟通,确定医嘱执行情况;与医师沟通,修订治疗方案等方面。临床药师应充分发挥药学思维,主动监护治疗药物的用药合理性,发挥药师特长,将药物治疗过程中的医—药—护—患4个主体统一起来,积极推动药物治疗方案的实施。

（吴　委）

> **参考文献** ────────────────────────────

[1]　Cornely O A, Arikan-Akdagli S, Dannaoui E, et al. ESCMID and ECMM joint clinical guidelines for the diagnosis and management of mucormycosis 2013 [J]. Clin Microbiol Infect, 2014, 20 Suppl 3:5 – 26.

[2]　Hamill R J. Amphotericin B formulations:a comparative review of efficacy and toxicity [J]. Drugs, 2013, 73(9):919 – 934.

[3]　Mistro S, Maciel I M, de Menezes R G, et al. Does lipid emulsion reduce amphotericin B nephrotoxicity? A systematic review and meta-analysis [J]. Clin Infect Dis, 2012, 54(12):1774 – 1777.

[4]　张剑, 吴晓娇, 苏兰, 等.两性霉素 B 制剂及肾损害的研究进展 [J].医学综述, 2019, 25(14):2868 – 2871 + 2878.

[5]　Odabasi Z, Karaalp A, Cermik H, et al. Reduction of amphotericin B-induced renal tubular apoptosis by N-acetylcysteine [J]. Antimicrob Agents Chemother, 2009, 53(7):3100 – 3102.

[6]　牛长群, 祝仕清, 刘素彦.LC – ESI – MS 分析两性霉素 B 降解产物:2004 年全国有机质谱学术交流会, 中国贵阳, 2004 [C].

[7]　Song D Q, Wang Y, Wu L Z, et al. Benzoylurea derivatives as a novel class of antimitotic agents:synthesis, anticancer activity, and structure-activity relationships [J]. J Med Chem, 2008, 51(11):3094 – 3103.

[8]　刘荣, 路霞林, 董平.注射用两性霉素 B 与不同厂家 5%葡萄糖注射液的配伍稳定性考察 [J].中国药房, 2015(20):2771 – 2773.

[9]　Eriksson U, Seifert B, Schaffner A. Comparison of effects of amphotericin B deoxycholate infused over 4 or 24 hours:randomised controlled trial [J]. BMJ, 2001, 322(7286):579 – 582.

[10] 罗东,董慧,唐先哲,等.两性霉素 B 在 50 gL‐1 葡萄糖注射液中稳定性考察[J].中国药学杂志,1998(4):220.

点评一　临床药师

　　这是一个体现药师"药学思维"进行药学监护的病例。临床疗效与不良反应的差异在很大程度上取决于治疗药物本身和个体差异,但往往容易忽略了临床实际用药过程中其他方面的因素。

　　首先,药学监护需重点关注治疗药物本身因素导致药源性肾损害与防治。L‐AmB 具有肾毒性。该不良反应是导致无法足剂量或者停药的主要原因。这是客观存在的因素,通过在 AmB 给药前给予生理盐水水化、预防使用 N‐乙酰半胱氨酸减少肾小管细胞的凋亡等方法可以有效预防和改善 AmB 引起的GFR 下降。因此,临床使用 AmB 过程中需紧密串联早期诊断、预防及治疗 3个环节,以此降低肾损害发生率。

　　其次,对于该病例药学监护的目的是如何更好地降低药物不良反应,使治疗能顺利进行。L‐AmB 的用药执行情况是非常严格的,执行不当可影响药物稳定性和疗效,甚至增加肾毒性。合理执行 AmB 的用药方案是减少不良反应的重要措施之一。临床实际用药时应全面考量 AmB 的输注稳定性,包括溶媒配伍选择、给药速度、是否遮光等因素。药师应深入床旁,及时发现用药问题,在监护过程中就一些错误的用药执行情况与医护沟通反馈,临床医师及时调整执行方案,以降低不良反应,提高患者耐受性。

（郑婷婷）

点评二　临床医师

　　肺毛霉菌病的治疗一直是临床上很棘手的问题。AmB 的肾毒性制约了药物的使用,即使是不良反应相对较小的 L‐AmB。为了减少 AmB 的不良反应,该类药物在使用时有着颇多的注意事项,如用药前预处理、逐渐增加剂量、配伍禁忌、给药速度及注意避光。需要密切随访肾功能、电解质等。有鉴于此,临床药师可以发挥重要作用。在整个治疗过程中及时与医护沟通,提醒注意事项，使之合理执行 AmB 的用药方案，从而降低药物的不良反应。

（叶　伶）

病例 43　工程师自创用药方法，增加都保吸入次数，却影响疗效

关键词　布地奈德福莫特罗粉吸入剂、装置、用药方法

一、病史摘要

患者，男性，68岁。

因"反复咳嗽咳痰伴气促4年，再发伴加重1周"入院。患者4年多前来反复出现咳嗽咳痰伴气促，冬春季节好发，痰黄脓，平地行走100 m即感气促不适，且间断出现双下肢水肿。诊断为慢阻肺。近1周来，患者无明显诱因上述症状再发，且较前加重，痰黄脓，不易咳出，稍活动即感胸闷气促，伴双下肢水肿，且无法平卧。患者自行服用泼尼松（强的松）15 mg，qd，连续服用4 d，症状无缓解。3 d前至当地医院就诊，门诊予对症处理，症状无明显缓解。现为进一步诊治，收治入我院。患者发病以来，无胸痛、咯血，无寒战、发热，食欲减退，睡眠欠佳，大小便无异常。

患者自2012年的药物治疗史如下：

2012年2月开始使用异丙托溴铵气雾剂（40 μg，吸入，qid）＋茶碱缓释片（0.1 g，po，bid）；

2012年6月开始使用沙美特罗替卡松粉吸入剂（50/250 μg，吸入，bid）＋异丙托溴铵气雾剂（40 μg，吸入，qid）＋茶碱缓释片（0.1 g，po，bid）；

2013年2月开始使用沙美特罗替卡松粉吸入剂（50/250 μg，吸入，bid）＋噻托溴铵粉吸入剂（18 μg，吸入，qd）；

2015年3月开始使用布地奈德福莫特罗粉吸入剂（320/9 μg，吸入，bid）＋噻托溴铵粉吸入剂（18 μg，吸入，qd）。

2012—2015年期间患者病情较稳定，未出现明显急性加重情况，一般门诊

随访为主。2016 年 2 月—2017 年 2 月,患者共出现 4 次急性加重,2 次入住急诊留观病房,2 次入住呼吸监护室,肺动脉压力从 32 mmHg 上升至 56 mmHg。患者诉最近 1 年活动能力明显下降,经常需要家庭氧疗。

体格检查:T 36.2℃,P 112 次/分,R 32 次/分,BP 180/100 mmHg。

神志清晰,精神萎,呼吸急促,端坐呼吸。双肺叩诊清音,听诊呼吸音低、可闻及少量干湿啰音。心前区无隆起,心界不大,心律齐,双下肢水肿。

入院实验室检查:

血常规:WBC $8.69×10^9$/L,N% 81.5%;

C 反应蛋白:1.0 mg/L;

胸部 X 线片:符合慢性支气管炎、肺气肿及右下肺大疱可能。

动脉血气分析(吸氧 3 L/min):pH 7.36,$PaCO_2$ 47.0 mmHg,PaO_2 94.0 mmHg,SaO_2 97.0%。

诊断:AECOPD;慢性肺源性心脏病。

入院后治疗方案:

(1) 头孢吡肟 2 g + NS 250 mL,ivgtt,bid;

(2) 阿奇霉素 0.5 g + 5% GS 500 mL,ivgtt,qd;

(3) 甲泼尼龙 40 mg,iv,q8 h;

(4) 复方异丙托溴铵溶液 2.5 mL + 吸入用布地奈德混悬液 1 mg,射流雾化吸入,tid。

临床药师进行药学查房,询问中确认患者使用吸入剂方法正确,但患者自诉每日都需使用沙丁胺醇气雾剂,1 支药(100 μg/200 吸)一般只能使用 1 个月左右。可见患者气喘发作是经常性的,哮喘发作并未控制。仔细询问患者吸入药物使用情况,患者自诉其自创一种延长药物使用时间的方法。患者退休前是一名机械研发工程师,精通机械原理。患者把用完的布地奈德福莫特罗粉吸入剂拆开,发现布地奈德福莫特罗粉吸入剂储药池中仍剩余部分药粉,自觉扔掉了太浪费,于是将储药池中剩余的药粉倒至一个小瓶,然后将拆开的布地奈德福莫特罗粉吸入剂装置重新安装好。每次吸药前用挖耳勺舀一小勺药粉从布地奈德福莫特罗粉吸入剂吸嘴处倒入,再吸入使用。如此操作,剩余的药粉可继续使用约 15 d。

二、主要问题

(1) 患者近 1 年病情进展较快,可能的原因是什么?

(2) 布地奈德福莫特罗粉吸入剂装置用完药后,为何还会剩余较多药粉?

三、分析与建议

(一)患者近 1 年病情进展较快,可能的原因是什么

患者诊断哮喘合并慢阻肺(asthma-COPD overlap,ACO)已达 5 年,前几年病情相对稳定。2012 年 6 月开始吸入沙美特罗替卡松粉吸入剂($50/250\,\mu g$,bid),至 2015 年 3 月更换为布地奈德福莫特罗吸入剂($320/9\,\mu g$,bid)。2016 年 2 月开始第一次急性加重入住我院,之后的一年里 4 次急性加重,后期则因病情较重需入住呼吸监护室,同时半年里肺动脉压力从 32 mmHg 上升至 56 mmHg。评估病情进展迅速,分析原因有以下几点可能。

1. **疾病本身因素** 慢阻肺是一种持续发展的疾病,目前的药物治疗及康复治疗只能延缓病情的进展,尚无措施可以阻止肺功能的下降。患者既往哮喘控制不佳,随着病情的发展,气流受限不可逆,为 ACO,不排除疾病进展导致反复急性加重。从病史来看,之前并未出现较重的急性加重,无须急诊就诊或住院治疗,病情相对平稳。而最近一年则反复急性加重需住院治疗,2 次急症病房、2 次呼吸监护室。不太符合疾病的一般发展规律。询问患者,排除了胃食管反流、睡眠呼吸暂停等可引起病情加重的并发症,也并未用过可以导致气喘、咳嗽加重的药物。

2. **环境因素** 哮喘是由内因(遗传)和外因(环境)共同作用所致。其中环境因素包括吸烟、接触过敏原、空气污染及环境改变等。临床药师通过与患者沟通后,得知患者已戒烟多年,平时无过敏史,不养宠物,长期居住原住所,居住环境整洁,房屋未装修。因此,可排除环境改变导致急性加重的因素。

3. **用药因素** 根据慢阻肺和哮喘的诊疗方案,不论在急性加重期还是在稳定期,吸入剂都是其主要治疗药物。患者对吸入剂的正确使用是控制患者病情、尤其是稳定期病情的关键。

通过沟通,临床药师发现患者存在用药错误。布地奈德福莫特罗粉吸入剂装置的结构包括底座(内置干燥剂)、定量药盘、刮药板、储药池及双螺旋通道及吸嘴。患者把已用完的布地奈德福莫特罗粉吸入剂拆开,将储药池剩余

药粉装入小瓶,用挖耳勺舀药粉从吸嘴处倒入继续使用。这样的操作会导致几个问题:①底座内置干燥剂,可以保证药粉颗粒的干燥性。而倒出的药粉在小瓶里没有干燥剂,非常容易受潮。药粉受潮后流动性下降,不利于吸入。②布地奈德福莫特罗粉吸入剂中供吸入的布地奈德福莫特罗粉粒径为 $500\,\mu m$ 左右,是以活性药物和乳糖颗粒的聚合物状态存在的,每次吸入时药粉在吸气流速的作用下,通过双螺旋通道,可使气流在局部产生湍流,以利于药物颗粒的分散,增加了微颗粒的输出量和吸入肺部的药量。即活性药物和乳糖颗粒解聚,释放 $3\sim5\,\mu m$ 粒径的活性药物,被有效地运输到近端或远端气道。而患者将药粉从吸嘴处倒入,可能因粘壁而无法到达装置底部,药物不能通过完整的双螺旋通道,无法完成解聚,吸入药物微粒达不到理想直径,吸入效果不佳。③布地奈德福莫特罗粉吸入剂每次提供的药物剂量比较精准,而患者用挖耳勺剂量,不够精准,可能存在剂量不足。

综上原因,考虑药物使用方法错误是导致反复急性加重、病情进展迅速的主要原因。

(二) 布地奈德福莫特罗粉吸入剂装置用完药后,为何还会剩余较多药粉

布地奈德福莫特罗粉吸入剂装置中,定量药盘和刮药板可同时确保剂量的精准性。使用时应注意保持装置垂直,在重力的作用下药粉从位于高处的储药池进入下方的定量药盘中,一定的重力作用,可更好地保证药粉下落并填满定量药盘,旋转底座时通过刮药板刮除多余药粉。因此,最后装置的储药池中会剩余一部分药粉,是为了保证有一定的重力作用,使得旋转时下落的药粉能填满定量药盘。

四、随访与结果

药师指出患者的错误用药方法,告知其用药方法的错误可能是导致最近一年反复急性加重的主要原因,自创方法可以增加吸药次数,看似节约了药费,但是急性发作和住院治疗花费更高,更重要的是降低了生活质量,加剧了疾病的进展。让患者明白正确的吸入方法才能保证吸入药物的疗效,患者表示知晓。2017—2019 年多次电话随访,患者一直规范规律使用布地奈德/福莫特罗粉吸入剂,不再继续之前的"自创方法"。2 年间,患者并无急性加重需住院史,自诉活动耐力有所提高,生活质量改善,无须家庭氧疗。2017 年 7 月,当地医院做肺功能示:FEV_1 占预计值 55%;2019 年 3 月,心脏彩超检查示肺动脉压力 30 mmHg。

五、总结与体会

　　临床药师在本患者的治疗监护中，运用自身掌握的药物知识，并与患者进行有效的沟通，找出该患者反复急性发作的真正原因，解决了困扰长久的问题。吸入剂在呼吸道慢性疾病的治疗中发挥重要作用，临床药师需对患者进行用药教育，使其正确掌握使用方法和注意事项，从而保障药物有效、安全及合理地应用。

（谢　宁）

参考文献

[１]　中华医学会呼吸病学分会慢性阻塞性肺疾病学组.慢性阻塞性肺疾病诊治指南（2013 年修订版）[J].中华结核和呼吸杂志，2013，36(4):255－264.
[２]　中华医学会呼吸病学分会哮喘学组.支气管哮喘防治指南（2016 年版）[J].中华结核和呼吸杂志，2016，39(9):1－24.
[３]　文冰亭，赵荣生.吸入给药装置的结构原理及使用[J].临床药物治疗杂志，2008，6(1):41－48.
[４]　Kanabuchi K， Kondo T， Tanigaki T， et al. Minimal inspiratory flow from dry powder inhalers according to a biphasic model of pressure vs. flow relationship [J]. Tokai J Exp Clin Med, 2011, 36(1):1－4.
[５]　Mclani A S. Inhalatory therapy training: a priority challenge for the physician [J]. Acta Biomed, 2007, 78(3):233－245.

点评一　临床药师

　　这是一例因患者自创吸入剂用药方法而导致气道病反复急性发作的病例。患者长期不规范使用吸入装置，最后因慢阻肺合并哮喘反复急性发作而入院。

　　临床药师通过与患者及其家属反复地沟通和指导后，找到患者疾病反复发作的原因是患者使用吸入装置后拆除装置，将剩余药粉装入小瓶再吸入从而增加了吸药次数，但是却影响了药物治疗效果。

（陈　超）

点评二　临床医师

气道疾病中,吸入装置的正确使用是影响治疗效果的关键因素。本案例中的患者自创了一种可以增加希地奈德福莫特罗粉吸入剂吸药次数的方法,即把使用过的装置拆开,自行吸入剩余药粉,可继续使用半个月。但这一过程无法保障药物的性状和疗效,因而导致该患者疾病的反复发作。临床药师通过与患者及其家属反复沟通和监护,发现了治疗无效的真正原因,显示了临床药师对于用药问题的敏感性。而且临床药师发挥其药剂学知识的优势,从吸入装置结构、功能及流体动力学的角度详细地向患者解释,使工程师出身的患者心服口服,从而接受了药师的建议,提高了依从性,并获得了满意的疗效。

(胡莉娟)

病例 44　中学生哮喘反复发作休学在家,原因是什么

关键词　哮喘、吸入激素、不规范用药

一、病史摘要

患者,男性,14 岁,152 cm,体重 37.5 kg。

因"反复气喘发作 10 余年,加重 1 周"就诊。10 年前患者感冒后出现气喘,之后反复发作。当地医院诊断为支气管哮喘,但哮喘治疗长期不规范。5 年前患者开始不规律吸入沙美特罗替卡松粉吸入剂(50/100 μg, bid)。此后患者每年发作 1~2 次,需住院治疗。2018 年 5 月,因哮喘急性发作住院治疗。出院后家庭射流雾化治疗 1 个月余(吸入布地奈德混悬液 + 特布他林雾化溶液),停药后仍未规律使用吸入药。2018 年 12 月,感冒后再次出现哮喘急性发作,住院治疗。出院后间断家庭雾化 1 个半月。患者因哮喘反复发作,已休学 1 年,在家休养。1 周前,无明显诱因下出现胸闷、气喘,并逐渐加重,至我院就诊。

患者有过敏性鼻炎 10 余年，未治疗。过敏原检测示尘螨阳性。

体格检查：T 36.5℃，P 85 次/分，R 18 次/分，BP 120/70 mmHg。神志清晰，精神可，呼吸平稳，应答流畅，查体合作。胸廓无畸形，双肺可及呼气相哮鸣音。心律齐，未及异常杂音。腹软，双下肢无水肿。

辅助检查：

血常规：WBC 7.5×10^9/L，N% 52.1%，其他无异常；

C 反应蛋白：<5 mg/L；

总 IgE：31.4 KU/L；

肺功能：FEV_1/FVC 69.78%，FEV_1 1.32 L，占预计值 61.7%，支气管舒张试验阳性。

诊断：支气管哮喘急性发作；过敏性鼻炎。

经吸氧、抗炎平喘解痉等对症支持治疗后病情好转遂出院。

二、主要问题

(1) 该患者哮喘反复急性发作的原因是什么？

(2) 儿童/青少年哮喘治疗的得与失？

三、分析与建议

(一) 该患者哮喘反复急性发作的原因是什么

根据支气管哮喘指南评估方法，该患者哮喘控制不佳。仔细询问患者及其家属，基本排除哮喘诱因，得知其吸入药治疗非常不规范，哮喘发作后就用吸入药，好转就停药。主要原因是其父亲认为吸入激素不良反应大，会影响孩子发育，不能长期应用，每次都是好转一点就停药，导致哮喘反复发作，影响生活和学习，目前已休学在家一年余。哮喘未规范治疗可能是导致其反复急性发作的主要因素。

首先，哮喘是慢性气道炎症性疾病，气道炎症存在于哮喘的任何时段。因此，以抑制炎症为主的规范治疗能够控制哮喘的临床症状。长期抗炎治疗降低气道反应性是治疗的基础。需要长期坚持规律用药，才能达到控制和预防哮喘发作的作用。而糖皮质激素是最有效的控制气道炎性的药物，慢性持续期的哮喘主要通过吸入和口服途径给药，吸入为首选途径。吸入性糖皮质激素(inhaled corticosteroids, ICS)可有效控制气道炎症，降低气道高反应性，减轻哮喘症状,改善肺功能,提高生活质量,减少哮喘发作的频率和减轻发作时的严重程度,降低病死率。通过评估得知该患者哮喘治疗不佳的最主要原因为未规律使用 ICS 治疗。有研究显示哮喘患儿及家长对 ICS 的用药依从性普遍较差。

其次,儿童过敏性鼻炎的存在是儿童期哮喘持续存在、甚至持续到成年期的危险因素,且增加儿童期后新发生哮喘的可能性。长期的随访研究表明,过敏性鼻炎对哮喘的影响在各年龄段不一样,青春前期过敏性鼻炎患儿伴发哮喘的可能性为 70%,青春期下降至 40%,到成人期则为 20%。该患者有过敏性鼻炎病史,从未治疗过。应积极控制,积极治疗过敏性鼻炎可有效地改善哮喘临床症状,降低其严重程度,减轻气道炎症并显著减少哮喘急性发作次数。

(二) 儿童/青少年哮喘治疗的得与失

全球哮喘防治创议(GINA)明确提出治疗哮喘的目的是使哮喘处于控制状态,不影响患者的日常生活和学习/工作。有学者提出,早期和控制不佳的儿童哮喘可能导致成年后罹患严重的哮喘和肺功能无法恢复的慢阻肺。未使用 ICS 治疗或 ICS 使用不当(包括 ICS 剂量不足、吸入方法不正确、用药依从性差)都是导致哮喘急性发作和不可逆的肺功能损害的危险因素。而哮喘急性发作和肺功能损害正是评估哮喘控制不佳的重要依据。

目前,我国儿童哮喘的总体控制水平尚不理想,这与哮喘儿童家长对疾病的认知不足、临床医师的规范化管理水平参差不齐等有关。儿童哮喘的早期干预和规范化管理有利于控制疾病,改善预后。目前,ICS 是哮喘的首选药物。我国的一项涉及 31 个地区 43 个城市的调查显示,儿童哮喘中 ICS 的使用率仅为 58.7%,并且该调查的吸入激素涵盖了雾化溶液的使用,可见,长期使用 MDI 或 DPI 装置吸入 ICS 的比例更低,其中很多患儿家长担心长期使用 ICS 会影响身体发育是最主要因素之一。同时由于抗白三烯药物口服给药的方便性,相当一部分患儿尤其是轻度哮喘患儿会选择抗白三烯药物作为长期治疗手段。本病例中正是由于患儿家长有顾虑,担心 ICS 会影响身体发育,才出现症状好转就停药的情况,导致患儿病情反复。

ICS 长期应用对哮喘儿童生长发育的影响一直是临床医师和家长关心的话题。2012 年,在《新英格兰医学杂志》上发表的一项研究,对 5～13 岁轻中度持续哮喘患儿连续 4～6 年使用较高剂量 ICS(布地奈德 400 μg/d)的儿童进行随访,发现使用 ICS 对成年后身高影响甚微,使用 ICS 治疗组与未使用组患者之间,成年后身高差异小于 1 cm。2014 年,一项纳入 22 个临床试验的回顾性研究表明,青春期、学龄前儿童吸入较高剂量 ICS(倍氯米松 200 μg)与较低剂量 ICS(倍氯米松 50~100 μg)相比,虽然生长速率差异较小(12 个月相差 0.2 cm),但是差异有统计学意义。因此,在儿童期,较高剂量 ICS 对生长发育的确有一定影响。

近年的国内外指南均提出,长期研究并未显示低剂量 ICS 治疗对儿童生长发育、骨质代谢、下丘脑-垂体-肾上腺轴有明显的抑制作用。对儿童哮喘的长期管理均强调 ICS 与长效支气管扩张剂或抗白三烯拮抗剂联合治疗,并按阶梯治疗原则逐渐减量,以所需的最低剂量 ICS(布地奈德 100~200 μg/d 或其他等效 ICS)长期维持,不建议长期使用高剂量 ICS 治疗。与严重哮喘带来的风险相比,ICS 对身高影响的作用更小。临床实践过程中需注意长期管理、规范治疗,才可能达到低剂量 ICS 维持哮喘良好控制的目标。

四、随访与结果

药师对患者及家属进行充分沟通,宣教哮喘疾病及治疗知识,告知患者及家长,须长期规律地使用 ICS,并且长期低剂量 ICS 治疗未显示对儿童的生长发育有明显影响。与哮喘带来的风险和危害相比,激素的不良反应较小。该患儿及家长接受药师建议。3 个月后电话随访,患者一直坚持规律使用沙美特罗替卡松粉吸入剂(50/100 μg,bid)联合孟鲁司特咀嚼片(5 mg,qn,po),并表示以后会继续规律治疗。患者目前已返校学习,哮喘未再急性发作。

五、总结与体会

临床药师在本患者的治疗监护中,通过分析文献、药学评估,运用自身掌握的药物知识,并与患者进行有效的沟通,找出了该患者哮喘反复急性发作的真正原因。临床医师和患儿家长均应正确认识 ICS 治疗对哮喘控制的重要性和 ICS 的安全性,以及哮喘控制不佳的危害。临床医师应根据指南对哮喘做到早期诊断、早期治疗,选择正确的个体化药物治疗方案。另外,避免过敏原、进行户外运动、增强体质同样重要。

(谢　宁)

参考文献

［1］ 中华医学会呼吸病学分会哮喘学组.支气管哮喘防治指南（2016 年版）［J］.中华结核和呼吸杂志，2016，39（9）：1－24.

［2］ 尉耘翠，贾露露，胡利华.儿童哮喘缓解期吸入性糖皮质激素用药依从性现况调查［J］.中国医院药学杂志，2019，39（14）：1494－1498.

［3］ 徐刚，蒋倩倩，殷勇.上海市 0～14 岁儿童哮喘的影响因素及防制对策［J］.中华疾病控制杂志，2015，19（10）：1010－1014.

［4］ Hamelmann E， von Mutius E， Bush A， et al. Addressing the risk domain in the long-term management of pediatric asthma ［J/OL］. Pediatr Allergy Immunol， 2020，31 （3）： 233－242 ［2019－11－19］. https://onlinelibrary. wiley. com/doi/abs/10.1111/pai.13175.

［5］ 中华医学会儿科学分会，呼吸学组《中华儿科杂志》编辑委员会.儿童支气管哮喘诊断与防治指南（2016 年版）［J］.中华儿科杂志，2016，54（3）：167－181.

［6］ 中国哮喘儿童家长知信行调查项目组.中国大陆 29 个城市哮喘患儿病情控制状况及影响因素［J］.中华儿科杂志，2013，51（2）：90－95.

［7］ The Global Initiative for Asthma. Global strategy for asthma management and prevention（2019 update） ［R/OL］. ［2019－09－25］. http://www. ginasthma. org.

［8］ 刘传合，陈育智.儿童哮喘流行病学及防治现状分析［J］.中国实用儿科杂志，2013，28（11）：809－811.

［9］ Kelly H W， Sternberg A L， Lescher R， et al. Effect of inhaled glucocorticoids in childhood on adult height ［J］. N Engl J Med， 2012， 367（10）：904－912.

［10］ Pruteanu A I， Chauhan B F， Zhang L， et al. Inhaled corticosteroids in children with persistent asthma：dose-response effects on growth ［J］. Evid Based child Health， 2014， 9（4）：931－1046.

点评一 临床药师

这是一例因哮喘控制不佳反复急性发作的病例。患者长期用药不规范，哮喘未控制，反复因哮喘急性发作而入院。

和患者的有效沟通十分重要。临床药师通过与患者及其家属沟通后，找到患者哮喘反复发作的原因是家属顾虑吸入糖皮质激素不良反应大，会影响孩子发育，未规范用药。同时患者有过敏性鼻炎的病史，但未治疗，这也是哮喘发作的危险因素之一。

　　临床药师同时给予了相关药学知识宣教,告知患者及家长,长期低剂量ICS治疗未显示对儿童的生长发育有明显影响,与哮喘带来的风险相比,ICS的不良反应较小。鼓励和指导患者坚持规律用药,从而达到哮喘控制。

(张捷青)

点评二　临床医师

　　哮喘治疗的目的是使疾病处于控制状态,不影响患者的日常生活和学习/工作。ICS治疗是儿童哮喘的首选药物,但目前儿童哮喘中长期吸入性糖皮质激素的使用率不高,导致患者哮喘急性发作次数高。

　　本病例中由于患儿家长担心长期吸入糖皮质激素对患儿生长发育的不良反应,因此长期吸入性糖皮质激素治疗的依从性差,继而患者反复的哮喘急性发作。临床药师通过与患者家长沟通,借助专业的药物知识,为患者及家长成功地进行了专业的药学建议和药学知识宣教,消除了家属的顾虑,使其坚持正确地使用药物治疗,使患儿能够回归校园进行学习。

(胡莉娟)

病例 45　噻托溴铵喷雾剂才用了 6 天,怎么转不动了

关键词　慢阻肺,噻托溴铵,准纳器,使用方法

一、病史摘要

患者,男性,78 岁,170 cm, 65 kg。

　　因"反复咳嗽、咳痰 20 余年,活动后喘息 2 年,加重 1 个月"门诊就诊。20余年前,患者无明显诱因出现咳嗽咳痰,秋末冬初时常见。近 2 年,出现活动后喘息,并逐渐加重。多次到当地医院就诊,诊断为"慢性支气管炎、肺气肿",经

常不规律服用止咳、祛痰、平喘等药物,疗效欠佳。近1个月,患者着凉后出现咳嗽、咳痰加重,伴活动后憋喘、心悸,无发热、畏寒及胸痛。

否认高血压、糖尿病病史。否认药物食物过敏史。吸烟40年,60包/年,已戒2年。否认酗酒等不良嗜好。

体格检查:P 95次/分,R 22次/分,BP 120/80 mmHg,SpO_2 97%。神清,精神可,口唇无发绀。双肺呼吸音低,未闻及干湿啰音。心律齐,双下肢无水肿。

辅助检查:

胸部CT:两肺气肿伴肺大疱,两肺散在慢性炎症。

肺功能:FEV_1/FVC 38.6%,FEV_1占预计值21.8%。

诊断:慢阻肺。

处方:噻托溴铵喷雾剂(能倍乐)   2.5 μg×1支;

每次2吸,每日1次,吸入。

沙美特罗替卡松粉吸入剂(准纳器)   50/500 μg×1盒;

每次1吸,每日2次,吸入。

1周后患者来门诊复诊,诉用药后喘息症状有所缓解,但噻托溴铵喷雾剂转不动了,沙美特罗替卡松粉吸入剂指示窗也变成了"0",与预期使用期限不同,是不是药有问题?

二、主要问题

(1)患者所用的吸入装置到底怎么了?

(2)使用吸入药物前,除了指导正确的吸入方法外,帮助患者了解装置的结构和适宜的保存方法也很重要

三、分析与建议

(一)患者所用的吸入装置到底怎么了

药师检查药物发现噻托溴铵喷雾剂药量指示的指针已到达红色区域顶端,底座不能再旋动。沙美特罗替卡松粉吸入剂指示窗也显示为"0",表示两个吸入剂都已用完。另外,准纳器装置残留较多药粉。询问患者得知:①患者每天遵医嘱规律用药,并未多吸入;②1周前患者拿到药后在药物咨询室学习过吸入装置使用方法,显示吸入方法正确。进一步询问发现原来患者对两个吸入装置比较好奇,没事的时候想研究研究,于是多次转动能倍乐及打开准纳器

并拨动推动杆,从而导致药物剂量浪费,6 d时间就将分别耗费1个月的能倍乐和2周的准纳器,造成了浪费。

（二）使用吸入药物前,除了指导正确的吸入方法外,帮助患者了解装置的结构和适宜的保存方法也很重要

该患者初次使用吸入药物前,药师进行过指导,患者的吸入技术是正确的。但患者并不知道他所用的两种吸入装置是不能随意去转动或拨动的,面对与传统口服药物不一样的装置,出于好奇而导致了药物剂量的损失,浪费了金钱。在日常的药学监护中我们也曾发现过由于吸入装置存放不当,被家中儿童当做"玩具"而导致药物浪费的情况。可见,对于患者应该全面地进行吸入药物的指导非常重要。

噻托溴铵喷雾剂装置称为能倍乐,是一种柔雾吸入剂,依靠机械能释放雾液。通过转动其底座180°产生的弹簧机械动力可将固定剂量（含 2.5 μg 噻托溴铵）的内置药物溶液推送至单向阀喷嘴系统,产生两股特殊交叉角度喷射的液体,从而缓慢形成一团微细雾化颗粒的"软雾"。每转动一次透明底座180°即可将一剂药物推送至喷嘴系统。因此,在不吸入噻托溴铵喷雾剂时不能随意转动底座,否则会导致药物剂量损失。

沙美特罗替卡松粉吸入剂装置名为准纳器,其装置内部结构是将药物粉末密封在铝箔制成的盘状输送带的囊泡内,输送带缠绕在一个塑料转盘装置中,并通过该转盘输送,将推动杆推到底并听到"咔哒声"后,囊泡被撕开,药物粉末进入吸入口,患者即可通过装置吸嘴吸入。每推动一次推动杆即可撕开一个药物囊泡。因此,在不吸入沙美特罗替卡松粉吸入剂时不能随意打开并推动准纳器推动杆,否则会导致药物剂量损失。

药师将两个装置的简单原理告知患者,嘱咐患者不使用吸入药物时,不能随意转动或者拨动装置,以免造成药物浪费。同时,应将药物放置在干燥处,若家里有儿童或者宠物,应放在其不能拿到的地方。患者表示已了解装置的工作原理,不会再随便转动底座和推动滑杆了。

四、总结与体会

医师在繁忙的医疗工作中,难以抽出足够的时间对患者进行用药知识的教育。临床药师作为医疗团队中的一员,有责任对患者进行用药教育。但同时也要求药师不仅要对药物十分熟悉,对于吸入装置的使用和原理也要进行学习,这样在对患者进行宣教时才能更好地让患者了解他所使用的药物和装置的结构和用法,从而有效地提升患者的吸入操作技能,降低不良反应发生率,提高患者依从性,达到更好的治疗效果。

（张捷青）

参考文献

[1] Dalby R, Spallek M, Voshaar T. A review of the development of Respimat Soft Mist Inhaler [J]. Int J Pharm, 2004, 283(1-2):1-9.

[2] 简文华,郑劲平.能倍乐吸入装置的特性及其噻托溴铵喷雾剂的临床应用 [J].中华结核和呼吸杂志,2014,37(6):474-477.

[3] 林永春,李志勇,莫云超,等.临床药师对常用吸入剂用药教育的效果跟踪分析 [J].北方药学,2019,16(9):177-178.

[4] 马凌悦,阙呈立,田硕涵,等.临床药师干预对慢阻肺患者吸入剂使用技术和自我管理的影响 [J].中国临床药理学杂志,2016,32(17):1569-1571.

点评一　临床药师

通过这个病例,提醒临床药师在患者用药教育过程中关注点应不局限于药物的相关信息,吸入装置的知识也需要学习。不同的吸入装置不仅结构原理使用方法不同,产生的微粒大小不同,吸气流速要求也不同。不当的使用会影响疗效。临床药师在指导用药时需要根据不同的装置特点告知患者注意事项,并对患者进行健康宣教,提高患者对疾病的认识,增加患者依从性,以达到有效的治疗效果。

（张蓉蓉）

点评二　临床医师

吸入性药物常被用于治疗哮喘、慢阻肺等慢性气道疾病。目前,除了常规气雾剂,临床上还有很多新型的吸入装置,诸如准纳器、布地奈德福莫特罗粉吸入剂(都保)及噻托溴铵喷雾剂装置(能倍乐)等。不同吸入装置的使用方法不同。由于临床医师工作繁忙,有时难以抽出足够的时间对患者进行用药宣教,影响了患者的用药依从性及治疗疗效。临床药师的加入解决了这一问题,有利于慢病管理。

（叶　伶）

病例 46　患者对病情控制和用药方法的主观评价是否反映了客观实际

关键词　哮喘,未控制,不规范用药

一、病史摘要

患者,男性,59 岁,身高 173 cm,体重 90 kg。

因"反复发作性气喘 50 年,发作 3 d"来门诊。患者儿童时期常间断性出现气喘症状,一般可自行缓解。常被诊断为感冒或支气管炎,对症支持治疗后好转。2005 年,患者因"整理陈旧被单"后自觉吸入灰尘,突发气喘发作而住院治疗。当地医院诊断为支气管哮喘。出院后患者未规律用药。2010 年,患者因危重度哮喘急性发作入我院急诊,给予气管插管机械通气并积极抗炎解痉平喘等治疗后好转出院。出院时肺功能示:FEV_1/FVC 56. 56%,FEV_1 1. 43 L,FEV_1 占预计值 40. 4%;支气管舒张试验阳性。出院后给予沙美特罗替卡松粉吸入剂(50/250 μg, bid)治疗。近几年来,每年都有急性发作,急诊对症处理后好转。3 d 前,患者受凉后再次出现气喘胸闷症状加重,遂至我院门诊就诊。

患者有鼻炎史 30 余年,否认高血压、糖尿病等病史。有青霉素皮试阳性史。吸烟史 30 余年,30 包/年,已戒烟 7 年。否认酗酒等不良嗜好。

体格检查:P 86 次/分,R 22 次/分,BP 120/80 mmHg。神清,精神可,呼吸稍促,口唇无发绀。双肺可及散在哮鸣音。心律齐,双下肢无水肿。

门诊诊断:支气管哮喘。

处方:噻托溴铵粉吸入剂,18 μg×30 粒;

用法：每次 18 μg，每日 1 次，吸入。

继续沙美特罗替卡松粉吸入剂治疗。

患者未使用过噻托溴铵粉吸入剂（吸入装置），至吸入药物指导室进行装置使用咨询。告知药师，医师认为他哮喘控制不好，在沙美特罗替卡松粉吸入剂的基础上加用了噻托溴铵吸入治疗。

二、主要问题

（1）患者哮喘控制不佳的原因可能是什么？

（2）该患者应如何进行药学指导和方案调整？

三、分析与建议

（一）患者哮喘控制不佳的原因可能是什么

1. 患者是否存在哮喘发作诱因？ 患者"支气管哮喘"诊断明确，反复多次发作，评估控制不佳。究其原因，首先应排除是否存在哮喘发作的诱因？药师详细询问患者后发现：患者平时无过敏情况，不饲养宠物；工作环境稳定无污染；长期居住原址，原居所环境整洁，家里未装修未添新家具，可以基本排除哮喘发作的诱因。

2. 患者是否哮喘治疗不规范？ 患者诊断为哮喘，医师给予噻托溴铵粉吸入剂治疗，药师带着疑问对患者进行了询问：①询问患者是否会用沙美特罗替卡松粉吸入剂，患者告知会用。②要求患者演示沙美特罗替卡松粉吸入剂用法，并询问用法用量。患者演示方法正确，但告知药师一个信息"7 年前出院时医师让我每日 2 次、每次 1 吸使用，但我认为自己哮喘控制挺好的，就一直是1 日 1 次使用的"。③询问患者是否还有其他吸入药，患者从口袋拿出沙丁胺醇气雾剂，告知药师"这个药很好，随身携带，每日都要使用，气喘发作的时候喷两下就好了。"④询问患者沙丁胺醇气雾剂使用频率，患者告知气喘时使用，每日 1～2 次。

从对话中我们可以看出：首先，患者对自己哮喘症状的控制评估不足，他自认为哮喘控制挺好的，但是根据《全球哮喘处理和预防策略（2019）》（GINA）患者因气喘发作需使用沙丁胺醇吸入气雾剂每日 1～2 次，说明患者哮喘未得到控制。其次，患者未遵医嘱用控制药物，擅自减量，哮喘治疗不规范。

（二）该患者应如何进行指导和方案调整

第一，加强对患者的健康教育，告知患者每日使用哮喘急救药，表明哮喘控制不佳，并非他自己认为的已控制。哮喘是可治疗的慢性气道炎症疾病，需要在医师指导下长期坚持治疗，同时患者的自我管理也至关重要，可通过自我管理工具包括 ACT 评分表、呼气流量峰值、哮喘日记及书面哮喘行动计划等对哮喘控制情况进行评估，并定期随访。通过自我管理可显著降低哮喘病死率；减少哮喘相关的住院率、急诊就诊率；改善肺功能，提高治疗效果，改善生活质量。

第二，告知患者应规范使用药物，沙美特罗替卡松粉吸入剂为控制类药物，需要长期每日规律使用，主要通过抗炎作用维持哮喘控制，长期治疗才会改善肺功能，不可随意减量或停用。患者应遵医嘱每日 2 次，每次 1 吸使用，医师会根据病情的好转情况降阶梯治疗，患者不可自行减量。随意减量反而会导致哮喘反复发作，甚至可能导致死亡，应重视哮喘缓解期控制药物的应用。

方案调整：考虑患者长期不规律使用药物，建议先规范使用沙美特罗替卡松粉吸入剂，暂时不使用噻托溴铵粉吸入剂，若使用过程中出现哮喘发作及时就医，经过规范治疗后，评估治疗疗效再考虑是否需要增加噻托溴铵。

四、总结与体会

作为临床药师不仅仅是根据医师开具的药物对患者进行用药教育，同时也要学会思考。当哮喘患者出现临床症状控制不佳时，除了考虑药物治疗效果外，还需要对患者用药的合理性和依从性进行判断。哮喘治疗需要患者长期药物治疗，因此对患者进行全面的健康教育与药学指导等药学干预特别重要，包括哮喘的认知、药物的正确使用方法、药物不良反应、症状控制判断等。加强沟通也是十分必要的，耐心回答患者提出的各种问题，以消除其紧张、忧虑等不良心理反应，进而提高患者配合用药的依从性，以获得更好的临床治疗效果。

（张捷青）

参考文献

［1］ Global Initiative for Asthma. Global strategy for asthma management and prevention［EB/OL］.［2019-11-16］.http://www.ginasthma.org.

［2］中华医学会呼吸病学分会哮喘学组.支气管哮喘患者自我管理中国专家共识［J］.中华结核和呼吸杂志,2018,3(41):171-178.

［3］中华医学会呼吸病学分会哮喘学组.支气管哮喘防治指南［J］.中华结核和呼吸杂志,2016,9(39):1-24.

［4］程俏添.药学监护指导支气管哮喘合理用药的应用价值［J］.中国现代药物应用,2018,16(12):149-150.

［5］钱春艳,蔡映云,邹素兰.针对哮喘防治中的不良偏向发挥临床药师的作用［J］.药学与临床研究,2010,18(5):480-481.

点评一 临床药师

该哮喘病例反映了慢性病患者普遍存在问题:依从性差和疾病认知不足。作为临床药师在关注患者用药的同时,还要通过与患者的沟通来判断患者是否存在依从性差和认知不足的问题。对于慢性病患者,健康宣教更为重要,其不仅可以让患者足够认识疾病的基本情况,还可以督促患者进行自我评估,提升依从性,得到更好的治疗效果。

（顾永丽）

点评二 临床医师

慢病管理在哮喘等慢性气道疾病的治疗中尤为重要。很多患者对于自己所患疾病的认知不足,用药依从性差。对于部分所谓的"难治性哮喘"患者,其实是由于没有规范地使用控制性药物治疗从而导致哮喘的反复发作。而发作时患者使用沙丁胺醇等缓解性药物可以改善症状,以至于患者认为控制性药物疗效差,反倒认为沙丁胺醇"物美价廉",效果好。因此,如何提高患者对疾病的认知程度是提高其依从性的关键因素之一。临床药师的加入,不仅可以指导患者用药,还可以配合医师更好地做好健康宣教,从而提升慢病管理水平。

（叶　伶）

第五章

>>>

不同剂型或制剂的合理使用

概　　述

　　一个药物在临床应用主要是看其药物活性成分的治疗作用,这是毋容置疑的。其实,临床用药不仅仅是用"药物活性成分","药的制剂"也在发挥作用,包括药物活性成分及其制剂辅料。可见,我们不能只关注药物活性成分,还需要重视其辅料成分及其制剂特点。药物可因给药途径等不同而有多种剂型,如口服制剂、注射剂、吸入制剂及其他给药途径制剂等。即便是同种药物、同一给药途径,也可能有多种剂型,如口服制剂包含片剂、胶囊剂、溶液剂、散剂及颗粒剂等。除了给药途径不同分为不同剂型,由于制剂工艺的快速发展,新制剂新剂型层出不穷,如控缓释制剂、靶向制剂及透皮给药制剂等。药物制剂不同、剂型不同,制剂辅料也往往不同,其药剂学(如处方组成、理化性质及释药性能等)和药动学(特别是吸收和分布)特点也可能会有差异,从而导致药物有效性、安全性及其使用注意事项等发生相应改变。

　　特殊制剂、不同剂型虽然给临床治疗带来了更多的选择,同时也可能带来更多的不恰当使用,如给药方案不恰当、药物使用方法不恰当、药学监护措施不恰当等。充分了解药物不同制剂、不同剂型及其制剂的特点,掌握制剂特点引起的药物保存、吸收、分布及药物疗效、不良反应的差异,掌握其不同的使用方法和注意事项,确保临床合理用"药",这些都是十分重要的。

病例 47　依托泊苷注射液短缺的情况下,
小细胞肺癌化疗方案的选择

关键词　小细胞肺癌,依托泊苷,药品短缺

一、病史摘要

患者男性,75 岁,身高 160 cm,体重 54 kg。

因"左肺癌诊断 4 个月余,现为行第 5 周期化疗"入院。患者 2019 年 1 月无明显诱因下咳嗽、咳痰,痰为白色,不伴发热、盗汗等,胸部 CT 提示左下肺占位(38 mm×35 mm),遂收住入院。入院后行支气管镜检查,病理结果:(左下肺)小细胞肺癌,CK(pan)(＋),CK7(－),p40(－),p63(－),Syn(＋),CgA(＋),CD56(＋),TTF－1(＋),Ki－67(90％＋),CAM5.2(＋)。完善病情评估,临床诊断为左肺下叶小细胞肺癌(cT2N3M1a 胸膜)Ⅳ A 期 PS1 分。

治疗过程:

EP 方案(21 d/疗程)化疗 3 周期(依托泊苷 0.16 g,D 1～3,顺铂 120 mg,D 1),化疗过程顺利,期间评估疗效为缓解期延长(PR)。

由于患者 EP 方案化疗后恶心、呕吐明显,为减少胃肠道不良反应,更换为 EC 方案(21 d/疗程)化疗 1 周期(依托泊苷 0.16 g d1～3,卡铂 350 mg d1),化疗过程顺利。

现为行第 5 次化疗收治入院。

吸烟史:40 包/年,已戒烟 4 个月余。

体格检查:T 36.8℃,P 92 次/分,R 18 次/分,BP 146/92 mmHg。神清,精神尚可。双肺听诊未闻及啰音。心律齐。腹部平软,无压痛。

入院后完善相关检查,疗效评估 PR,排除禁忌后行第 5 周期 EC(依托泊苷 0.16 g d1～3 + 卡铂 350 mg d1)方案化疗。

药物治疗方案:

依托泊苷注射液 160 mg + NS 1000 mL,ivgtt,qd(d1～3);

卡铂注射液(波贝)350 mg + 5％GS 500 mL,ivgtt,qd(d1);

帕洛诺司琼 0.25 mg,iv,qd(d1);

地塞米松 5 mg,iv,qd(d1～3);

奥美拉唑肠溶胶囊 20 mg,po,qd(d1～3);

甲氧氯普胺 20 mg + 维生素 B$_6$ 200 mg + NS 500 mL,ivgtt,qd(d1～3)。

用完 2 d 依托泊苷注射液后,出现药品临时断货,患者第 3 日依托泊苷注射液无法获得。遂给予患者依托泊苷胶囊(拉司太特,规格 25 mg/粒)150 mg 口服替代依托泊苷注射液化疗。

二、主要问题

（1）使用依托泊苷胶囊 150 mg 口服替代依托泊苷注射液 160 mg 静脉滴注化疗，合理吗？

（2）依托泊苷注射液短缺时，小细胞肺癌化疗可选择哪些方案？

三、分析与建议

（一）使用依托泊苷胶囊 150 mg 口服替代依托泊苷注射液 160 mg 静脉滴注化疗，合理吗

依托泊苷胶囊（拉司太特）的说明书中适应证为主要为小细胞肺癌、恶性淋巴瘤等。《NCCN 小细胞肺癌诊疗指南》2019 推荐，小细胞肺癌一线治疗 6 个月内复发的患者，可口服依托泊苷（50 mg/m²，d1～21）继续治疗。指南与药品说明书均提示小细胞肺癌口服依托泊苷化疗是可行的，当然，《NCCN 指南》仅推荐用于 6 个月内复发的患者，对于一线化疗并未作推荐。本病例则是处于一线化疗阶段，可能无法参考这一方案进行。但是化疗过程中（化疗第 3 天）依托泊苷注射液短缺，药品无法获得，口服替代可能是当时最佳的选择。而依托泊苷口服替代的剂量该如何确定？

依托泊苷口服生物利用度约为 50%（25%～75%），相同剂量的依托泊苷经口服和注射给药后，口服给药的 AUC 和 C_{max} 约为静脉给药的一半。依托泊苷胶囊另一厂家制剂（VePesid，BMS）的说明书提到，依托泊苷口服给药的剂量可为静脉剂量的 2 倍。故本病例使用依托泊苷胶囊 150 mg 口服替代依托泊苷注射液 160 mg 静脉滴注化疗，给药剂量不足。根据依托泊苷药动学特点，对于该病例在依托泊苷注射液 160 mg 连续静滴 2 d 后，在缺药的情况下，药师建议可以选择约 2 倍静脉制剂剂量的口服制剂即 300 mg 依托泊苷胶囊替代。考虑到依托泊苷口服后，其药动学参数会受到吸收、首过效应、P-糖蛋白等多个环节的影响，这些环节又受到遗传、生理以及环境因素的综合作用，如 P-糖蛋白等药物转运体的基因多态性、肝功能状态、消化液的分泌、与同服药物或食物的相互作用等，从而导致依托泊苷口服生物利用度个体差异较大，可能不能简单地以 2 倍剂量来给每位患者制订替代方案。有研究比较了依托泊苷口服与静脉给药在小细胞肺癌中的有效性和安全性做了系统性综述（表 47-1）。

表 47-1　依托泊苷口服与静脉给药在小细胞肺癌中的有效性和安全性

临床试验	患者数	治疗方案	结果（口服 *vs* 静脉）			
			ORR/%	mPFS/月	mOS/月	不良反应
二期随机对照	83	**IV**：DDP 100 mg/m² i. v. d1，VP16 120 mg/m² i. v. d1～d3（n=41） **IV+Oral**：DDP 100 mg/m² i. v. d1，依托泊苷 120 mg/m² i. v. d1，240 mg/m²，口服，d2～d3（n=42）	50 *vs* 59	5.9 *vs* 6.6	8.6 *vs* 8.6	骨髓毒性相似，感染、贫血、体重减轻静脉多见
二期随机对照	47	**IV**：依托泊苷 80 mg/m² i. v. d1～d5（n=22） **口服**：依托泊苷 130 mg/m²，口服，d1～d5（n=25）	相似	/	/	白细胞减少：口服 *vs* 静脉 32% *vs* 59%
随机对照	21	**IV**：DDP 80 mg/m² i. v. d1，依托泊苷 100 mg/m² i. v. d2～d4（n=14） **Oral**：DDP 80 mg/m² i. v. d1，50 mg/m²，口服，d3～d23（n=7）	86 *vs* 64	/	无显著性差异	骨髓毒性口服较低
三期随机对照	306	**IV**：DDP 25 mg/m² i. v. d1～d3，依托泊苷 130 mg/m² i. v. d1～d3 **Oral**：DDP 33 mg/m² i. v. d1～d3，依托泊苷 50 mg/m²，口服，d1～d21	14 *vs* 15	7 *vs* 7	9.9 *vs* 9.5	严重中性粒细胞减少：口服 *vs* 静脉 10% *vs* 4%

　　可见，尽管依托泊苷口服生物利用度约 50%，但个体差异较大，也无很强的循证研究可参考。依托泊苷口服给药不属于常规替代静脉化疗方案。若出现本病例这样比较棘手的情况，可以在密切监测不良反应的情况下，以 2 倍注

射液剂量给予口服,可根据不良反应情况分 3～5 d 口服,同时还需要继续评估化疗疗效。故针对该患者,第 3 日依托泊苷口服建议给药剂量为 300 mg,可根据患者具体情况分 1～3 d 口服。

(二)依托泊苷注射液短缺时,小细胞肺癌化疗可选择哪些方案

根据《NCCN 小细胞肺癌诊疗指南》(2019),小细胞肺癌的一线治疗方案包括依托泊苷 + 铂类或伊立替康 + 铂类化疗。局限期小细胞肺癌可选择 EP 方案(依托泊苷 + 顺铂)或 EC(依托泊苷 + 卡铂)方案,若同时合并放疗,则推荐使用 EP 方案。而在广泛期小细胞肺癌,除了最新的免疫治疗方案(卡铂 AUC5,d1 + 依托泊苷 $100\ mg/m^2$,d1～3 + atezolizumab 1200 mg,d1),传统的化疗方案包括 EP、EC 以及伊立替康 + 顺铂/卡铂。

2014 年,Lancet Oncol 报道的一篇多中心的 3 期试验结果表明,在局限期小细胞肺癌患者中,伊立替康 + 顺铂(IP)方案(伊立替康 $60\ mg/m^2$,d1,d8,d15,顺铂 $60\ mg/m^2$,d1)与依托泊苷 + 顺铂(EP)方案(依托泊苷 $100\ mg/m^2$,d1～3,顺铂 $80\ mg/m^2$,d1)达标志标(mOS)(2.8 年 *vs* 3.2 年)和 mPFS(1.0 年 *vs* 1.1 年)相当,且严重血液毒性包括 3/4 度中性粒细胞降低、3/4 度白细胞减少,IP 方案要低于 EP 方案(发生率分别为 78% *vs* 94%,78% *vs* 90%)。2002 年,*NEJM* 报道的一篇多中心的 3 期试验结果表明,在广泛期小细胞肺癌患者中,伊立替康 + 顺铂(IP)方案的 mOS 和 mPFS 都优于依托泊苷 + 顺铂(EP)方案,分别为 12.8 *vs* 9.4 个月($P = 0.002$)和 6.9 *vs* 4.8 个月($P = 0.003$)。2019 年韩国的一项多中心 3 期试验结果显示,在 65 岁以下,PS<2 的男性患者中,IP 方案的生存期大于 EP 方案($P<0.05$),表明在这类人群更适合使用 IP 方案进行化疗。

不过,IP 方案的 3/4 度腹泻的发生率要高于 EP 方案($P<0.05$),且伊立替康的给药周期为每周 1 次,每个疗程 3 次,与依托泊苷每个疗程连用 3 d 相比,患者的往返医院及住院次数增加,用药的便利性不如依托泊苷,并且可能会增加患者的经济负担。而口服依托泊苷替代化疗给药方便,患者无须住院,可节省患者医疗开支,患者的用药依从性有望大大提高。因此,化疗方案的选择还需综合考虑多种因素。

四、总结与体会

同一药物的不同剂型,其药代动力学参数不完全相同。依托泊苷胶囊的生物利用度约为 50%，且个体差异大，在替换注射剂时不宜直接等剂量替代，而应根据药代动力学参数调整剂量。临床药师在参与药物治疗实践中，不仅要关注药物的药效学，还应当关注药物的药代动力学，充分利用临床药理学知识来应对临床问题，从而在临床治疗团队中体现药师的价值。

（徐　嵘）

参考文献

[1] Rezonja R, Knez L, Cufer T, et al. Oral treatment with etoposide in small cell lung cancer-dilemmas and solutions [J]. Radiology and Oncology, 2013, 47(1):1 - 13.

[2] El-Yazigi A, Ezzat A, Berry J, et al. Optimization of oral etoposide dosage in elderly patients with non-hodgkin's lymphoma using the fraction of dose absorbed measured for each patient [J]. The Journal of Clinical Pharmacology, 2000, 40(2):153 - 160.

[3] National Comprehensive Cancer Network. NCCN clinical practice guidelines: small cell lung cancer [EB/OL]. [2021 - 05 - 07]. https://www2.tri-kobe.org/nccn/guideline/lung/english/small.pdf.

[4] Kubota K, Hida T, Ishikura S, et al. Etoposide and cisplatin versus irinotecan and cisplatin in patients with limited-stage small-cell lung cancer treated with etoposide and cisplatin plus concurrent accelerated hyperfractionated thoracic radiotherapy (JCOG0202): a randomised phase 3 study [J]. Lancet Oncol, 2014, 15(1):106 - 113.

[5] Noda K, Nishiwaki Y, Kawahara M, et al. Irinotecan plus cisplatin compared with etoposide plus cisplatin for extensive small-cell lung cancer [J]. N Engl J Med, 2002, 346(2):85 - 91.

[6] Kim D, Kim H, Kim J, et al. Randomized Phase III trial of irinotecan plus cisplatin versus etoposide plus cisplatin in chemotherapy-naïve Korean patients with extensive-disease small cell lung cancer [J]. Cancer Research and Treatment, 2019, 51(1):119 - 127.

点评一　临床药师

　　伊立替康＋顺铂（IP）方案和依托泊苷＋顺铂（EP）方案都是小细胞肺癌的一线化疗方案。IP 方案的主要缺点是伊立替康在第 1 日、第 8 日、第 15 日都需要给药一次,这对患者来说很不方便。同时,伊立替康的价格要高于依托泊苷,这两个因素可能会降低患者的治疗依从性。依托泊苷胶囊口服的生物利用度低,约为50%,同时会受到P糖蛋白基因多态性及饮食等多种因素的影响,给予静脉剂量的2倍口服,对一些患者而言可能达不到静脉的有效血药浓度,而对另一些患者又可能超过静脉用药所需的剂量,从而增加骨髓抑制等不良反应。因此,当注射用依托泊苷短缺时改用口服并非是最佳的替代方案,而是作为患者依从性不佳时等情况下的备选方案。作为药品供应部门,应在化疗药物短缺前及时预警,确保每个患者化疗周期内药品的供应,避免临时换用不同剂型。

（卢 遖）

点评二 临床医师

像这种在化疗周期中出现化疗药物突然短缺,是比较少见的情况。一旦出现后,需要有可替代的应急方案解决治疗问题。同种药物的不同剂型在紧急情况下是可以替代的,但是使用剂量需要重新计算。如果需要更换药物种类,首先要参考指南推荐的药物,同时兼顾药物可能的不良反应、药物价格、使用的便利性等问题。在这个过程中,临床医师积极与药师沟通,可以更快有效地找到替代治疗的方案,用药后需密切关注患者有无不良反应。

（胡莉娟）

病例 48 风格迥异的紫杉醇制剂——紫杉醇、白蛋白结合型紫杉醇、紫杉醇脂质体的药学特点

关键词 紫杉醇注射液,白蛋白结合型紫杉醇,紫杉醇脂质体,药学特点,给药方法

一、病史摘要

患者,女性,72 岁,身高 160 cm,体重 60 kg,体表面积 1.59 m²。

因"发现颈部淋巴结肿大 3 个月,活动后胸闷气急 2 个月"于 2014 年 3 月入院。患者旅居国外,3 个月前自己扪及左颈部肿大淋巴结,偶有头晕伴恶心呕吐不适,每次持续 10 min 左右可自行缓解。荷兰当地的家庭医师给予对症处理(具体不详)后好转。2 个月前患者出现活动后胸闷、气急。1 个月前患者出现咳嗽,干咳为主。患者病程中无发热、胸痛,一直在荷兰治疗。2 周前胸部 CT 检查示右侧胸腔积液(具体报告未见)。曾行胸穿检查及颈部淋巴结穿刺,病理学检查结果均无阳性提示(具体报告未见)。为求进一步治疗,患者回国后入住我院呼吸科。

患者无高血压、糖尿病等疾病。否认抽烟、喝酒等不良嗜好。无药物食物过敏史。母亲有胃癌史。

体格检查:T 37 ℃,P 78 次/分,R 16 次/分,BP 146/88 mmHg。双侧颈部可触及多个肿大淋巴结,直径 1 cm 左右,质中等,无触痛;听诊右下肺呼吸音低,叩诊呈浊音。

入院诊断:颈部淋巴结肿大待查,胸腔积液待查。

入院后辅助检查:

血常规:Hb 154 g/L, WBC 6.91×10⁹/L, N 5.38×10⁹/L, N% 77.9%;

肿瘤标记物:APF 3.2 ng/mL, CEA 0.7 ng/mL, CA199 9.4 U/mL, CA125 162.9 U/mL, CA153 25.0 U/mL, CA724 1.7 U/mL, CYFRA211 11.2 ng/mL, NSE 12.6 ng/mL;

胸部 HRCT:左肺结节,考虑 MT(转移可能);纵隔、两肺门、右侧心膈角和腹腔内淋巴结肿大;两侧胸腔积液,伴右肺中下叶部分不张;心包积液;肝脏和脾脏占位(转移?);

PET-CT:考虑左肺上叶舌段 MT 伴多处淋巴结肿大(双侧肺门、纵隔、右内乳、心膈角、双侧锁骨区、颈部、腹腔、后腹膜)、肝脏、脾脏及全身骨骼广泛转移可能性大;双侧胸腔、心包积液;

入院后超声引导下行右颈部淋巴结穿刺活检术,病理学检查提示转移性或浸润性恶性肿瘤,结合形态及免疫组织化学考虑低分化鳞癌。

最终诊断:原发性支气管肺癌(低分化鳞癌 cT4N3M1c ⅣB 期 PS 1 分)

综合评估后,给予白蛋白结合型紫杉醇(300 mg, d1,每 3 周 1 次)单药化疗,辅以唑来膦酸(4 mg, ivgtt, st)缓解骨痛。

护士执行医嘱时,电话咨询临床药师:平时紫杉醇注射液一般 500 mL 滴注至少 3 h,而白蛋白结合型紫杉醇只有 60 mL,滴注时间还是 3 h 吗? 用微泵给药吗?

二、主要问题

(1) 简述白蛋白结合型紫杉醇的滴注时间及给药方式。

(2) 为什么白蛋白结合型紫杉醇滴注时间与紫杉醇注射液的不一样?

(3) 对紫杉醇脂质体与紫杉醇注射液、白蛋白结合型紫杉醇的药学特点进行比较。

三、分析与建议

(一) 白蛋白结合型紫杉醇的滴注时间及给药方式

紫杉醇为红豆杉中提取的天然产物,主要通过作用于微管蛋白抑制肿瘤细胞的有丝分裂从而发挥抗肿瘤作用。紫杉醇注射液于 1992 年 12 月经 FDA 批准在美国上市,主要用于晚期卵巢癌、非小细胞性肺癌(non-small cell lung cancer, NSCLC)、Her2 阳性转移性乳腺癌的治疗,但其存在严重的临床缺陷,即有严重的过敏反应和需要经过一系列的预处理。

白蛋白结合型紫杉醇于 2005 年 2 月经 FDA 批准在美国上市,主要用于治疗转移性乳腺癌、NSCLC 及胰腺癌的治疗,白蛋白结合型紫杉醇的上市在很大程度上避免了紫杉醇注射液的临床缺陷。根据产品说明书,白蛋白结合型紫杉醇的稀释浓度为 5 mg/mL,且在静脉滴注过程中为减少与滴注相关的局部反应,滴注时间不应超过 30 min。该患者给予 300 mg 的白蛋白结合型紫杉醇,稀释溶液 60 mL,采用静脉滴注的方式,滴注时间控制在 30 min 以内。

(二) 为什么白蛋白结合型紫杉醇滴注时间与紫杉醇注射液的不一样

紫杉醇为白色或类白色结晶性粉末,易溶于甲醇、乙醇或三氯甲烷等有机溶剂,在乙醚中微溶,在水中几乎不溶解。聚氧乙烯蓖麻油(Cremophr EL)为一种非离子型两亲性表面活性剂,可以克服多种药物的疏水性,为增加紫杉醇的水溶性,故采用聚氧乙烯蓖麻油和乙醇以 1∶1 体积比作为紫杉醇的辅料。有研究发现,聚氧乙烯蓖麻油并不是惰性载体,它会产生一系列生物效应,如逆转 P 糖蛋白活性,它还会通过在体内激活补体 C3a,C5a 和 C5b－9 而引起超敏反应或全身免疫刺激等不良反应。Rowinsky 等认为,紫杉醇的心脏毒性可能是由于聚氧乙烯蓖麻油在体内诱导组胺释放,选择性刺激心脏 H_1 和 H_2 受体从而引起心肌耗氧量增加、冠状动脉血管收缩。因此,聚氧乙烯蓖麻油会增加紫杉醇注射液的不良反应,如过敏反应、肾毒性和神经毒性。有研究发现,严格的预处理和延长输注时间可减轻聚氧乙烯蓖麻油和紫杉醇的毒性,故说明书要求患者在使用紫杉醇注射液前 12 h 及 6 h 口服地塞米松 20 mg,30～60 min 静注苯海拉明(或其同类药)50 mg,30～60 min 静注西咪替丁(300 mg)或雷尼替丁(50 mg),同时延长输注时间至少 3 h。加之紫杉醇注射液要求最终稀释浓度为 0.3～1.2 mg/mL,导致输液体积过多,输注时间也会相应的延长。

白蛋白结合型紫杉醇是以人血白蛋白为载体,利用白蛋白的自然生物特性,通过 gp－60 介导的内皮细胞跨膜转运和一种与白蛋白结合的蛋白 SPARC(一种酸性富含半胱氨酸的分泌蛋白)的互相作用而增加肿瘤组织对紫杉醇的摄取和积蓄,提高肿瘤部位的药物浓度,进而提高抗肿瘤的活性。白蛋白结合型紫杉醇规避了聚氧乙烯蓖麻油的不良反应,因此不需要预处理及特殊的输液器。根据药品说明书,白蛋白结合型紫杉醇的稀释浓度为 5 mg/mL,其稀释后为混悬液,根据 Stoke 定律,为保持制剂稳定性(或均一性),稀释浓度很关键,用过量的生理盐水稀释后,会导致最终混悬液的分散介质密度过低,破坏分散系统的稳定性,从而导致输液出现分层或沉淀。因此,白蛋白结合型紫杉醇既规避了聚氧乙烯蓖麻油的毒性,同时较高的稀释浓度又导致输液体积的减少,这两方面的原因致使白蛋白结合型紫杉醇的输注时间远远短于紫杉醇注射液。同时也有研究显示,白蛋白结合型紫杉醇用药前未给予预处理,并且缩短用药时间为 30 min,未观察到超敏反应的发生,这说明缩短给药时间是可行的。

(三) 紫杉醇脂质体与紫杉醇注射液、白蛋白结合型紫杉醇的药学特点比较

脂质体是将药物包封于类脂质双分子层内而形成的微型泡囊体,药物粉末包埋在脂质体微粒中。这种微粒具有类细胞结构,进入人体内主要被体内网状内皮系统吞噬而激活机体的自身免疫系统功能,使药物主要在肝、脾、肺和骨髓等组织积蓄,从而提高药物的治疗效能,减少药物的治疗剂量和降低药物的毒性,提高患者耐受性,更重要的是规避了由溶媒引发的过敏风险。紫杉醇脂质体是以卵磷脂、胆固醇及苏氨酸为载体，是针对紫杉醇注射液的临床缺陷而开发上市的全球第一个紫杉醇新型制剂，为我国具有完全独立自主知识产权的本土品牌，于 2003 年 1 月经 CFDA 批准在中国上市，主要用于卵巢癌、NSCLC、乳腺癌的治疗。

此外，紫杉醇注射液中的聚氧乙烯蓖麻油（Cremophr EL）可溶解 PVC 输液管中的二乙烯乙基邻苯二甲酸盐（DEHP），引起毒性反应，故在使用紫杉醇注射液时避免使用含有 DEHP 的输液管和输液袋，同时因用葡萄糖溶液或者生理盐水稀释紫杉醇有时会产生沉淀或结晶，故在输液的时候也应使用带有过滤器的输液器。而紫杉醇脂质体和白蛋白结合型紫杉醇因不含聚氧乙烯蓖麻油，故对输液器没有要求。

紫杉醇脂质体是以卵磷脂、胆固醇及苏氨酸为载体，为避免发生脂质体聚集，不可用生理盐水或其他溶液稀释，只可使用 5% 葡萄糖溶液。而白蛋白结合型紫杉醇是以人血白蛋白为载体，葡萄糖注射液偏酸性，容易使蛋白变性，故白蛋白结合型紫杉醇应使用偏中性的生理盐水作为溶媒；而紫杉醇注射液要求溶媒 pH 值在 3.0～7.0 的范围内。因此，常用的生理盐水和 5% 的葡萄糖溶液及葡萄糖氯化钠溶液都符合要求。

紫杉醇、白蛋白结合型紫杉醇、紫杉醇脂质体的药学特点见表 48-1。

表 48-1　紫杉醇不同制剂的药学特点比较

参数	紫杉醇注射液	白蛋白结合型紫杉醇	紫杉醇脂质体
规格	30 mg、100 mg	100 mg	30 mg
活性成分	紫杉醇	紫杉醇	紫杉醇
主要辅料	聚氧乙烯蓖麻油乙醇	人血白蛋白	卵磷脂、胆固醇、苏氨酸、
溶媒	NS、5% GS、5% GNS 等	NS	5%GS
溶媒选择原因	pH 值在 3.0～7.0 内，故对溶媒没有要求	葡萄糖注射液偏酸性，易使蛋白变性，故使用偏中性的生理盐水作为溶媒	不可用 NS 或其他溶液稀释，以免发生脂质体聚集
最终稀释浓度	0.3～1.2 mg/mL	5 mg/mL	未作说明

续　表

参数	紫杉醇注射液	白蛋白结合型紫杉醇	紫杉醇脂质体
初溶后溶液性状	无色澄清溶液	白色，无颗粒，混悬液	白色，无颗粒，混悬液
稀释后在室温（约25℃）或照明条件下的稳定性	27 h	4 h	24 h
滴注时间	3 h	30 min	3 h
输液器和输液袋的要求	需使用不含 PVC 的输液器和输液袋	无特殊要求	无特殊要求
预处理	12 及 6 h 口服地塞米松20 mg 30～60 min 静注苯海拉明（或其同类药）50 mg 30～60 min 静注西咪替丁（300 mg）或雷尼替丁（50 mg）	不需要预处理	30 min 静注地塞米松 10 mg 30 min 肌注苯海拉明 50 mg 30 min 静注西咪替丁 300 mg

四、随访与结果

　　该患者使用白蛋白结合型紫杉醇 300 mg，根据说明书浓度要求，患者最终的输液体积为 60 mL，采用静脉滴注方式给药，输液时间 30 min，患者在用药过程中未见明显不适。

五、总结与体会

　　药用辅料包括多种赋形剂与添加剂，是药物制剂的基础材料和重要的组成部分，它不仅赋予了药物一定的剂型用于临床，还与提高药物的疗效，降低不良反应有很大的关系。长期以来，人们认为药物辅料是无活性成分，但随着体内研究的深入，发现辅料并非惰性或者非活性物质，辅料改变的药物的药学特点，影响了药物在体内的吸收以及疗效，甚至还可引起不良反应。在临床诊疗过程中，临床药师除了要关注药物的药理作用和不良反应外，也需关注药物的制剂特点，关注辅料对制剂的影响，并且发挥自身专业优势，为临床答疑解惑,在临床团队中发挥药师的特长。

（陈　超）

参考文献

［1］ 高鹏,涂家生.聚氧乙烯蓖麻油及其安全性研究进展［J］.药学与临床研究,
2010, 18(1):59－63.

［2］ Weiszhar Z, Czúcz J, Révész C, et al. Complement activation by
polyethoxylated pharmaceutical surfactants: Cremophor-EL, Tween-80 and
Tween-20［J］. Eur J Pharm Sci, 2012.45(4):492－498.

［3］ Kundranda M N, Niu J. Albumin-bound paclitaxel in solid tumors: clinical
development and future directions［J］. Drug Des Devel Ther, 2015, 9:3767－
3777.

［4］ 李文军.紫杉醇不良反应文献综述［J］.药物流行病学杂志, 2002, 11(4):
187－188.

［5］ Rowinsky E K, Mcguire W P, Guarnieri T, et al. Cardiac disturbances during
the administration of taxol［J］. J Clin Oncol, 1991, 9(9):1704－1712.

［6］ Kim S C. Investigation of the release behavior of DEHP from infusion sets by
paclitaxel-loaded polymeric micelles［J］. Int J Pharm, 2005, 293(1－2):303－
310.

［7］ Gradishar W J. Albumin-bound paclitaxel: a next-generation taxane［J］. Expert
Opin Pharmacother, 2006, 7(8):1041－1053.

［8］ Gradishar W J, Tjulandin S, Davidson N, et al. Phase III trial of nanoparticle
albumin-bound paclitaxel compared with polyethylated castor oil-based paclitaxel
in women with breast cancer［J］. J Clin Oncol, 2005.23(31):7794－7803.

［9］ 刘东璐.紫杉醇不同剂型的特点及临床应用［J］.临床合理用药杂志, 2014, 7
(8):168－169.

［10］ 崔宝国.药用辅料在制剂中的应用［D］.山东大学, 2007.

点评一　临床药师

　　临床诊疗过程中,医师往往会更加关注药物的有效成分及药理作用,而对于同一种有效成分的不同制剂,往往会比较困惑:哪种剂型会更为合适,它们之间有何异同点? 长期以来,辅料都被认为是惰性物质,既不发挥药理学作用,也不影响有效成分的作用发挥。但在本案例中,辅料改变了药物的药学特

点,不同辅料的紫杉醇制剂在溶媒、最终稀释浓度、稀释后的稳定性、滴注时间、输液器和输液袋的要求以及预处理方面都各不相同。紫杉醇注射液因含有聚氧乙烯蓖麻油,其会引起超敏反应,增加了药物的不良反应,所以要求有严格的预处理,并且稀释浓度为 0.3~1.2 mg/mL,从而增加了滴注的液体量,延长了滴注时间,同时发现滴注时间的延长减少了聚氧乙烯蓖麻油的不良反应。而且,聚氧乙烯蓖麻油对输液器有要求。而白蛋白结合型紫杉醇,是以人血白蛋白为辅料,规避了聚氧乙烯蓖麻油的毒性,因此无须预处理,对输液器也无要求。但因人血白蛋白为蛋白质,从而不能用偏酸性的葡萄糖做溶媒,只能用生理盐水稀释。而且白蛋白结合型紫杉醇稀释后为混悬液,根据药剂学Stoke 定律,为保持制剂稳定性稀释浓度,稀释浓度需为 5 mg/mL,这样不仅减少了溶解的液体量,也因为不含有聚氧乙烯蓖麻油,所以滴注时间在 30 min 以内。因此,在临床使用过程中,不能想当然的认为活性成分一样,用法也就无差别,而应关注药物的制剂特点,关注辅料对制剂的影响,并利用自身专业的优势,为临床答疑解惑。

(朱　斌)

点评二　临床医师

面对一个药物,多数临床医师关注的是药物的疗效和主要不良反应,更有甚者仅关注疗效。但其实很多静脉使用的药物,辅料很大程度上决定了药物的不良反应、配伍禁忌、静脉输注要求。紫杉醇是包括 NSCLC 在内的多种癌症的常用化疗药物,已上市 20 余年。国内肿瘤专业的医师对该药非常熟悉。但面对白蛋白结合型紫杉醇、紫杉醇脂质体,有些临床医师并不知道其用药特点。因此,当面对一个自己没有使用过的药物时,临床医师应该仔细阅读说明书,不要想当然地使用。同时临床药师也应该及时与医师沟通,提高其用药水平。

(叶　伶)

病例 49　伊曲康唑治疗马尔尼菲青霉重度肺部感染序贯治疗的思考

关键词　伊曲康唑，胶囊，口服溶液，生物利用度

一、病史摘要

患者，男性，63 岁，身高 172 cm，体重 76 kg。

因"咳嗽、发热伴淋巴结肿大 1 个月余"入院。患者 1 个月余前无明显诱因下反复出现发热，体温波动在 38～38.5 ℃，发热前无明显畏寒、寒战，伴咳嗽、咳白色泡沫痰，量较多，夜间盗汗，两侧颈部淋巴结肿痛伴触痛，无咯血、胸痛、气急等不适。当地医院给予静脉滴注头孢类药物治疗后效果不佳。行胸部 CT 检查：右肺门、纵隔内隆突下、气管前腔静脉后及胸廓入口处多发淋巴结增大，两侧少许胸腔积液。为进一步诊治收入我院病房。自起病来，患者神清，精神尚可，食纳、睡眠欠佳，二便如常，体重减轻 5 kg。

患者既往有糖尿病史 10 余年，目前用精蛋白锌重组人胰岛素混合注射液（优泌林 30R：早 14U/晚 12U，皮下注射）、阿卡波糖（50 mg, po, tid）降糖治疗，血糖控制不佳，波动较大。无其他基础疾病及食物药物过敏史。

入院查体：T 37.8 ℃，P 102 次/分，R 20 次/分，BP 122/74 mmHg；两侧颈部淋巴结肿大伴触痛明显；双肺可闻及少量湿啰音，心律齐，心音低顿；肝脾未及肿大，双下肢无水肿。

血常规：WBC 10.95×10^9/L，N%：71.5%；CRP 130.2 mg/L，ESR 72 mm/H；自身抗体：阴性；结核感染 T 细胞斑点试验（T-spot. TB）：A 抗原 0，B 抗原 0；1-3-β-D 葡聚糖：251.4 pg/mL。

PET/CT：①右侧锁骨区、胸内及肝胃间隙、肝门区、胰头周围糖代谢异常增高的肿大淋巴结；双侧颈血管旁炎性淋巴结可能；②两肺慢性炎症；双侧胸腔、心包腔积液；③全身骨髓、脾脏弥漫性糖代谢增高。心脏彩超检查：心包腔内中等量至大量积液。

行颈部淋巴结穿刺，病理学检查：组织内见较多组织细胞及中性粒细胞，组织细胞内见较多 PAS 染色阳性空泡样物，考虑真菌感染；组织培养：倾向马尔尼菲青霉菌。

最终诊断:马尔尼菲青霉菌病。

确诊后即给予静脉伊曲康唑注射液抗真菌治疗,给药方法为:前48 h给予负荷剂量,200 mg,ivgtt,q12 h;随后给予200 mg,ivgtt,qd维持治疗。因患者病情严重,同时给予甲泼尼龙(40 mg,iv)抗炎治疗。经上述治疗后,患者炎症指标(CRP、ESR)逐渐下降,心功能(pro-BNP)及肝功能(ALT)也逐渐改善。但在抗真菌治疗的第19日,医师将静脉伊曲康唑改为伊曲康唑胶囊(200 mg,po,bid),口服胶囊治疗5 d随访患者炎症指标(ESR、CRP)及心功能(BNP)指标均有所回升。患者入院后主要的实验室检查指标变化见表49-1。

表49-1　患者主要实验室检查指标值变化

入院时间	WBC/(×10⁹/L)	N/%	CRP/(mg/L)	ESR/(mm/h)	PCT/(ng/mL)	白蛋白/(g/L)	pro-BNP/(pg/mL)	ALT/(U/L)
D1	11.09	72.8	>90.0	—	1.12	28	1544	154
D2	10.98	85.3	>205.2	>120	1.77	23	2379	108
D14	10.32	88.7	13.9	17	0.16	29	319	36
D20	6.8	85.2	3.2	10	0.09	31	292.7	41
D25	3.08	66	31.5	30	—	29	419.3	34

二、主要问题

(1) 对于该患者,初始选择伊曲康唑抗真菌治疗是否合理?

(2) 患者在静脉使用伊曲康唑的第19日,医师将其改为口服胶囊序贯治疗后为什么病情会反复? 后序该如何治疗?

三、分析与建议

(一) 对于该患者,初始选择伊曲康唑抗真菌治疗是否合理

患者入院时伴有贫血、发热、多发淋巴结肿大、心衰等全身症状,属于重度马尔尼菲青霉菌感染。第44版热病及《肺真菌病诊断和治疗专家共识》指出,对于中重度感染的患者,推荐静脉给予两性霉素B 0.5~1.0 mg/(kg·d)2周后,接着口服伊曲康唑400 mg/d×10周,然后200 mg/d巩固治疗防止复发。虽

然两性霉素 B 为治疗马尔尼菲青霉菌感染的首选药物,但该药不良反应多,耐受性差,考虑到患者目前的全身状况差,无法耐受其不良反应。同时,两性霉素 B 只有静脉制剂,必须在医师密切监护下静脉滴注,使用不便。而且其脂质体的价格很高,医保不能支付,患者需要使用的疗程较长,而该患者的经济状况相对较差。此时,医师选用不良反应相对较少,抗真菌效果尚可,且价格较低的伊曲康唑是合理的。

（二）患者在静脉使用伊曲康唑的第 19 日,医师将其改为口服胶囊序贯治疗后为什么病情会反复? 后序该如何治疗

在静脉使用伊曲康唑抗真菌治疗的第 19 日,医师将其改为口服胶囊（200 mg, po, bid）治疗。患者炎症指标（ESR、CRP）及心功能（BNP）指标均有所回升,提示病情有所反复。分析原因如下:虽然在抗真菌治疗的第 19 日,患者咳嗽、发热等症状及炎症指标（WBC、N%、CRP、ESR）已有所好转,但仍存在贫血（Hb 104g/L）、低蛋白（ALB 31g/L）、多处淋巴结肿大和心功能不全（pro-BNP 292.7 pg/mL 及心包积液）。可见,患者病情并未稳定,将伊曲康唑静脉注射液改为伊曲康唑胶囊可能因血药浓度不足而影响疗效。故实验室检查患者的炎症指标和心功能指标均有所回升。临床药师及时向医师反馈,提供伊曲康唑口服制剂的药动学信息,认为此时换用伊曲康唑口服胶囊血药浓度达不到有效抗菌浓度。临床药师和医师共同讨论后确定患者继续使用伊曲康唑注射液 200 mg, ivgtt, qd 控制病情,待患者病情稳定后可考虑给予伊曲康唑口服序贯治疗。口服制剂的选择上建议选择伊曲康唑口服溶液（20 mL, po, bid）,而不推荐使用口服胶囊。伊曲康唑为弱碱性（pKa 值为 3.7）,难溶于水,在胃肠道中的溶解速率小,故其口服胶囊生物利用度低,仅为 55%。而伊曲康唑口服溶液中伊曲康唑盐通过与羟丙基-β-环糊精的非共价结合增加了水溶性,其生物利用度和稳态血药浓度分别比口服胶囊高 30%～37% 和 23%～31%。且有研究显示,伊曲康唑注射液满疗程后使用伊曲康唑口服液序贯治疗可获得良好效果。

四、随访与结果

重新使用伊曲康唑注射液静脉滴注 1 周后,患者病情相对稳定（ESR 72 mm/H、CRP 130.2 mg/L、ALT 28 U/L）,予以出院。出院后,至当地医院继续伊曲康唑注射液（200 mg, ivgtt, qd）治疗 3 周。门诊随访肝肾功能均正常,血红蛋白、白蛋白、血电解质亦恢复正常,心包积液明显减少,淋巴结也明显缩小,用药过程中无明显的不良反应发生。综合评估后,认为可以口服序贯治疗。考虑到患者病情较重,伊曲康唑口服制剂生物利用度相对较低,医师选择伏立康唑口服片剂治疗。

五、总结与体会

在对本例患者的药物治疗过程中,临床药师充分发挥了其药学专业特长,根据药物的药代动力学特点,并结合患者的病情,在医师更改治疗方案时能及时发现问题,并向医师反馈,避免了患者因剂型选择不当而影响治疗效果。从本例中,我们认识到临床药师应全方位的关注患者用药,不能仅局限于药物的药理学作用、不良反应、相互作用,也应注意药物的剂型对药代动力学的影响,以充分发挥临床药师的自身价值,最好地服务患者。

（顾永丽）

参考文献

[1] 桑福德.桑福德抗微生物治疗指南[M].范洪伟,吕玮,王焕玲,译.44 版,北京:中国协和医科大学出版社,2014:123.

[2] 中华医学会呼吸病学分会感染学组.肺真菌病诊断和治疗专家共识[J].中华结核和呼吸杂志,2007,30(11):821－834.

[3] 陈蕊.4 种抗真菌药物对马尔尼菲青霉感染体外药敏试验与临床疗效[J].河南医学研究,2013,22(4):538－539.

[4] Larsson M, Nguyen L H, Wertheim H F, et al. Clinical characteristics and outcome of Penicillium marneffei infection among HIV-infected patients in northern Vietnam [J]. AIDS Res Ther, 2012, 9(1):24.

[5] 国家药典委员会.化学药和生物制品卷-中华人民共和国药典临床药须知- 2010 年版[M].北京:中国医药科技出版社,2011:809.

[6] 王懿睿,杜光.伊曲康唑制剂的研究进展[J].医药导报,2008,27(7):815－817.

[7] Prentice A G, Glasmacher A. Making sense of itraconazole pharmacokinetics [J]. J Antimicrob Chemother, 2005, 56(Suppl S1):i17－i22.

[8] 黄磊,蔡文训,张卫星,等.伊曲康唑注射液和口服液对 ICU 深部真菌感染的序贯治疗[J].广东医学,2007,28(4):645－647.

点评一　临床药师

　　这是一个我们临床中可能会经常遇到的病例,在抗感染治疗中,经常采用序贯治疗。但对于不同的疾病,不同的药物,序贯治疗的讲究也不同。

　　首先,要评估患者的病情。该患者在入院时伴有贫血、发热、多发淋巴结肿大,心衰等全身症状,属于重度的感染。对于这种重度感染的患者,体内足够的药物浓度对快速的控制病情尤为重要。故一开始选择静脉使用伊曲康唑,保证了体内足够的血药浓度,患者的病情也得到了比较好的控制。而何时开始口服序贯治疗,并非有绝对的时间规定,也是要建立在对患者病情的全面评估上。通常是在患者的病情稳定后,再考虑口服序贯治疗较为合适,尤其是对重症感染的患者。而该患者在静脉使用伊曲康唑的第19日,病情尚未稳定(贫血、低蛋白、多处淋巴结肿大、心功能不全及心包积液),故此时改为口服序贯治疗为时过早,其会使病情有所反复。

　　其次,要选择恰当的序贯治疗的药物剂型。药物剂型不同,其口服生物利用度也可能不同。故在口服序贯治疗时,有时选择何种剂型的药物非常重要。如该患者使用的伊曲康唑的口服剂型就有口服胶囊和口服溶液。这两种药物由于制剂工艺的不同,生物利用度也有所差别。前者的生物利用度仅为55%,后者比前者高出30%~37%。故在选择序贯治疗的药物上,考虑生物利用度高的伊曲康唑口服溶液优于伊曲康唑胶囊。不过最后医师在评估患者的病情后,选择了生物利用度更高的伏立康唑片($F \approx 96\%$)序贯治疗。

（朱正怡）

点评二　临床医师

　　临床医师常常会忽视药物在体内的生物利用度,特别是口服药物,从而影响治疗的疗效。一般临床医师阅读药品说明书时关注的是适应证、禁忌证、用法用量以及不良反应,而很少会去关注药物相互作用、药代动力学等。伊曲康唑胶囊的生物利用度仅55%,因此由针剂改为胶囊后的药物疗效会大打折扣,特别是对病情相对较重的患者。因此,在选择用药时,特别是序贯治疗时临床医师需要考虑同一种药物的不同剂型在生物利用度上的差异。临床医师也应该加强与掌握药理学知识更充分的临床药师之间的沟通。彼此间的互动类似于多学科综合治疗，可以更好地提高医疗水平。

（叶　伶）

病例 50　过敏反应还是感染？——伏立康唑片剂辅料惹的祸

关键词　伏立康唑，辅料，过敏反应

一、病史摘要

患者，男性，72 岁，身高 172 cm，体重 73 kg。

因"反复发热、咳嗽、咳痰 2 个月，加重 10 d"入院。患者 2 个月前因受凉后出现发热、畏寒、咳嗽、咳痰等症状。2016 年 2 月 16 日于我院就诊，给予莫西沙星、头孢唑肟抗感染治疗效果不佳。胸部 CT 示：肺气肿，肺大疱，两肺炎症，两肺多发空洞性病变。临床考虑合并曲霉感染。用伏立康唑（威凡：第 1 日负荷剂量 400 mg，ivgtt，q12 h；维持剂量 200 mg，ivgtt，q12 h）抗真菌治疗后症状好转，2 月 23 日出院后予以伏立康唑片（威凡：200 mg，po，bid）序贯治疗。患者口服伏立康唑第 3 日（2 月 26 日）出现发热，体温 38.5℃左右，持续数小时后可自行消退，伴腹部肌肉痉挛性阵痛。至门诊就诊，实验室检查示 WBC 12.7×10⁹/L，N% 72.3%，CRP ＞90 mg/L。医师考虑可能伴发细菌感染。先停用伏立康唑片，并给予莫西沙星和头孢唑肟抗感染治疗。2 d 后患者不再发热，腹痛症状也消失，继续抗细菌治疗共 2 周。门诊随访，咳嗽、咳痰症状未完全改善，结合 GM 试验和影像学检查，继续给予伏立康唑片抗真菌治疗。口服 3 d 后患者又出现发热伴腹部肌肉痉挛性阵痛。主治医师与临床药师共同探讨该病例。临床药师怀疑可能是伏立康唑片引起的过敏反应。主治医师同意临床药师观点，停用伏立康唑片，第 2 日患者腹部肌肉痉挛症状消失，第 3 日体温正常。此后未再出现类似症状。但患者因仍有咳嗽、咳痰，且活动后气喘加

重,于4月18日再次收住入院。

患者既往有高血压病史20年,服用缬沙坦氨氯地平片(80/5 mg, po, qd),血压控制可。有糖尿病病史3年,服用西格列汀(100 mg, po, qd)和二甲双胍片(0.5 g, po, bid),血糖控制可。哮喘病史30年,曾做肺功能示重度以阻塞为主混合性通气功能障碍,未长期规范治疗。目前,予噻托溴铵喷雾剂(2.5 μg/吸,2吸,qd),倍氯米松福莫特罗气雾剂(100 μg/4.5 μg, 2吸,bid)治疗。吸烟史:30年,60包/年,已戒烟4年。

体格检查:T 36.9℃,P 72次/分,R 20次/分,BP 110/70 mmHg。神清,精神可,呼吸稍促。口唇无发绀,球结膜无充血水肿。双肺听诊呼吸音低,可闻及少许干啰音。心律齐。腹部平软,肠鸣音4次/分。双下肢无水肿。

实验室检查:血常规检查示 WBC $10.6×10^9/L$, N% 65.5%;ESR 77 mm/h;CRP 107 mg/L。胸部CT片示:肺气肿,肺大疱,两肺上叶空洞影,两肺炎症伴陈旧灶,考虑左肺上叶肺毁损。

入院诊断:①肺曲霉病;②哮喘合并慢阻肺(asthma-COPD overlap, ACO);③陈旧性肺结核;④高血压病;⑤2型糖尿病。

入院后,在抗炎平喘治疗基础上,给予伏立康唑(威凡;第1日负荷剂量400 mg, ivgtt, q12 h;维持剂量200 mg, ivgtt, q12 h)抗曲霉治疗。治疗后患者咳嗽咳痰气喘症状好转。治疗24 d,查血常规检查示 WBC $10.3×10^9/L$, N% 65.1%;ESR 43 mm/h;CRP 4.2 mg/L。胸部CT提示双肺渗出灶较前片有吸收。

二、主要问题

(1) 为何考虑不是静脉用伏立康唑过敏,而是口服伏立康唑过敏?
(2) 患者病情稳定,即将出院,出院后抗真菌治疗方案如何确定?

三、分析与建议

(一) 为何考虑不是静脉用伏立康唑过敏,而是口服伏立康唑过敏

患者在口服伏立康唑片后出现发热,伴腹部肌肉痉挛性疼痛,停药后症状可缓解,但在静脉滴注伏立康唑时却并未出现上述症状。临床医师尽管考虑有可能药物过敏,但为什么患者用伏立康唑针剂并不过敏,因此依然心存疑虑。临床药师全面评估了用药史并进一步追问相关病史后,基本肯定了患者

这一症状是对伏立康唑片剂的过敏反应。首先,患者从小有过敏性体质,曾对多种食物、药物过敏。其次,两次出现的症状相似,且口服伏立康唑与出现症状在时间上的关联也十分相似,停药后症状都能消退。第三,患者在2月9日急诊留观期间静脉滴注甲氧氯普胺后,曾发生严重的胸闷、气促及寒战,并伴有低氧血症,考虑为甲氧氯普胺引发的严重过敏性反应。这也可能导致患者机体处于高敏状态,更容易发生药物过敏反应。根据药物不良反应关联性评价方法:患者症状的出现与药物使用时间相关;停药后症状缓解;再次使用症状再现。综上,可判定患者的上述症状"很有可能"是伏立康唑片剂引起的不良反应。

进一步分析患者使用注射用伏立康唑并未发生过敏反应,为什么口服片剂却出现过敏反应?主要原因可能为两种剂型所用的辅料不同,而患者可能对伏立康唑片中的某种辅料发生了过敏反应。伏立康唑片(生产企业:辉瑞制药有限公司)中的辅料主要为乳糖、预胶化淀粉、交联羧甲基钠、聚维酮、硬脂酸镁、含羟丙基甲基纤维素、二氧化钛、乳糖和三醋酸甘油酯的薄膜衣层。而注射用伏立康唑(生产企业:辉瑞制药有限公司)辅料成分主要为磺丁基醚β-环糊精钠。两者辅料完全不同。虽然辅料是惰性的,相对安全,但目前临床上也不乏由辅料引起过敏反应的报道。

(二)患者病情稳定,即将出院,出院后抗真菌治疗方案如何确定

由于肺曲霉病的抗真菌疗程一般需要6个月或更长时间,该患者尚未完成治疗疗程,临床症状仍较严重,影像学检查也提示病灶没吸收,仍需继续抗真菌治疗。根据2015年的欧洲《慢性肺曲霉病:理论基础和临床诊治指南》,建议医师给予患者泊沙康唑口服混悬液(200mg,po,tid)序贯治疗。临床药师查阅了泊沙康唑口服混悬液的辅料,主要含人造樱桃味纯净水、枸橼酸一水物、丙三醇、液体葡萄糖、聚山梨醇酯80、西甲硅油、苯甲酸钠(E211)、枸橼酸钠二水物、二氧化钛(E171)和黄原胶。基本与伏立康唑片剂不同,故对于本患者使用是相对安全的。但其中聚山梨醇酯80、丙三醇、苯甲酸钠(E211)也有引起过敏反应的报道,在患者使用时仍需密切关注用药后的反应。患者在住院期间开始口服泊沙康唑混悬液,给予密切监护,并未出现过敏症状,顺利出院。

四、随访与结果

出院1周后,电话随访患者,患者诉口服泊沙康唑混悬液后未出现发热、腹部疼痛等症状。2 周后,血常规示 WBC $9.62 \times 10^9/L$, N% 54.8%; CRP 43.8 mg/L。用药 2 月后,复查胸部 CT 示病灶有吸收。

五、总结与体会

对于一个药物,往往关注主药成分,关注药理学因素,而忽略药剂学方面的因素。制剂辅料是指生产药品和调配处方时所用的赋形剂和附加剂,其功能除赋形外,还能保持或增加活性成分的稳定性和生物利用度。辅料是非活性的,既不影响主药药理学作用的发挥,又不与处方中其他组分或容器发生不良相互作用。临床中出现药物不良反应,往往将其归咎于活性成分。药物辅料引起的过敏反应很容易被忽视。临床药师在参与药物治疗过程中不仅要关注药理学问题,还要关注由药物制剂因素引起的问题,用全面的药学知识,为临床解惑答疑,在临床团队中发挥药师的特长。

（顾永丽）

参考文献

[1] 丁力.高敏状态下药物的连带过敏反应 7 例报告 [J].中国防痨杂志,2004,26(增刊):72.
[2] 魏晶,王瑜歆.药物不良反应报告因果关系评价方法概述 [J].中国药物警戒,2011,8(10):600-603.
[3] 王莹,马瑶.常见药用辅料引起的不良反应案例概述 [J].中国医药指南,2013,11(23):380-382.
[4] 郭宪立,宋宁,刘跃.2015 慢性肺曲霉菌病诊断和治疗临床指南解读 [J].临床荟萃,2016,31(3):325-331.
[5] Denning D W, Cadranel J, Beigelman-Aubry C, et al. Chronic pulmonary aspergillosis: rationale and clinical guidelines for diagnosis and management [J]. Eur Respir J, 2016, 47(1):45-68.
[6] 王莹,马瑶.常见药用辅料引起的不良反应案例概述 [J].中国医药指南,2013,11(23):380-381.

点评一　临床药师

这是一个比较特殊又有教学意义的病例。患者对伏立康唑针剂不过敏,却对同一药厂生产的片剂过敏。这是相对比较陌生也容易忽视的药物制剂方面的知识。

首先,重视药物制剂中的非活性成分——制剂辅料的不良反应。患者在服用伏立康唑片后出现发热伴腹部肌肉痉挛性疼痛,停药后症状可缓解,但在使用注射用伏立康唑时却并未出现上述症状。从病情特点来看,患者两次口服伏立康唑片后出现了相同的临床表现,且停药后未经其他处理可以自行缓解,比较符合药物过敏的特点。从患者特点来看,该患者为过敏体质,自幼对于多种食物过敏,又有哮喘病史多年,且半个多月前曾出现过甲氧氯普胺引发的严重过敏性反应,这可能导致患者机体处于高敏状态,更容易发生药物过敏反应。再从药物特点来看,每种制剂有相应的辅料,尽管注射剂和片剂活性成分相同,但是辅料不同。虽然辅料是惰性的,相对安全,但患者对辅料过敏屡有报告。可见,除了要重视药物活性成分的不良反应,还应重视制剂辅料的不良反应。

其次,如何处理药物治疗的矛盾。抗曲霉治疗疗程较长,静脉用药后必须换口服药序贯治疗。口服抗曲霉药物有伏立康唑、伊曲康唑和泊沙康唑。而可以作为序贯口服治疗的最佳选择是伏立康唑,但患者对其过敏。伊曲康唑口服生物利用度差,泊沙康唑对于该患者来说可能是较为适宜。药师关注了泊沙康唑口服混悬液的辅料,基本与伏立康唑片剂不同,用于本患者是相对安全的。最后患者口服泊沙康唑未出现过敏症状,治疗效果也较好。

（谢　宁）

点评二　临床医师

针对侵袭性肺曲霉病的抗真菌治疗疗程长,药物不良反应多,且药物间的相互影响多。该病例较为特殊。患者在静脉使用伏立康唑时未见药物不良反应,序贯改为口服用药后则出现了显著的不良反应。鉴于静脉用药不良反应常多于口服用药,且使用的药物是同一家公司生产的原研药,药品说明书上也找不到答案,这让临床医师困惑不解。幸好临床药师凭借自身专业的药理知识,发现了问题所在。临床医师往往关注药品中药物活性成分的疗效和不良反应,一般会忽视制剂辅料的不良反应。该患者合并有哮喘,是易于对食物、药物出现过敏的人群。尽管都是伏立康唑,但口服制剂与注射制剂的辅料不同。而正是这种差异导致了该患者在使用口服用药时出现了不良反应。因此,临床上在用药期间患者出现不适主诉时,除了要考虑疾病本身导致的,还应考虑药物的不良反应。而后者有时需要借助临床药师的专业知识。面对该患者的序贯治疗,临床药师推荐了新型三唑类抗真菌药物——泊沙康唑。该药对曲霉疗效确切,且安全性、耐受性好。后续对该患者的随访也得到了验证。通过此病例说明,临床医师在治疗决策时,特别是遇到用药困惑时,应该多与临床药师进行沟通,联手共同克服临床难题。

（叶　伶）

缩略词表（按项目列）

缩写	英文全称	中文全称
WBC	white blood cell count	白细胞计数
RBC	red blood cell count	红细胞计数
PLT	platelet count	血小板计数
Hb	hemoglobin	血红蛋白
N	neutrophil	中性粒细胞
L	lymphocyte	淋巴细胞
TBIL	total bilirubin	总胆红素
DBIL	direct bilirubin	直接胆红素
TBA	total bile acids	总胆汁酸
ALT	alanine aminotransferase	丙氨酸氨基转移酶
AST	aspartate aminotransferase	天门冬氨酸氨基转移酶
ALP	alkaline phosphatase	碱性磷酸酶
γ-GT	gamma glutamyl transferase	γ-谷氨酰转移酶
LDH	lactate dehydrogenase	乳酸脱氢酶
ALB	albumin	血清白蛋白
TP	total protein	总蛋白
BUN	blood urea nitrogen	血尿素氮
UA	uric acid	尿酸
SCr	Serum creatinine	血肌酐
Ccr	endogenous creatinine clearance rate	内生肌酐清除率
GFR	glomerular filtration rate	肾小球滤过率
K	potassium，kalium	钾
Na	sodium，natrium	钠
Ca	calcium	钙
Cl	chlorine	氯

续　表

缩写	英文全称	中文全称
pH	potential of hydrogen	酸碱值
PaO$_2$	partial pressure of arterial oxygen	动脉血氧分压
PaCO$_2$	partial pressure of arterial carbon dioxide	动脉血二氧化碳分压
IgE	immunoglobulin E	免疫球蛋白 E
APTT	activated partial thromboplastin time	活化部分凝血活酶时间
PT	prothrombin time	凝血酶原时间
D-D	*D*-Dimer	*D*-二聚体
INR	international normalized ratio	国际标准化比值
AFP	alpha fetoprotein	甲胎蛋白
NSE	neuron-specific enolase	神经元特异性烯醇化酶
CYFRA211	cytokeratin 19 fragment	细胞角蛋白 19 片段
CA125	carbohydrate antigen 125	糖类抗原 125
CA153	carbohydrate antigen 153	糖类抗原 153
CA199	carbohydrate antigen 199	糖类抗原 199
CA724	carbohydrate antigen 724	糖类抗原 724
CEA	carcinoembryonic antigen	癌胚抗原
CA199	carbohydrate antigen199	癌类抗原 199
ProGRP	pro-gastrin-releasing peptide	胃泌素释放肽前体
cTn I	cardiac troponin I	心肌肌钙蛋白 I
cTnT	cardiac troponin T	心肌肌钙蛋白 T
CK	creatine kinase	肌酸激酶
CK-MB	creatine kinase MB	肌酸激酶- MB 同工酶
BNP	B-type natriuretic peptide	B 型脑利钠肽
Myo	myoglobin	肌红蛋白
NT-proBNP	N-terminal pro-B type natriuretic peptide	氨基末端- B 型脑利钠肽前体
CRP	C-reactive protein	C 反应蛋白
ESR	erythrocyte sedimentation rate	红细胞沉降率
PCT	procalcitonin	降钙素原
CD4	cluster of differentiation 4	分化抗原群 4
CD8	cluster of differentiation 8	分化抗原群 8
CMV	cytomegalovirus	巨细胞病毒

续　表

缩写	英文全称	中文全称
HBV	hepatitis B virus	乙型肝炎病毒
GM 试验	galactomannan test	半乳甘露聚糖抗原检测
ADA	adenosine deaminase	腺苷脱氨酶
NGS	next generation sequencing	二代测序
CTA	CT angiography	CT 血管造影
MRI	magnetic resonance imaging	磁共振成像
CT	computer tomography	计算机断层扫描
PET/CT	positron emission tomography/computedtomography	正电子发射断层显像/X 线计算机体层成像仪
EGFR	epidermal growth factor receptor	表皮生长因子受体
ALK	anaplastic lymphoma kinase	间变性淋巴瘤激酶
P450/CYP450	cytochrome P450	细胞色素 P450
CYP3A4	cytochrome P450 3A4	细胞色素 P450 3A4 酶
P-gp	P-glycoprotein	P-糖蛋白
AUC	area under the curve	药时曲线下面积
C_{max}	maximum concentration	最大血药浓度
MIC	minimal inhibitory concentrations	最低抑菌浓度
T	temperature	体温
P	pulse	脉搏
R	respiration	呼吸
BP	blood pressure	血压
MT	malignant tumor	恶性肿瘤

图书在版编目(CIP)数据

呼吸系统疾病药物治疗经典病例解析/叶晓芬,金美玲主编. —上海:复旦大学出版社,
2021.8(2021.10重印)
ISBN 978-7-309-15557-0

Ⅰ.①呼… Ⅱ.①叶… ②金… Ⅲ.①呼吸系统疾病-药物疗法-病案-分析 Ⅳ.①R560.5

中国版本图书馆 CIP 数据核字(2021)第 050458 号

呼吸系统疾病药物治疗经典病例解析
叶晓芬 金美玲 主编
责任编辑/王 瀛 张 怡

复旦大学出版社有限公司出版发行
上海市国权路 579 号 邮编:200433
网址:fupnet@ fudanpress.com http://www.fudanpress.com
门市零售:86-21-65102580 团体订购:86-21-65104505
出版部电话:86-21-65642845
上海丽佳制版印刷有限公司

开本 787×1092 1/16 印张 20 字数 327 千
2021 年 10 月第 1 版第 2 次印刷
印数 4 101—6 200

ISBN 978-7-309-15557-0/R·1856
定价:88.00 元